Michaela Glöckler (Hrsg.) · Meditation in der Anthroposophischen Medizin

MICHAELA GLÖCKLER (HRSG.)

Meditation in der Anthroposophischen Medizin

Ein Praxisbuch für Ärzte, Therapeuten, Pflegende und Patienten

2. Auflage

Mit Beiträgen von Roland Bersdorf, Laura Borghi, Dagmar Brauer, Arndt Büssing, Matthias Girke, Michaela Glöckler, Bernadette Gollmer, Rüdiger Grimm, Rolf Heine, Peter Heusser, Andreas Jäschke, Kirstin Kaiser, Manfred Kohlhase, Simone Lindau, David Martin, Elke Neukirch, Elma Pressel, Reinhold Schön, Georg Soldner, Stephan Thilo, Albrecht Warning, Agnes Zehnter

Mit einem Geleitwort von Friedrich Glasl

Unter Mitarbeit von Dagmar Brauer, Karolin Steinke und Ulrich Meyer

salumed
VERLAG

Bibliografische Information der Deutschen Nationalbibliothek
Die Deutsche Nationalbibliothek verzeichnet diese Publikation in der Deutschen Nationalbibliografie; detaillierte bibliografische Daten sind im Internet über http://dnb.d-nb.de abrufbar.

2. Auflage 2021 **ISBN:** 978-3-928914-41-3

Herausgeberin: Michaela Glöckler
Umschlaggestaltung: www.ninapolumsky.de

Kladower Damm 221, 14089 Berlin
www.salumed-verlag.de
info@salumed-verlag.de

Printed in Germany (druckhaus köthen GmbH & Co. KG)

Inhaltsverzeichnis

Zum Geleit

Es ist bedeutungsvoll und erfreulich, dass dieses Buch in einer neuen Auflage erscheint, weil in ihm PraktikerInnen der anthroposophischen Heilkunst ihre Erfahrungen mit Meditationen darstellen, die Rudolf Steiner zu seinen Lebzeiten für den Dienst am Kranken zur Verfügung stellte. Sie sind sowohl für PatientInnen hilfreich als auch zur Hygiene und Stärkung derjenigen, die selbst in Heilberufen arbeiten.

Lange Zeit verwiesen Vertreter der streng naturwissenschaftlich orientierten Medizin Meditation oder andere geistige Übungen zu kurativen oder präventiven Zwecken in den Bereich nicht ernst zu nehmender Placebowirkungen, wenn nicht sogar des Schwindels. Aber in den letzten fünfzehn Jahren vollzog sich ein Wandel. Wie kam es dazu?

Es waren vor allem Menschen, die unter enormem Stress litten und einen sogenannten Burn-out erfahren hatten, welche erkannten, dass ihnen die Chemie allein nicht hilft, ihre Probleme der Gesundheit und Lebensführung an der Wurzel zu fassen. Sie suchten zu Recht ein ganzheitliches Menschenbild als Grundlage für ihre Behandlung – so dass sie sich auch seelisch und spirituell ernst genommen und unterstützt fühlten. So waren es vor allem PatientInnen, die an sich die Wirkungen komplementärmedizinischer Heilmethoden als segensreich erfahren hatten und sich – unterstützt durch Fachleute – für deren Anerkennung einsetzten.

Inzwischen kommt aber auch große Unterstützung für diesen notwendigen Wandel seitens modernster Wirtschaftsunternehmen. Chade-Meng Tan löste als Entwicklungsingenieur (für die berühmte Internet-Suchmaschine) bei Google in den USA mit Mindfulness-Trainings und mit seinem Welt-Bestseller „Search Inside Yourself“ eine Welle der Achtsamkeitsschulungen aus, die sich ständig weiter ausbreitet.[1] Denn gerade Unternehmen, die unter starker globaler Konkurrenz und ständigem Innovationsdruck stehen, erkannten, dass Menschen die Herausforderungen unserer Zeit nur dann gesund bewältigen können, wenn sie ihr Selbst stärken und pflegen. Achtsamkeitsschulung ist die Grundstufe der Meditation. Für den Psychiater und Universitätsprofessor Jon Kabat-Zinn stellt Meditation in seiner Klinik in Massachusetts (USA) seit vielen Jahren die Grundlage des therapeutischen Handelns und seines berühmten Stress-Reduktionsprogramms dar. Der Anthroposoph Arthur Zajonc hat als Quantenphysiker für viele amerikanische Universitäten Meditationsschulungen entwickelt und durchgeführt, die Führungskräfte befähigen, Entscheidungen bei hoher Turbulenz und Komplexität besser zu bewältigen.[2] Beeindruckend daran ist: Empirische Begleitforschung belegt die Wirkungen dieser Methoden vielfach und solide. Das bestätigen die einschlägigen Untersuchungen von Daniel J. Siegel in den USA, die in seinem Buch „Das achtsame Gehirn“ der deutschsprachigen Welt zugängig gemacht wurden.[3]

Nun weisen auch in Europa namhafte Hirnforscher – wie Joachim Bauer, Gerald Hüther, Tania Singer, um nur einige zu nennen – unermüdlich darauf hin, dass nicht das Gehirn einseitig unser Denken bestimmt, sondern dass Menschen durch geistige Übungen – wie Gebet, Achtsamkeitsübungen, Yoga und vor allem Meditation, ihr Gehirn „plastizieren“, also gestalten. Der Geist formt die Physis des Gehirns! Das ist die Grundlage für Selbststeuerung in allen möglichen Lebensbereichen. Joachim Bauer zeigt eindringlich, wie sich vor allem durch Selbstschulung persönliche und soziale Fähigkeiten entwickeln.[4] Selbststeuerung bildet die Grundlage für solide Resistenz gegenüber allen Formen des Suchtverhaltens, der Verführungen durch moderne Medien, Ich-Zerstörung durch aktuelle Formen der Arbeitsorganisation und vieles mehr. Auch Ulrich Ott führt in seinem Buch „Meditation für Skeptiker“ zahlreiche empirisch-wissenschaftliche Befunde an, die eindrücklich belegen, dass die alten Weisheitslehren nicht irgendwelche Fantasieprodukte darstellen und leere Versprechungen gaben, wie wir unser Leben sinnerfüllt gestalten können, sondern dass ihre Anweisungen für geistige Übungen nachweisbare positive Wirkungen zeigen.[5] Darüber hinaus machen sie die Menschen, die dies praktizieren, noch lebenstüchtiger.

Die anthroposophische Heilkunst erweist sich – aufgrund ihres umfassenden ganzheitlichen Menschenbildes, in dem Leib, Seele und Geist in ihrer Verbundenheit mit den Elementarreichen und bis hin zu den Gestirnen einen Dreiklang bilden – als unerschöpflich fruchtbare Basis für die heutige Praxis wie auch für Forschung und Entwicklung. Deshalb hoffe ich sehr, dass die Fachwelt mit diesem Buch die praktische Arbeit und deren Hintergründe wahrnimmt und würdigt – nachdem sie so lange übersehen wurden. Es käme sowohl den Heilungssuchenden wie auch den Menschen zugute, die in der Heilkunst tätig sind.

SALZBURG, IM JUNI 2016 / APRIL 2021
PROF. DR. DR. H.C. FRIEDRICH GLASL

Literatur

1 Tan, C.-M: Search Inside Yourself. Optimiere dein Leben durch Achtsamkeit. Goldmann Verlag München 2015.

2 Vgl. Zajonc, A.: Meditation as Contemplative Inquiry. When Knowing Becomes Love. Lindisfarne Books Great Barrington (USA) 2009.

3 Siegel, D. J.: Das achtsame Gehirn. Arbor Verlag Freiamt im Schwarzwald 2010.

4 Bauer, J.: Selbststeuerung. Die Wiederentdeckung des freien Willens. Blessing Verlag München 2015.

5 Ott, U.: Meditation für Skeptiker. Ein Neurowissenschaftler erklärt den Weg zum Selbst. Droemer Verlag München 2015.

„Suchet
das wirklich praktische
materielle Leben –
Aber suchet es so,
dass es euch nicht betäubt
über den Geist,
der in ihm wirksam ist.“

Rudolf Steiner

Steiner, R.: Wahrspruchworte (GA 40). Rudolf Steiner Verlag Dornach 1998. S. 136.

Vorwort

Die frühesten Überlieferungen medizinischen Wissens stammen aus den Tempelkulturen. Der Priester war nicht nur religiöser Führer, sondern oft auch politischer Ratgeber oder Herrscher. Er wirkte zudem als Lehrer und Heilkundiger für die Bürger seines Landes. Die dem heilenden Gott geweihten Räume der Tempel – wie in Indien, China, Ägypten und Griechenland – boten den ernsthaft Erkrankten Zuflucht. Auch in den Evangelien der christlichen Religion stehen die Heilungen und die Offenbarung des heiligen/heilenden Geistes im Mittelpunkt. Nicht zufällig sind die ersten Krankenhäuser und Krankenstationen in Europa, so wie die Krankenpflege selbst, christlicher Herkunft. Dies bewirkte der ethische Impuls der „caritas", der Nächstenliebe.

In der Neuzeit, insbesondere seit der Aufklärung, trennte sich die wissenschaftliche Medizin zunehmend von Religion und Spiritualität. Dies änderte sich erfreulicherweise um die Wende des 20. zum 21. Jahrhundert. Immer mehr Menschen – nicht nur auf dem Gebiet der Medizin – suchen wieder die Verbindung zwischen dem materiellen Leben, der naturwissenschaftlichen Denkweise und den religiösen Wegen, sowie ganz generell eine spirituelle Orientierung.

Die Anthroposophische Medizin ist eine typische Ausdrucksform dieser Suche. Das naturwissenschaftlich ausgerichtete Wissen der Schulmedizin ist mit der geistigen und seelischen Natur des Menschen so in Zusammenhang zu bringen, dass eine umfassend integrative Heilkunst entsteht. 1921 begründete Ita Maria Wegman (1876–1943), Allgemeinärztin und Gynäkologin, mit der Hilfe Rudolf Steiners (1861–1925), Goetheforscher, Philosoph und Begründer der Anthroposophie, das erste Klinisch-Therapeutische Institut in Arlesheim, die heutige Klinik Arlesheim bei Basel*. Eine Ärztegruppe in Stuttgart begann im selben Jahr ebenfalls mit einer anthroposophisch-medizinischen Klinikinitiative, deren Nachfolgeinstitution die heutige Filderklinik** ist. Derzeit finden sich anthroposophisch-medizinische und heilpädagogische Einrichtungen bereits in über 80 Ländern auf allen Kontinenten. Dass diese neue Therapierichtung sich so rasch ausbreiten konnte, beruht darauf, dass die Anthroposophie einen positiven Entwicklungsweg aufzeigt, von der die Fachleute ebenso profitieren wie die Patienten. Auf diesem Weg spielen die Meditation ebenso wie die Frage nach einer allgemeinmenschlichen spirituellen Orientierung eine zentrale Rolle.

---

* Nähere Informationen unter www.klinik-arlesheim.ch

** Nähere Informationen unter www.filderklinik.de

Oft löst eine akute Notsituation die Suche nach einem spirituellen Weg aus. Es kann die Diagnose Krebs sein, ein Unfall, eine schwere Operation, von der man sich nur mühsam erholt. Auch der Verlust des Arbeitsplatzes, das Zerbrechen einer nahen Beziehung oder Todesereignisse bewirken, dass man plötzlich wie vor dem Nichts steht und gleichsam den Boden unter den Füßen verliert. Man erlebt Ohnmacht, Verzweiflung, Ausweglosigkeit. Gemeinsam haben diese Erfahrungen das Stehen vor dem Nichts als auch die Frage, woher neue Kräfte und zusätzliche Stärkung kommen. Dann beginnt die Suche nach einem Weg, der Möglichkeiten aufzeigt. Man lernt unterschiedliche Angebote kennen, die es in Kirchen und Religionsgemeinschaften gibt, im Bereich der fernöstlichen Meditationssysteme die verschiedenen Yoga-Arten, Tai-Chi, Vertiefungstechniken der buddhistischen Achtsamkeitskultur und der Transzendentalen Meditation. Manchmal trifft man auf die Anthroposophie. Führt die neue Orientierung und Übungspraxis zum gewünschten Erfolg, so hat man „seinen Weg" gefunden. Man fühlt sich geistig neu geboren, spirituell beheimatet.

Andere Gründe, nach dem inneren Weg zu fragen, sind das Erleben der eigenen Unvollkommenheit. Man spürt, dass man sich weiterentwickeln möchte, sucht nach einem Weg der Selbstschulung, wodurch sich neue Fähigkeiten wie innere Ruhe, Dankbarkeit, Zuversicht, Vertrauen einstellen. Oder man strebt nach mehr Charakterfestigkeit, einer besseren Konzentration, stärkerer Empathie sowie der Fähigkeit, Wesentliches von Unwesentlichem zu unterscheiden – oder nach anderen hilfreichen Techniken für die „Work-Life-Balance". Es gibt zunehmend Menschen, die sich fragen, wie man die überaus dramatischen und bedrückenden Ereignisse unserer globalen menschheitlichen Entwicklung begreifen, ja verarbeiten kann. 60 Millionen Menschen auf der Flucht vor Krieg und Gewalt – große ökologische und soziale Herausforderungen treffen auf unzureichende unternehmerische Kompetenz und Motivation bei den dafür Verantwortlichen in Wirtschaft und Politik, aber auch bei vielen Bürgern. Was vermag der Einzelne hier zu tun? Wie gestaltet er durch den eigenen Lebensentwurf die Verhältnisse mit? Was leisten hier Meditation, Gebet und Fürbitte? Ich werde nie vergessen, wie ich einen Mönch im Kloster Sagorsk bei Moskau fragte, für was sich die Gemeinschaft hier im Kloster geistig engagiere und er zur Antwort gab: „Wir beten rund um die Uhr abwechselnd für den Frieden in der Welt" – es war dies im Jahr 1970. Auf meine Frage, ob das denn nütze – es gebe doch so viel Unfrieden über die Erde hin, bemerkte er schlicht: „Wissen Sie denn, wie es ohne unsere geistige Bemühung auf dieser Erde zugehen würde?"

Es existieren zudem ganz konkrete berufsspezifische und persönliche Fragen an das meditative Leben: Welche Wege gibt es, therapeutische Fähigkeiten zu verstärken? Wie wirke ich gesundend auf andere Menschen und lerne, Kränkungen zu vermeiden? Kennen wir eine Meditation, durch die Krankenpflege empathischer, wirksamer und liebevoller wird? Wie lerne ich im Umgang mit Schwerstkranken nicht auszubrennen oder gleichgültig zu werden? Existiert eine Form spiritueller Empathie auch mit schwersten Leidenszuständen, die nicht Kraft kostet, sondern innere Kraft spendet? Und was antworte ich, wenn ein Patient mir als behandelndem Arzt die Frage stellt: Wissen Sie etwas, das ich innerlich für meine Gesundheit tun kann? Gesunde Ernährung, mehr körperliche Bewegung und Medikamente – ist das wirklich alles, wovon die menschliche Gesundheit abhängt? Gibt es nicht auch seelische und geistige Mittel, um die Gesundheit zu fördern, Krankheiten vorzubeugen oder aber chronische Krankheiten so zu begleiten, dass sich die Lebensqualität verbessert und sich unter Umständen die gesundheitliche Situation stabilisiert?

Die in diesem Buch geschilderten Anregungen und Erfahrungen meditativer Praxis möchten zu diesen Fragen Stellung nehmen und für das Finden des inneren Weges Orientierung bieten. Sie entstammen dem anthroposophischen Erkenntnisweg und der damit verbundenen Möglichkeit der Selbstschulung. Das Buch stellt sie im Hinblick auf ihre gesundheitsfördernde Wirkung sowohl für Fachleute als auch für Patienten dar.

Der Leser wird bemerken, dass die anthroposophische Orientierung ausgesprochen vielseitig ist. Dies beruht auf der Tatsache, dass sich dieser Schulungsweg an den Menschen in seiner ganz individuellen Lebens- und Arbeitssituation wendet. Dennoch zeigt sie ein zentrales, unverwechselbares Charaktermerkmal, nämlich den Grundgedanken, dass sich jedes Individuum zur freien, selbstbestimmten Persönlichkeit entwickeln kann. Entsprechend sind auch Krankheits- und Gesundheitsbegriff gefasst: Krankhafte Zustände an Leib und Seele gelten als Krisen, die dem Menschen zu neuen Einsichten und Fähigkeiten auf seinem Entwicklungsweg verhelfen. Das Ringen um Gesundheit hingegen erscheint als Aufgabe, den körperlichen, seelischen und geistigen Bedürfnissen zu entsprechen.

Die Autoren dieses Buches verstehen ihre Beiträge als beginnenden Dialog mit der Leserschaft – mit den Fachkollegen und Patienten.* Nach unserer Ansicht wird es gegenwärtig immer notwendiger, die medizinisch-therapeutischen Mittel unserer Zeit durch selbstgesteuerte Meditationsprozesse und spirituelle Gesichtspunkte zu ergänzen. Dabei empfinden wir uns als Teil der weltweit wachsenden integrativmedizinischen Bewegung, zu deren Entwicklung wir mit den Möglichkeiten der Anthroposophie beitragen wollen. Wir freuen uns über Resonanz und hoffen, mit dieser Publikation hilfreiche Anregungen für Prävention und Therapie mit seelischen und geistigen Mitteln zu geben.

PFINGSTEN 2016 / OSTERN 2021

DR. MED. MICHAELA GLÖCKLER
Goetheanum/Freie Hochschule für Geisteswissenschaft, Medizinische Sektion

* In vielen Texten ist aus Gründen der leichteren Lesbarkeit vor allem von der männlichen Form (Patienten, Therapeuten usw.) die Rede, gemeint sind jedoch beide Geschlechter.

Meditation in der Anthroposophischen Medizin
1. Meditation in Gesundheit und Krankheit

MICHAELA GLÖCKLER

Herzmeditation

Das menschliche Herz ist nicht nur Zentrum des Kreislaufs und in seiner engen Zusammenarbeit mit der Lunge und der Atmungstätigkeit ein Zentralorgan des menschlichen Lebens überhaupt. Es ist auch der Ort, wo wir Freude, Mitleid, Liebe und „zu Herzen Gehendes" empfinden. Hier erleben wir am unmittelbarsten, wie auch etwas, das uns Freude macht, positiv, „erleichternd" auf die Herztätigkeit wirkt, seelischen Druck wegnimmt und entspannt. Heiterkeit und Daseinsfreude, wie wir sie beim Beobachten von Kindern empfinden, tun dem Herzen wohl. Umgekehrt beeinflussen Stress, Angst, Hetze, bestimmt „gemischte" Gefühle, emotionsreiche Konfliktsituationen Blutdruck und Herztätigkeit negativ. Was das Herzorgan physiologisch auszeichnet, ist seine erstaunliche Autonomie. Es besitzt tatsächlich eine eigenständige Erregungsbildung und -leitung. Seine Aktionen in Form von Kontraktion (Systole) und Erschlaffung (Diastole) impulsiert nicht das Nervensystem, sondern steuert das Herz selbst. Die Erregung, die zum Herzschlag führt, bildet sich im sogenannten Sinusknoten. Er ist der primäre elektrische Impulsator der Herzaktion. Der Knoten liegt im rechten Vorhof des Herzens und besteht aus einer Gruppe von spezialisierten Herzmuskelzellen, die es nur hier gibt und die zur autonomen Erregungsbildung und Weiterleitung an den ganzen Herzmuskel veranlagt sind. Das Herz schlägt daher auch dann, wenn es von seiner nervösen Versorgung, die zusätzlich regulierend wirkt, abgeschnitten ist oder diese aus irgendwelchen Gründen unterbrochen wurde.[1]

Das Herz ist aber auch Ort der Gewissensstimme. So wie das physische Herz schlägt, kann auch das Gewissen „schlagen", pochen oder klopfen. Damit erschließt sich zugleich die geistige Dimension des menschlichen Seelenlebens: Wenn das Gewissen schlägt, geht es nicht nur um Empfindung und Gefühl, sondern insbesondere darum, sich über etwas aufzuklären, mit sich zu Rate zu gehen oder auch – je nach spiritueller oder religiöser Orientierung – mit Gott, seiner Schicksalsführung, seinem „höheren Selbst" in eine sehr individuelle Zwiesprache einzutreten. So sind gerade dieses Organ und seine Tätigkeit ein Schlüssel zum Verständnis, in welcher Form und warum Meditation einen unmittelbar heilsamen Einfluss auf die Organphysiologie zeigt.[2] Die Besinnung auf das körperliche, seelische und geistige Herzerleben macht deutlich, dass gerade hier die geheimnisvolle Schwelle zwischen der physisch-sinnlichen und der übersinnlichen Welt zu finden ist. Dies zeigt die im Folgenden vorgestellte Herzmeditation. Auch wenn man sich noch wenig oder gar nicht mit dem Thema Meditation beschäftigt hat, spürt man ihre orientierende Kraft und Wirksamkeit unmittelbar. Sie stammt aus einem der Notizbücher Rudolf Steiners:[3]

„Ich denke an mein Herz
Es belebet mich
Es erwärmet mich
Ich vertraue fest
Auf das ewige Selbst
Das in mir wirket
Das mich trägt."

Wer beginnt, mit dieser Wortmeditation zu arbeiten, bemerkt, dass das Wort „Ich" nicht zufälligerweise am Anfang steht. Doch nicht nur dies – es wird auch unmittelbar an die Tätigkeit des Denkens appelliert. Wer an sein eigenes Herz denkt und sich klar macht, wie dieses treue Organ von der vierten Woche der Embryonalentwicklung an schlägt und uns dann durch unseren gesamten körperlich-seelisch-geistigen Werdeprozess hindurch begleitet (Embryonalentwicklung, Geburt, Kindheit, Jugend, Alter bis hin zum Sterbemoment), der kann nicht anders, als eine gewisse Rührung zu empfinden über dieses rastlose Tätigsein, mit dem es uns in jeder Lebenslage beisteht. Es schlägt zu den Höhepunkten unseres Lebens ebenso treu, wie wenn wir in Verzweiflung geraten und unsere Lebens-„Tiefpunkte" durchleiden. Die ersten drei Zeilen der Meditation erinnern uns zudem an die zentrale Aufgabe des Herzens, die belebende Kreislauftätigkeit aufrecht zu erhalten, um insbesondere über die periphere Durchblutung aller Organe bis hin zu den Fingern und Fußspitzen für die notwendige Durchwärmung zu sorgen.

Die vier Zeilen, die dann folgen, beginnen wieder mit dem Wort „Ich" – doch jetzt wird dieses Ich nicht nachdenklich gestimmt, sondern auf die Kraft des Vertrauens verwiesen: Vertrauen in das ewige Selbst. Das griechische Wort *Pistis*, das im Evangelium des Neuen Testaments mit „Glaube" übersetzt wird, bedeutet beides: Glaube und Vertrauen. Während uns das Wort Glaube, da ein gläubiger Mensch sich in einem bestimmten Augenblick seines Lebens zum Glauben entschied, mehr an die menschliche Willenskraft erinnert, verweist das Wort Vertrauen eher auf Gefühl und Denken. Wer nicht vertraut, hegt Zweifel an der Glaubwürdigkeit des anderen oder hat ein unsicheres oder gar „gemischtes" Gefühl, das ihn davon abhält, Vertrauen zu fassen. In der Formulierung „Ich vertraue fest" kommen diese beiden Qualitäten des Glaubens und Vertrauens zusammen. Die Festigkeit im willensgestützen Glauben verbindet sich mit dem zukunftsoffenen Gefühl der Hoffnung und der Bereitschaft zu vertrauen.

Ob und in welcher Form es ein ewiges Selbst gibt, das mit unserem vergänglichen, körperlichen Selbst in Verbindung steht, gehört zu den zentralen Fragen menschlicher Selbsterkenntnis. Dieser Frage widmen sich die beiden letzten Zeilen der Herzmeditation: Was in mir wirkt und mich durch das Leben trägt, ist der Rhythmus des eigenen Herzens. Wie aber macht sich *geistige Tragekraft* bemerkbar? In welcher Form kann ich „ewiges" Leben im Vergänglichen, Zeitbedingten erfahren? Hier bietet die anthroposophische Menschenkunde einen bemerkenswerten Ansatz zum Verständnis.

Es gehört zu den großen Entdeckungen Rudolf Steiners, dass die Kraft und Gesetze, die Weisheit und Logik, die unser Denken ausmachen, dieselben sind, die dem Körper das Leben geben. In seinem gemeinsam mit der Ärztin Ita Wegman (1876–1943) verfassten Buch „Grundlegendes für eine Erweiterung der Heilkunst" konkretisierte er diesen Zusammenhang: „Es ist von der allergrößten Bedeutung zu wissen, dass die gewöhnlichen Denkkräfte des Menschen die verfeinerten Gestaltungs- und Wachstumskräfte sind. Im Gestalten und Wachsen des menschlichen Organismus offenbart sich ein Geistiges. Denn dieses Geistige erscheint dann im Lebensverlaufe als die geistige Denkkraft."[4] Was also zunächst von der Embryonalentwicklung an als Lebenstätigkeit erscheint, emanzipiert sich – so Steiner – von dieser körperlich wirksamen, belebenden Tätigkeit im Laufe von Wachstum und Entwicklung und tritt außerkörperlich als selbstgesteuertes, freies Gedankenleben auf.

Wer einer solchen Idee nachgeht, indem er die menschliche Denktätigkeit mit der Lebenstätigkeit vergleicht, um die innere Kongruenz beziehungsweise Identität dieser Wirkbereiche festzustellen, ist verblüfft ob der Stimmigkeit dieser Annahme Steiners. Die Prozessqualitäten, die man an lebendigen Organismen beobachtet, stimmen mit denen menschlicher Denktätigkeit komplett überein. Denn welches sind zentrale Lebensfunktionen? Zum Beispiel Nahrungsaufnahme und Verdauungstätigkeit. Entsprechend nehmen wir Gedanken auf und verarbeiten sie, „verdauen" sie also geistig. Dabei sind es immer zwei grundlegende Prozesse, auf die es dabei ankommt: die Zerstörung der Nahrung und der Aufbau der körpereigenen Substanz. Entsprechend zeigt das Denken die Fähigkeit des kritischen Zergliederns und Analysierens, um dann wieder konstruktiv und synthetisch „aufzubauen".

Wie aber verhält es sich mit der Atmungstätigkeit? Erscheint auch sie als Funktionsdynamik im Denken? Physiologisch verläuft die Atmung im Gegensatz von Ein- und Ausatmung. Entsprechend tritt auch im Pubertätsalter als neue Denkfähigkeit das sogenannte dialektische Denken auf, also das Denken in Gegensätzen. Der deutsche Philosoph Georg Wilhelm Friedrich Hegel (1770–1831) baute seine grundlegenden Einsichten auf das Fundament der Dialektik im Denken. Aus dem Urgegensatz von Sein und Nichtsein und dem dazwischen vermittelnden Werden und Vergehen realisiert sich nicht nur die sichtbare Welt, sondern auch die Denktätigkeit. Wie will ich zum Beispiel etwas Kleines denken, wenn ich nicht auch den Begriff des Gegensatzes, also des Großen, habe? Verfolgt man die Entwicklung der menschlichen Denktätigkeit von der Geburt bis zum Ende der Wachstumsperiode, wird deutlich, wie sich ihre Reifungsschritte kongruent mit Wachstum und Entwicklung der Organe vollziehen.[5] So lässt sich erklären, warum die Fähigkeit, dialektisch zu denken, erst dann auftritt, wenn die Wachstums- und Reifungsprozesse der Atmungsorgane beim Jugendlichen zum Abschluss kommen. Der idealistische Philosoph, Arzt und Dichter Friedrich Schiller (1759–1805) ließ seinen Wallenstein sagen: „Es ist der Geist, der sich den Körper baut."[6] Johann Wolfgang von Goethe (1749–1832) hingegen schrieb in seinem Gedicht „Vermächtnis"[7]:

Kein Wesen kann zu nichts zerfallen!
Das Ew'ge regt sich fort in allen
Am Sein erhalte dich beglückt!
Das Sein ist ewig; denn Gesetze
Bewahren die lebend'gen Schätze,
Aus welchen sich das All geschmückt.

Der Gedanke Steiners, dass Körper- und Gedankenleben in Wahrheit aus derselben Quelle schöpfen, dass also ewiges Leben im Geist und vergängliches Leben im Körper zwischen Geburt und Tod *ein Leben* sind, war auch Novalis (1772–1801) bewusst. Dieser schrieb: „Wenn ein Geist stirbt, wird er Mensch. Wenn ein Mensch stirbt, wird er Geist.“[8]

Körperleben und Gedankenleben

Die Annahme, dass der Mensch mit denselben Kräften denkt, mit denen sein Körper lebt, gibt der gesundheitlichen Dimension meditativen Bemühens eine neue Orientierung. Nachfolgende Abbildungen mögen dies in gebotener Kürze anschaulich machen. Die erste Abbildung [→ Abb. 1 S. 20] zeigt den Zusammenhang der Lebens- und Denkvorgänge beim Erwachsenen.

Rudolf Steiner bezeichnete diesen individuell organisierten Gesamtzusammenhang von Denk- und Lebenstätigkeit als „Ätherleib“. Das griechische Wort *αἰθήρ* (= Aether) steht für den durchsonnten, blauen Himmel und verdeutlicht, dass Sonnenlicht und Leben zusammengehören. Ist doch das Leben auf der Erde maßgeblich durch die Sonne und ihre 24-Stunden-Tag-und-Nacht-Rhythmik bestimmt. Es ist dieses „Himmelslicht“, das die Pflanzen brauchen, um auf der Erde leben zu können. Ohne Sonnenlicht bildet sich kein Chlorophyll. Es ist aber gerade dieser Stoff, der die Pflanzen grün werden lässt und ihren Aufbaustoffwechsel ermöglicht, wodurch sie Kohlensäure aufnehmen und den für Mensch und Tier lebensnotwendigen Sauerstoff abgeben. Beim Menschen wirkt der Ätherleib deutlich unabhängiger von der Sonneneinstrahlung als bei den Pflanzen. Dennoch zeigen die Bildung von Vitamin D3 durch das Sonnenlicht und die Synchronisierung unserer 24-Stunden-Biorhythmik am Sonnenstand der Zeitzone, in der wir uns gerade befinden, dass auch unser individuelles Menschenleben angeschlossen und mitgetragen ist von dem umfassenden Lebenszusammenhang dieser Welt. Denken hingegen erleben wir als inneres Licht, wie eine „innere Sonne“. Wenn uns „ein Licht aufgeht“, wir etwas verstehen, empfinden wir dies als erhellend, durchsichtig und leicht – eben wie Gedanken es sind. Wir fühlen uns besser, seelisch und geistig gesünder, je mehr wir verstehen und mitvollziehen, was im Leben alles spielt.

Im Schlaf jedoch erlischt dieses bewusst erlebte Gedankenlicht. Wir versinken in die Bewusstlosigkeit. Dies kommt dadurch zustande, dass sich der Teil des Ätherleibes, der sich bei Tage für das wachbewusste Denken von der körperlichen Lebenstätigkeit emanzipiert, wieder mit dieser verbindet. Dadurch gleichen sich insbesondere die Abbauprozesse im Nervensystem und den Sinnesorganen aus, die im Wachzustand durch die außerkörperliche Tätigkeit des Denkens entstanden sind. Bei Tage arbeitet der Ätherleib also polar: Einerseits in der biologischen Tätigkeit der Organe – andererseits außerkörperlich in der Denk- und Sinnestätigkeit. Nachts hingegen denken wir nicht, stattdessen wirkt eine verstärkte Aufbautätigkeit und Regeneration im Bereich dieser Organe. Dadurch ergibt sich auch ein neues Verständnis der Gehirntätigkeit. Das Gehirn ist nicht Produzent unserer Gedanken, auch wenn die naturwissenschaftliche Neurobiologie dies immer wieder behauptet. Das Gehirn bildet sich vielmehr von der Embryonalentwicklung an infolge der Eigentätigkeit des Kindes. Es bildet strukturell ab, wie sich die Organe untereinander wahrnehmen und wie das Kind seine mütterliche Umgebung empfindet. Der Heidelberger Neurophysiologe und Psychiater Thomas Fuchs legte dies besonders eindrücklich in seinem Buch „Das Gehirn – ein Beziehungsorgan" dar.[9]

Das Gehirn bildet sich zeitlebens am Leben für das Leben. Es bildet sich zum Gedankenwahrnehmungs- und Gedankenreflexionsorgan, indem es wahrnimmt, wie die aus dem Wachstumsprozess frei werdenden Gedankentätigkeiten zum jeweils Wahrgenommenen und Gedachten in Beziehung treten. Im medizinischen Alltag wird das augenfällig, wenn im Falle von hirnorganischen Erkrankungen zwar das Gehirn als Reflexionsorgan geschädigt ist und die betroffene Person ihre Gedanken nicht mehr reflektieren und sprachlich-neuromotorisch ausdrücken kann. Sie „hat" ihre Gedanken jedoch noch, ebenso die Bereitschaft zu kommunizieren. Daher kann man lernen, mit dementen Patienten und Menschen mit besonderem Pflege- und Förderungsbedarf direkt gedanklich und emotional zu kommunizieren, ohne Umweg über das an das Gehirn gebundene, reflektierende Denken. Eine spirituell orientierte Kultur des Betreuens und Pflegens gewinnt dadurch weiterreichende Möglichkeiten, der Würde des Erkrankten und Behinderten gerecht zu werden. In den anthroposophischen Alters- und Pflegeheimen übt man, ebenso wie in den Einrichtungen für Heilpädagogik und Sozialtherapie, eine solche Pflege- und Betreuungskultur. Dort gehört es auch zur Ausbildung, sich mit der übersinnlichen Menschennatur und ihren „ewigen Gesetzen" im Sinne Goethes zu beschäftigen. [→ S. 25 f.]

In Poesie und bildender Kunst ist die Realität eines solchen „zweiten, unzerstörbaren Menschen", den man nicht mit Augen sehen kann und der dennoch außerkörperlich, als ein Gedankenwesen, existiert – immer wieder eindrücklich beschrieben und dargestellt worden, etwa von dem spanischen Dichter Juan Ramón Jiménez (1881–1958):[10]

Ich bin nicht ich
Ich bin der, der an meiner Seite geht,
ohne dass ich ihn erblicke;
den ich immer wieder besuche
und immer wieder vergesse.
Der ruhig schweigt,
wenn ich rede,
der sanftmütig verzeiht,
wenn ich hasse,
der umherschweift, wo ich nicht bin,
der aufrecht steht,
wenn ich sterbe.

Solange wir leben, sind diese beiden Menschen (der sichtbar verkörperte und der unsichtbare, gedanklich-geistige) durch den Ätherleib als Träger des Lebens und der Gedanken verbunden. Tagsüber haben wir die Möglichkeit, unser eigenes, selbstgesteuertes Gedankenleben zu führen. In der Nacht gestalten wir mit unserem Ätherleib die biologischen Aufbauvorgänge des Körpers. Dabei wird die Qualität dieses nächtlichen

Regenerationsgeschehens im Laufe des Lebens zunehmend durch das bei Tag Gedachte beeinflusst. Es ist nicht gleichgültig für dieses Aufbaugeschehen, wie die Denkweise den Ätherleib im Wachzustand anregte. Die eigene Art zu denken – chaotisch-assoziativ, irrtümlich, bewusst lügnerisch oder aber logisch, klar bezogen, konstruktiv, schöpferisch, meditativ verweilend, konzentrierend – impulsiert den Ätherleib und wirkt in ihm nach, indem sie das nächtliche Regenerationsgeschehen jeweils stört oder unterstützt. Gesundheit bedeutet, dass alles „stimmt". Gedankliche und körperlich-regulatorische „Stimmigkeit" sind identisch. Irrtum und Lüge hingegen kränken nicht nur seelisch, sondern beeinträchtigen auch die körperlichen Regenerationsvorgänge.

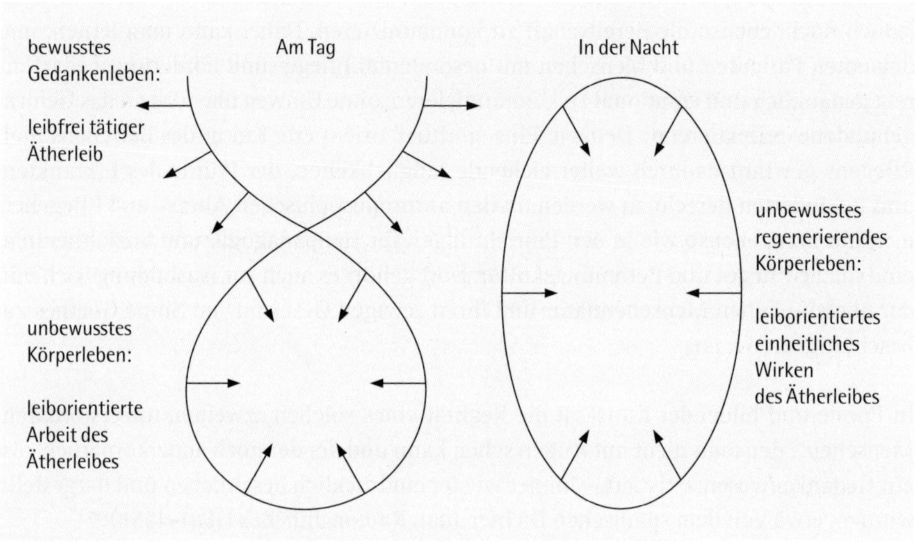

Abb. 1: Lebensvorgänge des Ätherleibes bei Tag und bei Nacht

Wie dieser Verständnisansatz die Möglichkeit bietet, konkret bei verschiedenen Krankheiten mit meditativen Mitteln die Gesundungsprozesse zu unterstützen, wird ab S. 53 beschrieben. Vorab sei aber noch grundlegend angeführt, warum die Möglichkeit zu erkranken notwendigerweise mit der menschlichen Biografie verbunden ist.

Vom Sinn der häufigen alterstypischen und seltenen schicksalhaften Krankheiten

Wer mit einer Krankheit zu ringen hat, fragt sich selbst und andere immer wieder nach dem Sinn: Warum muss gerade ich mich damit auseinandersetzen, Zeit für Therapien aufwenden - und mein soziales Umfeld mit meinen Problemen belasten? Es erscheint ja evident, dass Leben auch ohne Krankheit möglich ist. Die Tiere sind ohnehin natürlicherweise gesund. Werden sie aus umweltbedingten Gründen krank oder sind sie alt, so sterben sie in der Regel rasch, indem sie nicht mehr recht auf Nahrungssuche gehen können oder gefressen werden. Mit einer Krankheit ringen, mit ihr unter Umständen auch lebenslang leben zu müssen, ist spezifisch menschlich. Dies zu verstehen braucht Gesichtspunkte, die zu erarbeiten sind. Ein möglicher Ansatz sei hier versucht.

Die unten stehende Abbildung 2 zeigt einen Bogen und zwei darauf endständig mit Kopf nach unten eingezeichnete menschliche Körper. Die linke Kurve zeigt die Aufbau- und Entwicklungsphase des Körpers bis zu dessen Ausgewachsensein. Die rechte illustriert seinen langsamen Alterungsprozess bis hin zum Tod. Dazwischen liegt im Mittelbogen die Zeit des sogenannten physiologischen Leistungsplateaus, in dem der Körper seinen besten Kraft- und Vitalitätszustand hat. Die damit markierten drei Lebensphasen des Körpers – Wachstum, „bestes Alter" und langsamer körperlicher Verfall – werden begleitet von drei Krankheitstypen, die mit ihrer Präsenz auch solche Menschen nicht ganz verschonen, die sagen, dass „sie immer ganz gesund gewesen" seien. Auch diese haben in ihrer frühen Kindheit einmal Husten, Schnupfen, Durchfall oder eine vereiterte Wunde gehabt. Wir nennen dies banale Infekte, weil sie folgenlos abheilen und man sie gerne vergisst. Diese Infekte aber sind nötig, damit das Immunsystem des heranwachsenden Körpers lernt, sich mit der Umwelt auseinanderzusetzen. Mit vielen Bakterien und Viren „kämpfen" wir unbemerkt – man nennt dies „stille Feiung" –, andere erzeugen vorübergehend einen banalen Infekt. Kinderkrankheiten und sinnvolles Impfen unterstützen diese Entwicklung der Immunkompetenz.[11] Normalerweise heilen diese „akuten Infekte" folgenlos ab. Das Immunsystem lernt dadurch, den Körper gesund zu halten. Das ist der „naturgegebene Sinn" akuter Infekte.

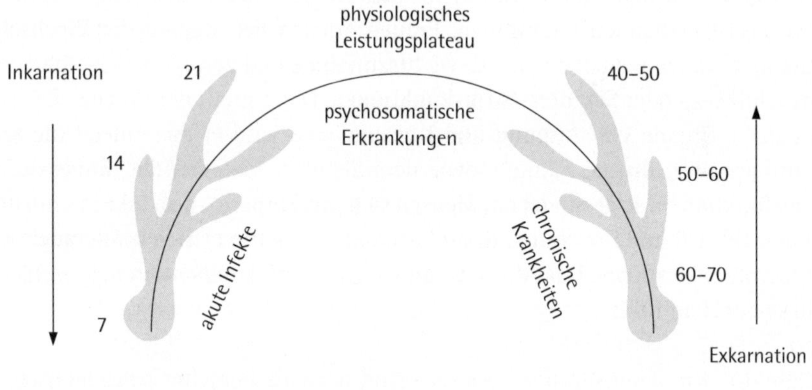

Abb. 2: Menschliche Reifungsprozesse von der Geburt bis zum Tod

In der mittleren Lebenszeit lernen wir etwas anderes. Akute Infekte erscheinen in dieser Zeit nicht mehr „normal". In der Regel sind die Menschen jetzt körperlich belastbar und gesund. Es gibt jedoch andere Störungen des Wohlbefindens: situationsbezogene Schlafstörungen, Appetitprobleme, Magendrücken, Herzstiche, Unwohlsein, schlechte Stimmung, ein Gefühl von Schwäche oder Kraftlosigkeit – sogenannte psychosomatische Beschwerden. Sie sind typisch für die Zeit zwischen 20 und 40 Jahren, manchmal auch etwas länger, weil wir da *seelisch lernen*, mit unserer Umwelt in Familie und Beruf zurechtzukommen. Wir bemerken, dass wir in emotionaler Hinsicht noch nicht „immun" sind. Wir sind vielmehr verletzlich, angreifbar und labil. Wir haben noch nicht genügend gelernt, wie man angemessen auf Unverschämtheiten reagiert, wie man Unangenehmes verarbeitet, wie man psychosozialen Stress kompensiert. Der Aufbau eines belastbaren „seelischen Immunsystems" steht an. Geht man zum Arzt, so wird er einerseits sagen: „Ja, Sie haben eine vegetative Dystonie, Sie haben funktionelle Beschwerden, es ist zum Glück nichts Schlimmes, nichts Körperliches, aber Sie müssen etwas für sich tun." Jetzt ist Selbstcoaching angesagt. Anthroposophische Ärzte empfehlen etwa die Lektüre des Schulungsbuches von Rudolf Steiner („Wie erlangt man Erkenntnisse der höheren Welten?") oder sie raten, zu einem Biografieberater, Kunsttherapeuten oder sonst einer guten Lebensstilberatung zu gehen, um die – für das Berufs- und Familienleben notwendige – seelische Belastbarkeit zu erwerben, ohne dabei „zu verhärten". Geschieht dies nicht, so ist der weitere Lebensweg durch immer wiederkehrende Unpässlichkeiten und Krisen gezeichnet, weil man, was seelisch verarbeitet werden müsste, „somatisiert" und damit körperlich – am falschen Ort – verarbeitet. Die häufigste Ursache der heute so weit verbreiteten Medikamenten- und Alkoholabhängigkeit beruht auf vermiedenen seelischen Lernprozessen. Statt seelischen Lernens bevorzugt man Hypnotika oder Analgetika, euphorisierende Tabletten oder solche für die Konzentration. Man ersetzt die notwendige *Selbstschulung* und *Selbstentwicklung* beziehungsweise *Selbstwirksamkeit* durch Tabletten.

Der dritte Abschnitt des Lebens, der den absteigenden Bogen in der obigen Skizze markiert, zeigt Beginn und Lokalisation der alterstypischen chronischen Beschwerden an. Es beginnt mit dem Altern und mehr oder weniger deutlichem Trägerwerden der Stoffwechsel-Gliedmaßen-Funktionen. Frauen erleben den Beginn der Wechseljahre, Männer und Frauen bemerken eine Gewichtszunahme und geringere Belastbarkeit von Gelenk-, Rücken- oder Schulter-/Arm-Funktionen. Dann greift der Prozess des Alterns auch auf die Organe von Atmung und Kreislauf über und erfasst zuletzt die Kopforgane in Form der „dritten Zähne" sowie dem Schwächerwerden der Sinnes- und Gedächtnisfunktionen. Je gesünder ein Mensch sich „verkörpern", also inkarnieren darf, je passender Umfeld und Erziehung, desto harmonischer kann er sich später auch wieder „entkörpern", exkarnieren. Das Altern ist umso leichter zu kompensieren, je wohler man sich in seiner Haut fühlt.

Für diese drei Krankheitsgruppen gilt: Sie sind normale Begleiter jeder menschlichen Entwicklung. Der Sinn liegt auf der Hand: Die akuten Infekte bewirken körperliches Lernen – das Immunsystem gewinnt Kompetenz. Die psychosomatischen Krankheiten ermöglichen seelisches Lernen – die Seele wird lebenstüchtig und psychosozial kompetent, auch im Umgang mit sich selbst. Dann kommen die chronischen Krankheiten des Alters. Sie stoßen einen „geistigen" Lernprozess an, der nicht so leicht zu beschreiben ist. Wer an einer chronischen Erkrankung leidet, lernt das Gefühl kennen: Jetzt wirst du nie mehr „ganz gesund"! Ab jetzt bist du bis zum Ende deines Lebens krank. Man kann ein bisschen humorvoll sagen: Chronische Krankheiten sind die allerbesten Freunde, weil sie einem bis zum letzten Atemzug treu bleiben. Das Märchen der Brüder Grimm „Die Boten des Todes" erzählt davon.[12] Am Ende stellt sich heraus, dass die chronischen Krankheiten die Boten waren, die den Tod ankündigen, die helfen wollen, dass man sich rechtzeitig auf das Lebensende vorbereitet. Denn jetzt steht die „geistige Immunisierung" an. Wenn ich auf den Tod zugehe, wird klar: Den Leib und auch meine Seele, so wie sie sich am Leib erlebt, werde ich mit dem Tod verlieren. Meine Seele wird sich nach dem Tod verwandeln, weil sie keinen Leib mehr hat. Denken, Fühlen und Wollen – die seelischen Kompetenzen – haben sich rein geistig zu orientieren, sich das Erleben am vertraut gewordenen Leib sozusagen abzugewöhnen. Man muss sich auf ein körperloses Leben vorbereiten, auf ein Leben als Geist unter Geistern, als Seele unter Seelen. Das ist eine ähnlich dramatische Metamorphose wie die langsame Inkarnation durch Empfängnis, Geburt und Kindheit bis hin zur Mündigkeit. Wer sich nicht mit diesem sogenannten „ewigen Leben" nach dem Tode schon während der Lebenszeit auf der Erde auseinandersetzt, läuft leicht Gefahr, Angst vor dem Tod zu entwickeln. Chronische Krankheiten peinigen dann eher unerträglich. Und wenn Alkohol und andere Drogen zu Lebensbegleitern werden, verstärkt dies die negativen Symptome weiter. Wenn wir hingegen lernen, uns geistig zu immunisieren, uns auf unseren Wesenskern zu besinnen, der uns durch das ganze Leben hindurch eigen war und ist, so wird das Zugehen auf den Tod ein Reifungsprozess für die Befreiung des Geistes aus dem Leib. Der Dichter Rainer Maria Rilke (1875–1927) schrieb:[13]

O Herr, gib jedem seinen eignen Tod.
Das Sterben, das aus jenem Leben geht,
darin er Liebe hatte, Sinn und Not.

Denn wir sind nur die Schale und das Blatt.
Der große Tod, den jeder in sich hat,
das ist die Frucht, um die sich alles dreht.

Diese „Frucht", um die sich alles dreht, ist der seinem Wesen nach rein geistige, also leibfreie Ich-Kern des Menschen, sein Wesenskern, der alles, was im Laufe der Erdenbiografie bewusst erlebt, gefühlt, gedacht wurde, in sich aufnahm. Um sich das besser vorstellen zu können, hier ein Beispiel: Wieviel bekommt man im Laufe seines Lebens von lieben Menschen geschenkt – Briefe, E-Mails und SMS, Blumen, Präsente, kostbare Begegnungen, einmalige Momente? Man stelle sich nun vor, man habe eine große Halle oder Museum, und jedes Kleinste sei darin aufgehoben. Ich wüsste nicht, wer das gerne hätte – aber es ist eine hilfreiche Vorstellung, um sich klarzumachen, dass beim Sterben nur das mitgenommen werden kann, was man in sein Denken und Fühlen aufgenommen hat. Nur dann vermag man all dieses, was einem durch äußere Gesten zukam, der Vergänglichkeit zu entreißen und auf dem ewigen Boden des Denkens und Fühlens zu beheimaten, also mit sich verbunden zu halten [→ S. 25]. Das Körperleben verläuft in der Zeit zwischen Geburt und Tod. Das selbstbewusste Gedankenleben, das in der Kindheit aufleuchtet und mit der ersten Erinnerung beginnt, ist in einem kontinuierlichen Wachstumsprozess begriffen, in dem unser geistiges Wesen reift und das „Bewusstsein von sich und der Welt" weiterentwickelt. Deswegen prägten frühneuzeitliche Mystiker wie Jakob Böhme (1575–1624) so rätselhafte Worte wie: „Wer nicht stirbt, bevor er stirbt, der verdirbt, wenn er stirbt".[14] Das heißt, wer sich nicht der unvergänglichen

Natur seines Denkens, seines „ewigen Lebens“ im Geist bewusst wird, der erkennt es auch dann nicht, wenn er stirbt. Sein Bewusstsein erlöscht nach dem Tode. Das, was sich manche Menschen wünschen und auf die Grabsteine schreiben lassen – „Ruhe sanft“ – es ist unter diesem Aspekt nicht erstrebenswert, denn man schläft beim Sterben tatsächlich ein und weiß von seinem Leben „drüben“ nicht viel. Man erlebt es unbewusst. Gemäß Rudolf Steiners Geistesforschung ist jedoch ein solch unbewusster Durchgang durch das nachtodliche und vorgeburtliche Dasein die Bedingung dafür, sich möglichst schnell wieder zu verkörpern. Dies sei – so Steiner – eine der Hauptursachen für die heutige Überbevölkerung.[15] Es ist der Materialismus, der die Menschen blind werden lässt für das geistige Leben und dadurch die unbewusste Sehnsucht erzeugt, baldmöglich wieder eine Verkörperung auf der Erde anzustreben. Daher ist eine spirituelle Erziehung, die das Erwachen des autonomen „Ich-Wesens“ nicht behindert, sondern unterstützt, in individueller und sozialer Hinsicht gesundheitsfördernd [→ S. 30]. Es werden gleichzeitig wieder weniger Menschen auf der Erde sein, die sich zudem respektvoller und lernbereiter begegnen.

Der Gedanke der Wiederverkörperung ist so alt wie die Menschheit. Wer ein meditatives Leben beginnt, bemerkt bald, wie viel es noch zu lernen und zu erfahren gilt. Wer kann sagen, er sei bereits ein voll entwickelter Mensch? Selbst große Geister wie Goethe waren davon überzeugt, dass ein Wiederkommen und Weiterlernen nötig sind.

Durch die Annahme wiederholter Erdenleben und fortschreitende Bewusstseinsentwicklung ändert sich auch das Verhältnis zum eigenen Körper. Man erlebt sich durch ihn nicht mehr primär als Mann oder Frau, Engländer, Schwarzafrikaner, Chinese oder Deutscher. Vielmehr sieht man in ihm ein Instrument für seine Weiterentwicklung. Das Identitätsstiftende tritt zurück. Man erlebt sich mehr im rein menschlichen und weniger im Mann- oder Frausein, in der Zugehörigkeit zu einer bestimmten Hautfarbe, Religion oder einem Volk. Dafür ist einem aber deutlicher bewusst, wieviel im Schicksal gerade von dieser besonderen Konstitution abhängt, die man in diesem Leben nun einmal hat. Dazu ein besonders anrührendes Beispiel:

In der Nähe von Nagano (Japan) liegt in den Bergen Suirin,[16] ein besonderer Ort für Studium und Weiterbildung. Im traditionell japanischen Stil geführt, mit exzellenter biologischer Küche, angenehmen Räumen mit Holzverkleidung, mitten in der Natur. Etwa einhundert Menschen können hier untergebracht und verpflegt werden. Das ganze Jahr über finden die verschiedensten Seminare, Kurse und wissenschaftliche Kolloquien statt. Nun ist ein weiteres Haus für das Zusammenleben mit alten Menschen geplant. Die Mehrzahl der über 30 MitarbeiterInnen besteht aus Jugendlichen, die aufgrund von Anpassungsstörungen, psychischen Krankheiten und Behinderungen keine Arbeitsstelle fanden. Hier lernen sie ein gesundes, regelmäßiges Leben kennen, erlernen Haushaltswirtschaft, Pflege und verschiedene soziale Dienste. Nach dieser – mitunter mehrjährigen – Ausbildungszeit können sie in der Regel ein selbständiges Leben und Arbeiten beginnen. Die Anmeldelisten übersteigen weit die Möglichkeiten der Aufnahme.

Woher kommt dieser Impuls, der sich im Laufe von 30 Jahren so erfolgreich entwickelt hat? In Japan kam ein schwerstbehindertes Mädchen zur Welt, unfähig zu gehen und zu sprechen. Die Eltern waren von Anfang an darauf verwiesen, sich rein emotional-intuitiv mit ihrer Tochter zu verständigen. Sie entschieden sich für ein neues Leben mit ihrer Tochter, suchten einen besonders schönen, gesunden Lebensraum und begründeten – sozusagen um sie herum – die eben skizzierte soziale Einrichtung. Ohne sie wäre das Leben der Eltern in konventioneller Weise weitergegangen – nie wären sie auf den Gedanken gekommen, einen Ort besonderer Menschlichkeit und kultureller Vielfalt zu schaffen. So kann ein Erdenleben auch einmal ganz im Zeichen der Hilfsbedürftigkeit und im Empfangen verlaufen. Dadurch lernen andere unermesslich viel, insbesondere auf sozialem Felde.

Der Körper ist das Erdeninstrument des Schicksals. Von seinen Begabungen und Behinderungen, seinem Aussehen und Geschlecht hängt es zu einem großen Teil ab, wie sich dieses gestaltet.[17] Wenn Schiller seinen Wallenstein sagen ließ: „Es ist der Geist, der sich den Körper baut" [→ S. 17], so liegt die Frage nahe, was damit eigentlich gemeint ist. Was ist Geist? Wir haben hier das Denken als die geistige Tragekraft des menschlichen Lebens beschrieben [→ S. 19] und das „Ich" als den Wesenskern des Menschen. Nicht erwähnt wurde bisher jedoch die Seele, die innere Welt der Gefühle. Diese bestimmen ebenfalls in hohem Maße das Schicksal. „Durch das Gefühl bekommt der Gedanke Bedeutung für das Individuum", so beschrieb Rudolf Steiner die Rolle des Gefühls im individuellen Seelenleben.[18] Die mittelalterlichen Mystiker waren dem Geheimnis der Seele unmittelbar nahe. So schrieb Meister Eckhart (1260–1328): „Denn wäre ich ein König und wüsste es selbst nicht, so wäre ich kein König."[19] Was nützen mir der Körper, das Leben, ja ein wunderbar geistiger Wesenskern, wenn ich kein individuelles Bewusstsein davon habe, kein Gefühl, was das für mich bedeutet? Dieses individuelle Bewusstsein rührt von dem seelischen Wesen des Menschen her, von dem geheimnisvollen Innenraum, in dem wir unsere eigene Erlebniswelt mit uns tragen, die uns durch die Sinne, das Denken und die Tätigkeit des Ichs zukommt. Rudolf Steiner nannte diesen seelisch-emotionalen Wesensanteil und seine Gesetzmäßigkeiten den „Astralleib". *Astrum* bedeutet auf lateinisch „Stern". Unsere Gefühlswelt erlebt sich so weit wie der Sternenraum. Alles, was wir sehen, können wir durch den Astralleib auch empfinden und bewusst machen – ebenso alles, das wir denken. Unser Bewusstsein ist so weit gespannt wie die Welt, in der wir leben und die das Größte und Kleinste umfasst. Wer sich eingehender mit der anthroposophischen Menschenkunde und ihrem Zusammenhang mit der naturwissenschaftlichen Anthropologie beschäftigen will, findet im Anhang weiterführende Literatur [→ S. 261].

Für das hier thematisierte Schicksalsverständnis ist es wichtig, Körper, Leben, Seele und Geist zu unterscheiden: Der physische Körper erscheint als das Instrument, mit dessen Hilfe die Schicksalsgestaltung an bestimmten Orten möglich ist. Der Ätherleib umfasst die Lebenszeit. Er begrenzt die biografische Entwicklung, zugleich eröffnet er aber durch das zeitlich unbegrenzte Gedankenleben die Möglichkeit, sich über das eigene Leben im Weltzusammenhang aufzuklären.

Durch den Astralleib entsteht der seelische Innenraum. Bewusstsein bildet sich an der Grenze zwischen außen und innen, dem Eigensein und der Umwelt. Das Ich aber, von Rudolf Steiner in seiner Menschenkunde präziser „Ich-Organisation" genannt, lebt als unsere eigene Willenskraft in der Seele. Wird es in Gedanken und Gefühlen nicht bewusst gemacht, erkannt und gepflegt, so ist man ein König, der nichts von sich weiß. In jedem Erdenleben bilden sich neu diese vier Wesensanteile aus den Weltgesetzen heraus, in deren Kontext der Mensch sein Schicksal erlebt. Das wahre Ich oder „höhere Selbst" verkörpert sich nicht. Es gehört der Welt der Dauer an und verbleibt in der geistigen Welt. Nur die Ich-Organisation, das sogenannte „niedere Selbst", das uns als eigener Wille für das Erdenleben zur Verfügung steht, inkarniert sich und „baut den Körper". Gemäß der christlichen Überlieferung verkörperte sich das Göttliche im Menschen, das höhere, wahre Selbst nur einmal – als Gottes Sohn zwischen Jordantaufe und Kreuzestod. Seither ist es für jede Menschenseele in der „ewigen" ätherischen Welt zu finden, also der Gedankenlebenswelt des Auferstandenen. Das Evangelienwort: „Ich bin der Weg und die Wahrheit und das Leben" (Johannes 14,6) weist am eindrücklichsten darauf hin. Auf diese Weise wird der Gedankenweg zu Christus benannt.

Es war der Anthroposoph Emil Bock (1895–1959), der sich als erster daran machte, diejenigen Persönlichkeiten im (mittel-)europäischen Raum zu studieren, die davon überzeugt waren, dass der Mensch nicht nur einmal lebt, sondern das Gesetz von Reinkarnation und Karma für alle Menschen gültig ist – nicht nur für die, die „daran glauben" oder im asiatischen Kulturraum leben oder traditionell mit diesem Gedanken vertraut sind.[20] Bock faszinierte, dass eigentlich jeder, der ernsthaft über die Tatsache nachdachte, dass der Mensch sich nicht nur körperlich entwickelt, sondern auch seelisch und geistig, auf den Gedanken der Wiederverkörperung kommt. Wer will schon von sich behaupten, dass er sein Entwicklungsziel erreicht hat und tatsächlich „am Ende" ist? Es braucht wenig um zu erkennen, dass der Mensch viele Leben benötigt, um nur annähernd den Grad von Freiheit, Würde, Selbstachtung und Respekt, Verständnis, Mitleid und Liebe für andere zu lernen, die ihn als „guten Menschen" legitimieren. Im Gegensatz zu den Spezies im Tierreich hat jeder Mensch seine besondere Art, zu sein und sich zu entwickeln. Jeder Mensch trägt sein eigenes Schicksal, das er mit keinem anderen Menschen teilt – auch wenn wir über Zeiten hinweg zusammenleben und innig befreundet sein können. Selbst eineiige Zwillinge leben, jeder für sich, ihr eigenes Leben – oft an getrennten Orten, in unterschiedlichen Berufen und selbstverständlich mit verschiedenen Lebenspartnern.

Unser Schicksal macht uns zum einmaligen Individuum. Daher ist das Schicksal der intimste und auch „heiligste" Bezirk eines jeden Menschen. Im Schicksalserleben sind wir allein – keiner ist genauso wie wir. Der früh verstorbene Dichter Christian Morgenstern (1871–1914) hinterließ hierzu das folgende Gedicht:[21]

Die zur Wahrheit wandern,
wandern allein.
Keiner kann dem andern
Wegbruder sein.

Eine Spanne gehn wir
scheint es, im Chor …

Bis zuletzt sich, sehn wir,
jeder verlor.

Selbst der Liebste ringet
irgendwo fern;
doch wer's ganz vollbringet,
siegt sich zum Stern,

schafft, sein selbst Durchchrister,
Neugottesgrund –
und ihn grüßt Geschwister
Ewiger Bund.

Rudolf Steiners Entwurf für einen Bühnenvorhang im Goetheanum zeigt diesen Weg im Bild des einsamen Wanderers, der sein Ziel erblickt – den Tempel als sichtbares Zeichen der geistigen Heimat, wo er mit den Menschen zusammentrifft, mit denen ihn die Suche nach Wahrheit verbindet. [→ Farbabb. S. 103]

Auf dieser Wanderung sind wir auf uns selbst gestellt und nur von unserer Gewissensstimme abhängig. Diese Veranlagung zur Eigenständigkeit hat aber auch eine Schattenseite. Denn der Freiheitswille macht uns sozial „schwierig". Wir grenzen uns ab, entziehen uns oder überwältigen andere mit unserer Durchsetzungskraft. Dadurch verletzen oder schädigen wir die Mitmenschen, meist ohne dies zu bemerken. Daher hat das Schicksalsgesetz auch eine schmerzhafte Konsequenz: Wir erleben in einem späteren Erdenleben die Folgen unserer Taten an anderen Menschen und unserer Umwelt am eigenen Leib – in der eigenen Seele. Dadurch ergibt sich die Chance, dass sich nicht nur die Freiheitsfähigkeit, sondern auch die soziale Seite der Ich-Kompetenz entwickelt: Mitleid, Empathie und Liebefähigkeit.

Im Neuen Testament ist zu den beiden Seiten der Freiheitsentwicklung - beispielsweise bei Matthäus 10,34 - zu lesen: „Denket nicht, ich sei gekommen, einen billigen Frieden auf die Erde zu bringen. Ich bringe nicht den Frieden, sondern das Schwert. Ich bin gekommen, um den Menschen zu trennen von seinem Vater und die Tochter von ihrer Mutter und die Braut von der Mutter des Gatten. [...] wer den Vater und die Mutter mehr liebt als mich, ist meiner nicht würdig. [...] und wer nicht bereit ist, sein Kreuz zu tragen und mir nachzufolgen, der ist nicht würdig meines Ichs." Hier spricht sich klar der Weg zur Selbständigkeit aus, zum Sich-Finden in der Geistverwandtschaft mit dem höheren Ich. Dann aber ist im selben Evangelium zu lesen, dass wir unsere Feinde lieben sollen, wohltun denen, die uns hassen, segnen die, die uns fluchen, beten für die, die uns beleidigen (Matthäus, Kapitel 5,1–7,29). Die Bergpredigt offenbart die andere Seite der Entwicklung zur Freiheit: Keiner „muss" reagieren; das alte Karma-Prinzip „Auge um Auge, Zahn um Zahn" gehört der Vergangenheit an. Das neue Schicksalsprinzip, das eigene und fremde Schuld verstehen, verzeihen und erlösen kann, wird wirksam durch die Kraft des höheren Ichs. Sie ist allen Menschen gemeinsam und entwickelt sich am besten, wenn man sie im sozialen Leben übt als die Kraft selbstloser Hingabe an die Sorgen und Nöte der Welt, in der man lebt: als die Kraft geistiger Liebe.

Novalis brachte dies in seinem Roman „Heinrich von Ofterdingen" in Form eines Dialogs zum Ausdruck. Es ist ein Gespräch zwischen dem Arzt Sylvester und Heinrich über das menschliche Gewissen. Heinrich fragt: „‚Wann wird es doch', sagte Heinrich, ‚gar keiner Schrecken, keiner Schmerzen, keiner Not und keines Übels mehr im Weltall bedürfen?' ‚Wenn es nur *eine* Kraft gibt – die Kraft des Gewissens. Wenn die Natur züchtig und sittlich geworden ist. Es gibt nur *eine* Ursache des Übels – die allgemeine Schwäche, und diese Schwäche ist nichts als geringe sittliche Empfänglichkeit und Mangel an Reiz der Freiheit.'"[22]

Was Novalis hier als Gewissen beschreibt, ist die Qualität einer Geistesgegenwart, die befähigt, in jeder Lebenslage das Hilfreiche und Befreiende zu tun. In Steiners „Philosophie der Freiheit" heißt diese Fähigkeit „moralische Intuition"[23] und bedeutet das Handeln aus dem Ich – nicht mehr aus Sympathie oder Antipathie (Astralleib) oder Konvention, Gewohnheit, Sitte (Ätherleib) oder aus den Bedürfnissen des physischen Leibes heraus.

Gemäß der individuellen Schicksalsgesetzmäßigkeiten bilden sich die Wesensglieder in jedem Erdenleben neu. Der physische Leib bestimmt Herkunft und Orte im Leben, der Ätherleib den Zeitpunkt der Verkörperung und die Lebenszeit, der Astralleib die menschlichen Beziehungen. Die Ich-Organisation hingegen ist als Träger des rein geistigen höheren Ichs frei von diesen Bindungen. Aus dieser „Ich"-Quelle heraus kann daher das Schicksal immer bewusster (mit)gestaltet werden. Denn je weiter sich die Fähigkeiten von Freiheit und Liebe entwickeln, umso größer ist die Befähigung zum Schicksalsverstehen, -gestalten und -harmonisieren beziehungsweise zum Heilen der Wunden aus der Vergangenheit. Aus der Schicksalsvergangenheit des Menschen resultiert viel schmerzhafte Erfahrung, aber auch die hierdurch zu erringende Weisheit. Aus der Zukunft, vom Autonomie- und Liebe-Ziel der Entwicklung her, kommen Schicksalsverstehen und -heilung. Beides brachte Rudolf Steiner in seiner Karmaforschung zur Darstellung, damit es insbesondere Pädagogen, Therapeuten und Ärzten möglich ist, aus dieser zentralen Entwicklungsperspektive heraus den werdenden Menschen zu begleiten und in Krankheit und Not zu beraten und zu helfen.

Dem Lehrer und Anthroposophen Michael Bauer (1871–1929) wird folgender Satz zugeschrieben: „Der Wiederverkörperungsgedanke ist ein Postulat der Liebe – wer wirklich helfen will, wird nicht schon in einem Erdenleben müde."

Vom Zusammenspiel der Wesensglieder im dreigliedrigen Organismus und der Möglichkeit zu erkranken

Die folgende Abbildung macht deutlich, wie die viergliedrige Natur des Menschen mit der dreigliedrigen zusammenhängt. Was ist „Geist"? Er erscheint im Kontext dieser Betrachtung als eine Wesensgliedertätigkeit, die außerkörperlich, also rein geistig, geschieht. Was ist „Leib"? Leib bedeutet so gesehen „inkarnierte" und damit verkörperte

Wesensgliedertätigkeit beziehungsweise Geistigkeit. Was aber ist Seele? Sie ist das außerkörperlich tätige Fühlen und Wollen im atmenden Wechselspiel mit dem Sich-im-Körper-Fühlen.

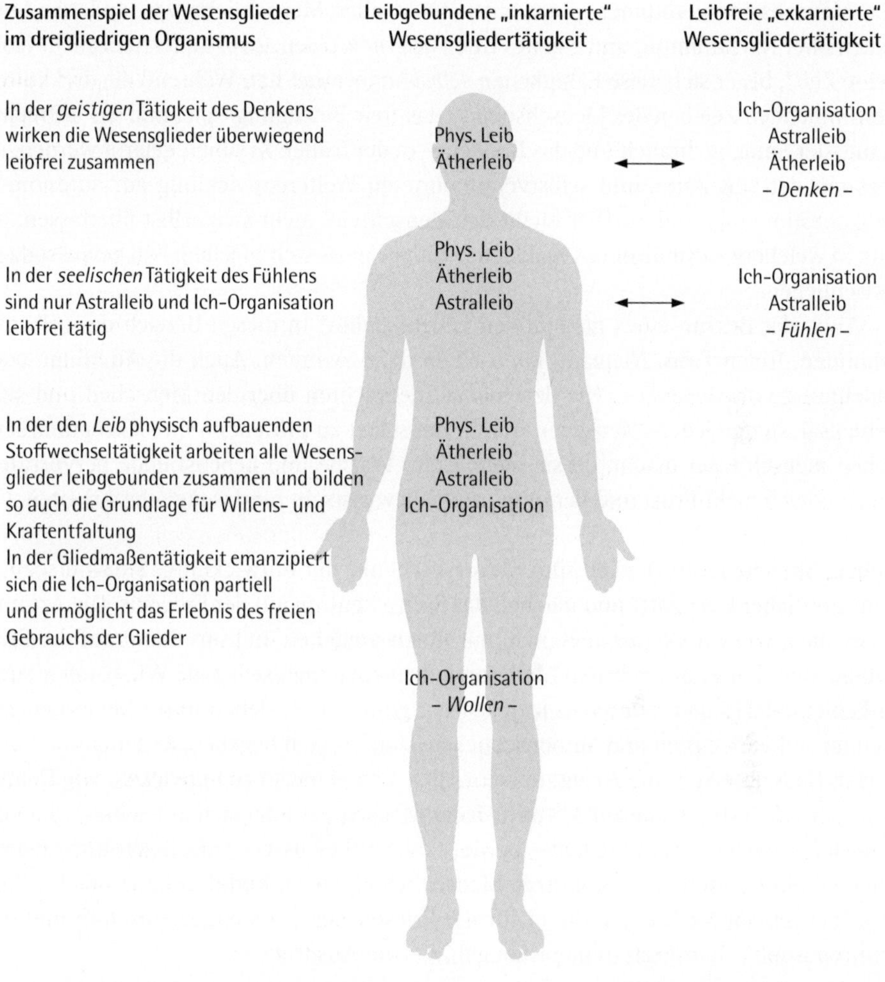

Abb. 3: Die vier Wesensglieder im dreigliedrigen Organismus. Die Pfeile geben an, welches Wesensglied im angezeigten Bereich lose verbunden und teils leibgebunden, teils außerkörperlich wirksam ist.

Zu den Rätseln der Existenz gehört, warum sich der Mensch mit Krankheiten auseinandersetzen muss und nicht – wie oben geschildert [→ S. 20 ff.] – analog den Tieren im Prinzip gesund leben darf. Offensichtlich wäre dies nicht „menschlich". Das spezifisch Menschliche zeigt sich primär am aufrechten Gang, an der Sprache und am selbstbewussten Denken. Diese Fähigkeiten sind nicht „angeboren". Sie entwickeln sich nicht wie beim Tier „von Natur aus", also instinktgeleitet. Der Mensch ist dazu vielmehr nur veranlagt. Er muss sich diese Fähigkeiten individuell durch viele Übungs- und Lernschritte aneignen. Ein eben geborenes Fohlen hingegen läuft schon wenige Stunden nach der Geburt perfekt mit der Pferdeherde mit.[24] Mit dem Erlernen von aufrechtem Stand und Gehen, was im Durchschnitt 18 Monate dauert, sowie dem Aneignen von Sprechen und selbstbewusstem Denken – das mit dem „Ich-Sagen" beginnt und etwa drei bis vier Jahre beansprucht – sind daher noch zwei weitere fundamentale Kriterien des Menschseins verbunden: Zum einen muss alles Menschliche von anderen Menschen über Nachahmung und eigenes Üben *gelernt* werden. Zum anderen braucht jeder „seine Zeit", bis er sich diese Fähigkeiten *selbst* angeeignet hat. Während die drei kulturbestimmenden Zeichen des Menschseins – das freie Bewegungsspiel und der aufrechte Gang, der Sprachgebrauch und das Denken – in der frühen Kindheit gelernt werden, ist dies mit der bewussten und selbstverantworteten Weiterentwicklung zur autonomen Selbstbestimmung anders. Hier bleibt der Mensch viel mehr sich selbst überlassen, ob und in welchem Ausmaß er das realisieren will. Er muss sich in jedem Fall bewusst dazu entschließen.

Auch der Beginn eines meditativen Lebens gehört in diesen Bereich des selbstbestimmten, freien Tuns. Niemand kann einen dazu zwingen. Auch die Annahme oder Ablehnung von Gedanken, wie den hier vorgebrachten über den Menschen und sein Schicksal, stehen jedem Menschen frei. Er hat selbst zu prüfen, ob ihre Akzeptanz sein Leben menschlicher macht, ob sie mehr Licht, Wärme und Lebensfreude hervorrufen und zugleich mehr Ernst und Verantwortungsbewusstsein für das tägliche Arbeiten.

Gehen, Sprechen und Denken sind Kulturgeschenke der Entwicklung. Sie sind sozusagen „göttlicher Herkunft" und machen das Menschentum auf der Erde aus. Die Art und Weise aber, wie wir sie uns aneignen, mit ihnen umgehen und uns damit auf der Erde beheimaten, hängt in höchstem Maß von jedem einzelnen selbst ab. Wir können auch in Fehlentwicklungen eintreten, ja selbst ein ganzes Erdenleben unser Menschentum weitgehend verleugnen und unmenschlichste Handlungen begehen. Kriminalität, Lüge, Verrat, Hass, Eitelkeit und Arroganz vermögen sich genauso zu entwickeln wie Demut, Wahrhaftigkeit und Liebe zur Mitwelt. Jeder Mensch befindet sich auf seinem eigenen Pfad der Entwicklung zur Freiheit – bewusst oder unbewusst –, jedoch geführt von dem höheren, wahren Ich, das der ganzen Menschheit eigen ist. Rudolf Steiner brachte dies in seiner letzten Meditation, die er für die Priester der Christengemeinschaft und die anthroposophischen Ärzte gemeinsam gab, so zum Ausdruck:[25]

„Ich werde gehen den Weg,
Der die Elemente in Geschehen löst
Und mich führt nach unten zum Vater
Der die Krankheit schickt zum Ausgleich des Karma
Und mich führt nach oben zum Geiste
Der die Seele in Irrtum zum Erwerb der Freiheit leitet
Christus führt nach unten und nach oben
Harmonisch Geistesmensch in Erdenmenschen zeugend."

Diese Wortmeditation verknüpft das typisch menschliche Erleben von Schicksal und Freiheitssehnsucht mit der göttlichen Präsenz in jedem Erdenleben. Sie hilft, sich diese

Nähe zur geistigen Begleitung bewusst zu machen. Diese Begleitung ist hier mit Bezug auf die christliche Gottesvorstellung beschrieben: dem Vater als dem schöpferischen Urgrund der Evolution, dem Sohn als dem höheren wahren Wesen des Menschen und dem Heiligen Geist, der uns zu uns selbst und dem Bewusstsein der Freiheit führt.

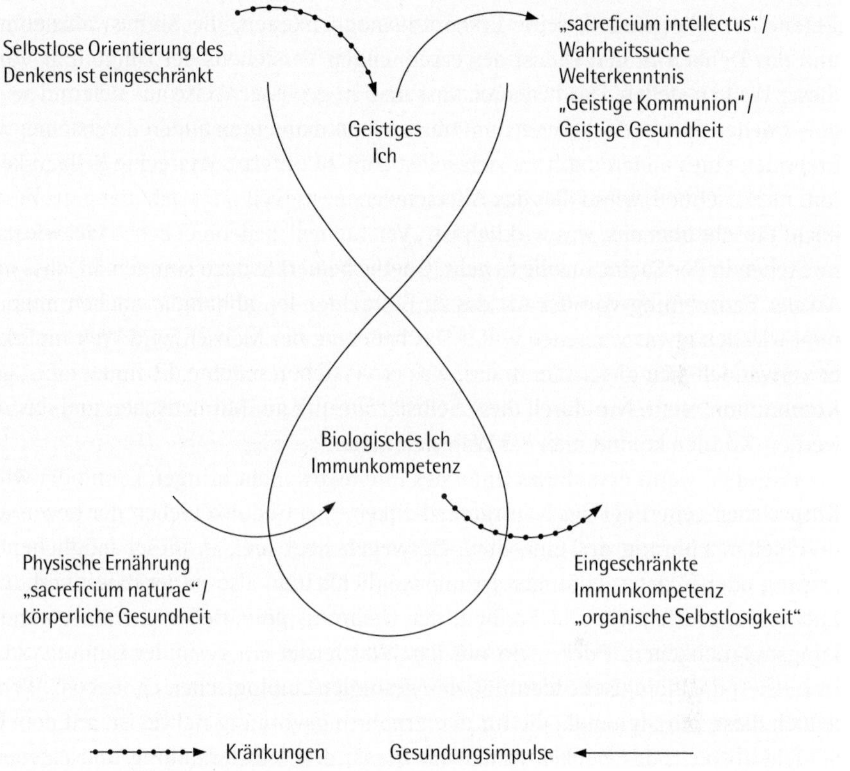

Abb. 4: Zusammenhang der Lebens- und Denktätigkeit in Verbindung mit der polaren Wirkdynamik des Ätherleibes

Die Abbildung 4 zeigt, wie der Zusammenhang der Lebens- und Gedankentätigkeit nicht nur die auf S. 17 beschriebene Identität aufweist. Sie illustriert darüber hinaus, dass der Ätherleib, wenn er der Denktätigkeit außerkörperlich zur Verfügung steht, eine polare Wirkdynamik zur körperbezogenen Lebenstätigkeit aufweist. Die mittelalterlichen Alchemisten kannten dieses Wirkgeheimnis und nannten es einmal das „Opfer der Natur" und zum anderen das „Opfer des Intellektes": *Sacreficium naturae – sacreficium intellectus.*

Im Grunde weiß das heute jeder Mensch, er beachtet es nur meist nicht: Was geschieht beim Denken und beim Essen? Wenn wir essen, wird die Nahrung verdaut, also in die kleinstmöglichen Bausteine zerlegt. Sie opfert sich gleichsam ganz und gar an den Menschen hin – unter Totalverzicht auf ihre Eigenheit. Nur deshalb kann der Mensch aus diesen Nahrungsstoffen sein ganz individuelles Körpereiweiß aufbauen, *seine* spezifische biologische Identität. Anstelle der Natur der Nahrungsmittel tritt sozusagen die menschliche Natur.

Umgekehrt verhält es sich mit der Denktätigkeit. Hier sind Irrtümer, einseitige Standpunkte und persönliche Meinungen zu überwinden – bis man versteht, was ein anderer Mensch meint und sagen möchte, oder was die mathematischen Regeln, die Naturgesetze sind und wie die Logik arbeitet. Dazu ist gerade nötig, alles Selbstbezogene, „Eigene" zu überwinden, seine Erkenntnismöglichkeiten, die Sinneswahrnehmungen und das Denken in den Dienst des erkennenden Verstehens der Dinge und Vorgänge dieser Welt zu stellen. Das bedeutet, dass man in gewisser Weise auf sich und seine liebgewordenen Sichtweisen verzichten muss, wenn man einen anderen verstehen will. Im Erkennen eines anderen gilt es, sich selbst „hin zu opfern". Wer echte Selbsterkenntnis übt, merkt schnell, wieso dies das Allerschwerste ist: weil man sich hier ganz besonders leicht täuscht über das, was wirklich ist. „Ver-Stehen" bedeutet ebenso viel wie das eigene Stehen in der Sache, um die es geht. Goethe bemerkte dazu sinngemäß, dass man die Art der Betrachtung von der Art des zu Betrachtenden abhängig machen muss, wenn man wirklich etwas verstehen will.[26] Das bedeutet, der Mensch wird Welt im Erkennen, er verwandelt sich gleichsam in das, was er verstehen möchte. Es findet eine „geistige Kommunion" statt. Nur durch diese Selbsterfahrung am Mitmenschen und das Anderswerden-Können kommt man der Wahrheit näher.

Wie aber, wenn man dieses Opfer des Intellektes nicht bringen kann oder will? Das Körperleben unterliegt der Naturgesetzlichkeit, das Gedankenleben der bewussten, individuellen Führung des Einzelnen. Deswegen liegt hier, in dieser möglichen Unterlassung oder in den vielfältigen Irrtumsmöglichkeiten, also in der damit verbundenen Entwicklungsoffenheit und Freiheit, der Ursprung potentieller „Irrtümer" und Kränkungsmöglichkeiten. Doch nicht nur das. Was leistet ein gesundes Immunsystem? Es stabilisiert die biologische Identität, den gesunden „biologischen Egoismus". Wenn sich jedoch diese Wirkdynamik, die für den Ernährungsvorgang richtig ist, auf dem Gedankenfeld abspielt, das Denken primär im Dienst der Selbsterhaltung und eigenen Stilisierung steht, so reagiert der unbewusst im Stoffwechsel arbeitende Ätherleib darauf ebenso polar: Er realisiert dann im Stoffwechselleben die selbstlose Geste des bewussten Erkennens. Dann aber tritt an die Stelle des gesunden biologischen Egoismus die ungesunde Selbstlosigkeit. Es kommt zu Abwehrschwäche und immunologischen Defiziten, durch die Krankheiten entstehen. Wenn sich also die Geste des Egoismus in das Seelen- und Geistesleben verlagert, nimmt die „organische Selbstlosigkeit" in Form von Immundefiziten beziehungsweise Krankheitsneigungen zu.

Angesichts dieser Polarität lässt sich empfinden, welche besondere und wichtige Rolle dem Gefühlsleben zukommt. Es stützt sich im Organismus primär auf die Atmung, die auf jede Gefühlsregung sensibel reagiert, so wie umgekehrt auch ruhiges, bewusst geführtes Atmen innere Unruhe „wegatmet".

Daher geht auch jeder meditative Pfad, der geistige und körperliche Gesundheit fördern will, entweder von regulierenden Atem- und Entspannungsübungen aus, oder aber von innerer Ruhe, Gelassenheit, achtsamer Aufmerksamkeit, wodurch anderes in der Seele aufleuchtet und wirkt, als es die normalen Alltagsgefühle ermöglichen. Dadurch gewinnen sowohl das Denken und die Beobachtung, als auch die Stoffwechseltätigkeit eine gesündere Orientierung.

Entscheidend bei einer solchen Betrachtung ist aber, dass Krankheit in diesem Kontext nicht als Makel, Fehler oder vermeidbarer „dummer" Irrtum gebrandmarkt wird. Vielmehr erscheint sie als „Hilfe der Götter" – als etwas, das tief im Unbewussten der menschlichen Natur unser Fehlverhalten ausgleichen möchte. Es ist paradox: Solange wir gesund sind, können wir unsere Freiheit üben und uns jeden Irrtum erlauben. Die Krankheit hingegen weist uns auf die Wahrheit. Sie zeigt mit Notwendigkeit an, was jetzt zu üben und zu lernen ist. Unbewusst vollzieht sich daher im körperlichen Heilungsgeschehen die Wiederherstellung eines neuen Gleichgewichtszustands. Bewusst lässt sich dies unterstützen, wenn man meditative Übungen macht, die dem gestörten Gleichgewicht auf der seelisch-geistigen Seite entsprechen und hier ebenso regulierend wirken. Wir sehen an diesem komplexen Zusammenhang, dass einerseits der Veranlagung zur Autonomie des Menschen Rechnung zu tragen ist, da es seine eigenen Wesensgliederkräfte sind, die hier kränkend oder gesundend aktiviert werden. Andererseits waltet auch das Schicksalsgesetz des heilsamen Ausgleichs von Irrtum und Schuld, was der göttlichen Führung unterliegt. Wer sich ihr bewusst unterstellt, kann dann auch im Krankheitsgeschehen aktiv zum (Mit-)Gestalter seines Schicksals werden. Als Sinn der Krankheit erscheint also zunächst deren Auftreten selbst, weil in ihr die – wenn auch schmerzhafte – Korrektur von Irrtum oder Fehlverhalten veranlagt ist. Krankheit wirkt so gesehen in diesem spirituellen Kontext als ein Gutes, das sich im Körper oder in der Seele des Menschen einen Ort schafft, an dem sich der notwendige Schicksalsausgleich mit Notwendigkeit vollzieht. Sie zeigt sich als etwas, was der Mensch in seinem Leben offensichtlich braucht, was er durchmachen will – aber nicht auf dem gesunden Wege „am rechten Ort und zur rechten Zeit" selbstgeführt durchmachen beziehungsweise lernen konnte. Nun gibt ihm sein Schicksal die Gelegenheit, dieses Erwünschte auf dem Krankheitswege „zu erreichen".[27]

Diese Betrachtung wäre unvollständig, wenn der hier mit Krankheit assoziierte Schicksalsbegriff nicht ergänzt würde durch Schicksalszusammenhänge im Sozialen und im großen menschheitlichen Kontext. Hier geht es nicht mehr nur um diesen einen Menschen und seine Entwicklung, vielmehr darum, was dieser eine für sein soziales Umfeld bedeutet und dieses Umfeld für ihn - oder aber, dass man durch Krieg, Hungersnot, Vertreibung oder Flucht Teil eines Zeitschicksals wurde. Krankheiten und Behinderungen zeigen sich hier als Ausgleich für Vorkommnisse im Kontext größerer Schicksalszusammenhänge, deren Sinn sich oft erst in der Zukunft erschließt. Was Menschen in einer Zeitepoche tun und was unter Umständen Konsequenzen für viele Millionen hat, kann sich nur im Laufe anderer Zeiten und ihrer Schicksale ausgleichen [→ S. 24].

Alte Mysterienstätten und neue Sozialkultur

Von den alten Tempelkulturen und vorchristlichen Mysterienstätten, wie es zum Beispiel die ägyptisch-babylonischen, die samothrakischen, griechischen und die großen hibernischen waren, wissen wir durch historisch überlieferte Dokumente und die eindrücklichen Schilderungen Rudolf Steiners,[28] dass es deren Aufgabe war, das kulturelle, politische und praktische Leben der Völker zu leiten. Das Erwachen des historischen und philosophischen Bewusstseins vom achten Jahrhundert vor Christus an ging Hand in Hand mit dem Dekadentwerden oder aber mit der Schließung dieser alten Kulturzentren. Es begann die Säkularisierung und damit „Entspiritualisierung" von Wissenschaft und Kultur. Damit traten auch demokratische, republikanische und anarchistische Bestrebungen auf und tun dies bis heute. Die Prophetie des Johannesevangeliums: „Ihr werdet die Wahrheit erkennen, und die Wahrheit wird euch frei machen" (Johannes 8,32) gewann für den Einzelnen Realität. Die Weisheit der Inschriften des Apollotempels zu Delphi („Erkenne dich selbst als Mensch" und „Nichts zu viel", was „Halte Maß" bedeutet) ist heute Allgemeingut gesunder Lebensführung.

Wie aber könnte eine neue Spiritualisierung des Kulturlebens heute aussehen? Ein Kulturfortschritt, indem jeder Einzelne „von sich aus" seinen Beitrag dazu leistet? Ganz sicher liegt das Neue einer spirituellen Kultur nicht darin, alte Formen geistiger Übermacht, Autorität oder geheimen Wissens, mit dessen Hilfe die Unwissenden beherrscht wurden, wieder aufleben zu lassen. Wie aber ließen sich neue Mysterienstätten denken? Joseph Beuys (1921–1986) sagte mehr als einmal, diese würden heute am Hauptbahnhof zu finden sein. Eines ist jedenfalls gewiss: Sie müssen das sich individualisierende, verunsicherte, irrende Menschen-Ich respektieren und gerade ihm helfen, „zu sich" zu kommen. Die neue Kultur ist eine Kultur der Initiative des Einzelnen, der bewusst seinen Beitrag zum Ganzen leistet und anderen dabei hilft, es ebenso zu tun. Rudolf Steiner nannte diese neue Kultur „die Mysterienkultur des Willens" im Gegensatz zur alten Mysterienkultur des Wissens und der Weisheit. In diesem Sinne „erneuerte" sind zugleich „christliche Mysterien". Denn die Nachfolge Christi kennt keine Besserwisserei oder Lust auf äußeren Einfluss und Machtentfaltung. Sie kennt nur Aufforderungen an den Willen des Menschen und zwar an den *freien* Willen. Das erkennt man schon an diesen oben genannten spezifisch christlichen Aufforderungen: „Liebet eure Feinde; segnet, die euch fluchen; tut wohl denen, die euch hassen; bittet für die, so euch beleidigen und verfolgen" (Matthäus 5,44). Solche Aufforderungen kann man nur freiwillig befolgen – aus Pflichtgefühl oder aus Angst wäre dies nicht möglich.

In seinem öffentlichen Vortrag am 17. Juni 1908 in Nürnberg führte Rudolf Steiner dazu aus: *„Je mehr der Mensch individuell wird, desto mehr kann er Liebeträger werden. Wo das Blut die Menschen zusammenkettet, da lieben die Menschen aus dem Grunde, weil sie durch das Blut hingeführt werden zu dem, was sie lieben sollen. Wird dem Menschen die Individualität zuerteilt, hegt und pflegt er den Gottesfunken in sich, dann müssen die Impulse der Liebe, die Wellen der Liebe von Mensch zu Mensch gehen aus freiem Herzen heraus. Und so hat der Mensch mit diesem neuen Impuls das alte Band der Liebe, die an das Blut gebunden ist, bereichert. Die Liebe geht nach und nach über in die geistige Liebe, die von Seele zu Seele fließt, die zuletzt die ganze Menschheit umfassen wird mit einem gemeinschaftlichen Band allgemeiner Bruderliebe. […] Während so die frühere Einweihung eine Einweihung in die Vergangenheit, in uralte Weisheit ist, geht die christliche Einweihung dahin, dem Einzuweihenden die Zukunft zu enthüllen. Das ist das Notwendige, dass der Mensch nicht nur eingeweiht wird für seine Weisheit, für sein Gemüt,* *sondern dass er eingeweiht wird für seinen Willen. Denn dadurch weiß er, was er tun soll, dass er sich Ziele setzen kann für die Zukunft. Der sinnliche Alltagsmensch setzt sich Ziele für den Nachmittag, für den Abend, den Morgen. Der geistige Mensch vermag aus den geistigen Prinzipien heraus ferne Ziele sich zu setzen, die seinen Willen durchpulsen, seine Kräfte lebendig machen. So der Menschheit Ziele setzen, das heißt im wahren, höchsten Sinn, im Sinn des ursprünglichen christlichen Prinzips, das Christentum esoterisch erfassen. So hat es derjenige verstanden, der das große Prinzip der Einweihung des Willens geschrieben hat, der die Apokalypse geschrieben hat. Man versteht die Apokalypse schlecht, wenn man sie nicht versteht als den Impulsgeber für die Zukunft, für das Handeln, für die Tat.*"[29]

Beim Lesen der Apokalypse des Johannes erschüttern uns jedoch die ungeheuren Visionen des Bösen, die Schrecknisse bestialischer Ausbrüche der Menschennatur, die zunächst so unversöhnlich neben den Offenbarungen des Christus-Prinzips zu stehen scheinen. Dieses weist auf das Geheimnis des individuellen menschlichen Willens hin. Es gehört zu den tiefsten Rätseln des Christentums, dass ihm der Passionsweg inhärent ist. Es gehören Folter, Martyrium und gewaltsamer Tod, begleitet von Hass, Hohn und Spott, als den Offenbarungen der bösen Möglichkeiten der menschlichen Natur, „dazu". Das Rätsel löst sich, wenn wir in der Ich-Natur des Menschen das zweischneidige Schwert erkennen, von dem in der Apokalypse die Rede ist (Offenbarung des Johannes, Apokalypse 1,16). Diese Zweischneidigkeit ist mit der Freiheitsfähigkeit des Ichs verbunden: Zum einen muss sich das Ich auf seinem Individualisierungsweg aus allem Vertrauten herauslösen und „es selbst" werden. Zum anderen hat es die Möglichkeit, sich freiwillig wieder mit der Umwelt zu verbinden und zu identifizieren. Es muss immer wieder neu und geistesgegenwärtig die für den Augenblick stimmige Entscheidung treffen, so dass ein mittlerer Weg erleb- und sichtbar wird. Dieser führt zwischen Willkür und Zwang, Hochmut und Selbstaufgabe, Verschwendung und Geiz, Tollkühnheit und Feigheit, den eigenen Bedürfnissen und denen des sozialen Umkreises mitten hindurch. So darf es auch nicht wundern, dass die Abirrungsmöglichkeiten und Schrecknisse, die infolge der Ich-Begabung im Laufe der Menschheitsentwicklung noch auftreten werden, bildhaft in diesen apokalyptischen Schilderungen wie vorweg genommen sind. Sie sollen gerade nicht dazu führen, uns verzagt zu machen, sondern vielmehr den Willen befeuern, eine Entscheidung für die Handlungsbereitschaft zu treffen, die das Gute will.[30]

Als meditative Orientierung für die neue Führungs- und Sozialkultur formulierte Steiner das „Motto der Sozialethik": „Heilsam ist nur, wenn im Spiegel der Menschenseele sich bildet die ganze Gemeinschaft und in der Gemeinschaft lebet der Einzelseele Kraft."[31] Wenn der Einzelne bewusst und freiwillig seinen Beitrag dem Ganzen widmet und die anderen dabei unterstützt, dies auch zu tun, so entstehen neue Verantwortungsstrukturen und soziale Arbeitsformen.[32] Im Tun, im Verwirklichen des individuell Erkannten und herzlich Gefühlten liegt der Ansatz zu einer neuen spirituellen Gestaltungskraft für das gesellschaftlich-soziale Leben.

Ita Wegman beschrieb die zwei Hauptursachen des Krankseins – vom Physischen und Geistigen aus gesehen – in einer nicht veröffentlichten Vorrede zum Buch „Grundlegendes für eine Erweiterung der Heilkunst“:

„Ein kranker Mensch ist aber immer ein ganz individueller Fall. Es gibt nicht zwei Menschen, die in gleichem Sinne krank sein können. Die Naturdinge, die ungeistig sind, führen auf allgemeine Gesetze zurück. Das Individuelle ist immer der Ausdruck der Wirksamkeit seelisch-geistiger Gesetze. Diese Gesetze sind nicht in Begriffe zu fassen, sondern nur für die Anschauung erreichbar. […] Die Seelenübungen, die zur geistigen Anschauung führen, bestehen entweder in einer Abschwächung oder einer Verschärfung des Seelenlebens. Die Abschwächung des Seelenlebens ist innerhalb des Seelischen eine Nachahmung der Krankheiten der ersten Art, die Verschärfung eine Nachahmung der Krankheiten der zweiten Art. Wer also die Seelenverfassung kennt, die aus solchen Übungen stammt, kennt die Krankheiten, denn er hat in seinen Seelenzuständen Bilder davon. Beschreibt er durch das, was er an diesen Bildern erlebt, die physischen Symptome der Krankheiten, so liefert er jedem Arzt Beschreibungen, die dieser nachprüfen kann. Hält die Beschreibung der Nachprüfung stand, so werden damit auch die Angaben des Erforschers des Geistigen bestätigt. Und lässt sich der Arzt immer wieder auf die Beschreibungen eines solchen Geistesforschers ein, so kann er sich aus dessen Schilderungen des Symptomenkomplexes nach und nach selbst die geistige Anschauung erwerben. Wir sind durchaus der Meinung, dass das ganz richtige Lesen dieses Buches jeden Arzt in die Lage versetzt, selbst die Krankheiten geistig anzuschauen.“[33]

Es geht also darum zu verstehen, dass zum Beispiel der Übungsweg aus „Wie erlangt man Erkenntnisse der höheren Welten?“ mit Mühen und seelischen Überwindungen verbunden ist, die denen entsprechen, die der Körper erleidet, wenn er erkrankt ist. Krankheit erscheint der geistigen Anschauung als ein Kraftkomplex, der sich eigentlich hätte freiwillig seelisch-geistig betätigen sollen, nun aber am falschen Ort leiblich aktiv wird. [→ S. 37 ff.] Für den Arzt stellt sich daher die Aufgabe, hinter jeder körperlichen Krankheit das Geistige zu sehen, das sich in dieser Krankheit am falschen Ort manifestiert. Damit wird der Sinn der Krankheit im individuellen Schicksal erkannt und die Krankheit als „physische Imagination vom geistigen Leben“ angeschaut, wie es Steiner im „Jungmedizinerkurs“ zum Jahresanfang 1924 formulierte.[34] Therapie bedeutet in diesem Kontext, das „Physisch-Imaginative“ auf den (Rück-)Weg zur Gesundung, also zum richtigen Ort, zum „Geistig-Imaginativen“, zu bringen. So gesehen, ist das Buch zur Selbstschulung von Rudolf Steiner „Wie erlangt man Erkenntnisse der höheren Welten?“ auch unter dem Aspekt zu lesen, welcher Krankheit sich vorgebeugen lässt, wenn man eine der dort behandelten Übungen macht. Steiner beschrieb dies in seinem Kursus für die jungen Mediziner am Beispiel der Pockenkrankheit, deren gesundes geistiges Gegenstück eine soziale Befähigung ist, die er anhand einer Imagination des Tierkreises verdeutlichte.[35]

Diesem Betrachtungsansatz folgend seien hier einige Beispiele skizziert, die für Betroffene hilfreich sind, wenn sie nach einer meditativen Unterstützung des Heilungsprozesses für ihre Erkrankung suchen.

Rheumatischer Formenkreis

Besonders augenfällig zeigt sich die Fruchtbarkeit des oben genannten Betrachtungsansatzes beim rheumatischen Formenkreis. Hier bildet sich an der vor Schmerz ruhig gestellten Gliedmaße in der körperlichen Symptomatik das ab, was die erste zentrale Übung im Schulungsbuch Rudolf Steiners fordert: „Schaffe dir Augenblicke innerer Ruhe und lerne in diesen Augenblicken das Wesentliche von dem Unwesentlichen unterscheiden.“[36]

Wenn nun Rheuma-Patienten fragen, was sie selbst innerlich zu ihrer Gesundung beitragen können, ist es hilfreich, das geistige Gegenstück der Krankheit zu nennen und beispielsweise im Falle einer schmerzhaften Bewegungseinschränkung diese Meditation zu empfehlen:[37]

„Ich trage Ruhe in mir,
Ich trage in mir selbst
Die Kräfte, die mich stärken.
Ich will mich erfüllen
Mit dieser Kräfte Wärme,
Ich will mich durchdringen
Mit meines Willens Macht.
Und fühlen will ich
Wie Ruhe sich ergießt
Durch all mein Sein,
Wenn ich mich stärke,
Die Ruhe als Kraft
In mir zu finden
Durch meines Strebens Macht.“

Es ist eine Tatsache, dass gerade bei solchen schmerzbegleiteten Bewegungseinschränkungen die Betroffenen oft durch schwere Belastungen, zehrende Sorgen und seelische Probleme innerlich unruhig sind. Häufig liegt auch eine posttraumatische Belastungsstörung aus der Kindheit mehr oder weniger bewusst zugrunde. Dann kann die oben angeführte Meditation das Ich in der Seele neu erwecken und in Führung bringen. Wenn der Erkrankte jedoch nicht fragt, sollte der Arzt über diese spirituellen Hintergründe des Krankseins eher schweigen. Es besteht sonst die Gefahr, dass der hier geschilderte Tatbestand zu sekundären Traumatisierungen führt oder auch Schuldgefühle weckt, welche die krankhafte Symptomatik nur verstärken würden. Der Arzt sollte stattdessen das geistige Gegenstück der Krankheit im Bewusstsein tragen, wenn er dem Kranken gegenübertritt. Dann fühlt sich der Kranke verstanden, gut begleitet und irgendwie „besser“. Für den Arzt ist dieses Wissen um die spirituellen Krankheitsursachen aber auch der Weg der Prävention. Denn wenn er in den positiven Gegenbildern der Krankheiten seiner Patienten geistig und seelisch lebt, indem er mit den Übungen arbeitet, sie liebt und mit ihnen umgeht, sinkt die Gefahr, dass sich die dadurch beanspruchten Kräfte an falschen Orten kränkend betätigen.

Damit ermöglicht die Anthroposophische Medizin – als Ergänzung zu den schulmedizinischen und komplementärmedizinischen Therapieverfahren – durch ein spirituelles Krankheitsverständnis, Prävention, Krankheit und Heilung in ihrem Zusammenhang tiefer zu verstehen und handhaben zu lernen.

Autoimmunerkrankungen

Den Autoimmunkranken ist gemeinsam, dass sich ihr Immunsystem gegen gesunde Strukturen, etwa der Schilddrüse, des Pankreas oder der Gelenke des eigenen Körpers richtet. Man wird sich sozusagen leiblich selbst fremd. Welche geistige, meditative Übung bildet sich hier im Physischen ab? Es ist die Übung, im Rückblick am Abend so objektiv und innerlich unaufgeregt auf seinen Tag zu blicken, als sei es der Tag eines Menschen, den man nicht kennt. Es geht darum zu lernen, „sich selbst wie ein Fremder gegenüber zu stehen".[38] Man übt, sich so zu betrachten, als sei es ein anderer gewesen, der diesen Tag durchlebte. Es kommt bei diesem Tagesrückblick gerade nicht darauf an, etwa einen Ärger nochmals zu erleben, als vielmehr, diesen nüchtern-bildhaft vor sich zu stellen – mit derselben Ruhe, wie man das bei einem Mitmenschen könnte, dem man vielleicht sogar zugerufen hätte: „Komm, rege dich doch nicht so auf!" So kann diese Übung gleichsam die krankheiterzeugenden Wesensgliederkräfte am richtigen Platz aktivieren und dazu beitragen, die am falschen Ort wirkenden wieder zurück zu verlagern.

Die erworbene Immunschwäche

Der HIV-Kranke erlebt, wie sein biologisch gesunderweise egoistisch sein *müssendes* Immunsystem immer „altruistischer", also selbstloser, wird und damit immer schwächer. Das Gegenstück, das am falschen Ort die Symptomatik der Krankheit hervorruft, ist so gesehen die geistige Charaktereigenschaft der Selbstlosigkeit. Selbstloser Dienst am Menscheitsganzen ist *der* Ausgleich für die materialistische Weltanschauung und gegenwärtig herrschende Kulturstimmung und Gesinnung. Die erworbene Immunschwäche ist eine typische Zeitkrankheit. Was ein Teil der Menschheit verursacht, wird von einem anderen Teil kompensiert. Man kann – insbesondere in Afrika – sehen, dass viele Menschen leiden müssen, während sich die Verursacher der materialistischen Gesinnung sogar durch ihr Wissen vor der Ansteckung schützen können. Doch im folgenden Erdenleben werden die in diesem Leben Erkrankten wiedergeboren mit den Früchten dieser Krankheit: einer Veranlagung zur Selbstlosigkeit und inneren Stärke. Zugleich werden die anderen an den Folgen ihrer geistigen Blindheit in diesem Leben leiden.

Die selbstlose Dienstbereitschaft ist die Ausgangsbedingung für den christlich-rosenkreuzerischen Schulungsweg, den Rudolf Steiner in seinen Schriften zur geistigen Schulung beschrieb: „Er [der Geheimschüler] lernt nicht, um das Gelernte als seine Wissensschätze aufzuhäufen, sondern um das Gelernte in den Dienst der Welt zu stellen."[39] Die folgende Meditation zeigt dies besonders eindrücklich:[40]

Worte, die den Willen ergreifen

„Sieghafter Geist
Durchflamme die Ohnmacht
Zaghafter Seelen.
Verbrenne die Ichsucht,
Entzünde das Mitleid,
Dass Selbstlosigkeit,
Der Lebensstrom der Menschheit,
Wallt als Quelle
Der geistigen Wiedergeburt."

Es ist tief berührend, dass die Betroffenen diesen Tatbestand oft spüren und sehr dankbar sind, wenn man darüber ins Gespräch kommt und ihnen bestätigt, was sie empfinden.

Zeitkrankheit Krebs

Welches Geistige bildet sich körperlich in der Entstehung onkologischer Krankheitsbilder ab? Wie beginnen sie? Irgendeine Zelle fängt an, etwas weniger spezialisiert zu sein, als sie war. Sie geht aus ihrer Differenziertheit in einem Organgebiet zurück in Richtung ihrer embryonalen Herkunft, wo sie kaum spezialisiert und dafür omnipotenter war. Normalerweise erkennt das Immunsystem solche Zellen und tötet sie ab. Wenn aber die Immunkompetenz nachlässt oder sich eine bestimmte Krankheitsdisposition für eine Krebsart bereits durchgesetzt hat, beginnt der Tumor, lokal zu wachsen. Er durchbricht die Basalmembran und fängt an, infiltrierend zu gedeihen. Dann erfolgt die Metastasierung: Einzelne Zellen siedeln sich ab, beginnen im Organismus zu wandern. Parallel dazu verändert sich der Gesundheitszustand des betroffenen Menschen insgesamt. Krebs ist eine Allgemeinerkrankung. Der Appetit, das Lebensgefühl, das Schlaf- und Wach-Verhalten sowie die Rhythmen von Herz und Atmung ändern sich. Die Temperaturkurve wird in der Regel flach, manchmal sogar starr, ohne Morgen-Abend-Differenz. Lässt man all dies auf sich wirken und fragt nach der Eigenart eines solchen Prozesses, so erlebt man ihn als „willkürlich". Die Körperfunktionen laufen aus dem Ruder. Durch die Metastasierung bilden sich regellos irgendwo im Körper Ansätze zu neuen Organbildungen. Ordnung, Kontrolle, Integrationsfähigkeit schwinden und weichen der Entdifferenzierung, Schrankenlosigkeit, „Willkür".

Was also projiziert sich in der Krebserkrankung als eine „physische Imagination von geistigem Leben"? Um welche geistige Signatur, Imagination, Eigenschaft handelt es sich? Der Krankheitsverlauf macht es deutlich: Die Krebserkrankung bildet physisch-physiologisch den auf geistiger Ebene so gesunden „Freiheitsimpuls" ab. Spirituell gesehen ist der Krebs eine Erkrankung, bei der sich der Freiheitsimpuls seelisch und geistig nicht in der Weise darleben kann, wie es im Schicksal des betreffenden Menschen liegt. Damit passt der bisher noch nicht aufzuhaltende Siegeszug dieser Krankheit in unserer

Zeit, wo jeder Mensch im Grunde genommen vor der Entwicklungsaufgabe steht, seine Identität als Mensch zu erfassen und seine Freiheit gebrauchen zu lernen.[41] Im Krankheitsverlauf erlebt und vollzieht er so unbewusst, was er eigentlich bewusst lernen möchte. Damit veranlagt er die Möglichkeit, in einem nächsten Leben die Befähigung zur Freiheit auszubilden.

Therapeutisch ist daher beispielsweise zu empfehlen, etwas zu tun, wozu kein äußerer Grund drängt, sondern das man ganz aus eigener Initiative ergreift. Das ist auch bei jeder Meditation der Fall, die man sich für eine bestimmte Zeit vornimmt. Es kann dies eine ganz persönlich gegebene sein – wie die nachstehende, die Rudolf Steiner einer 48-jährigen Frau mit Uterus-Krebs empfahl:

Meditation: *„Sie solle sich abends vorstellen, sie gehe einen hohen Berg hinan, und wenn sie oben angekommen ist, sehe sie von der anderen Seite den Christus ihr entgegenkommen und ihr sagen: ‚Empfange meine Stärke'. Diese Worte soll sie so recht in ihrem Herzen empfinden und morgens solle sie sich an diese Meditation in gebetsmäßiger Weise erinnern."*[42]

Manchmal scheint es angezeigt, sich intensiv mit der Frage auseinanderzusetzen, was Freiheit eigentlich bedeutet – wie sie philosophisch zu begründen und der Selbsterfahrung zugänglich zu machen ist. Man kann beispielsweise in kleinen Abschnitten Steiners „Philosophie der Freiheit" studieren und sich in der Auseinandersetzung mit diesem Text die eigene Freiheitsfähigkeit bewusst machen.

Sehr zu empfehlen sind aber auch die sogenannten Nebenübungen von Rudolf Steiner, die mehrere Autoren in diesem Buch nennen und beschreiben. Es handelt sich um „Nebenübungen", weil sie das Leben begleiten und nicht eigentliche meditative „Hauptübungen" darstellen, wo es um bestimmte Inhalte in Form von Worten, Bildern oder Gedanken geht. Das Ziel ist vielmehr, die Instrumente des Meditierens – das Denken, Fühlen und Wollen – zu pflegen und zu stärken. Steiner empfahl, mit dem Denken zu beginnen, sich dann dem Wollen zuzuwenden, und schließlich dem Fühlen. Alle drei Seelenfähigkeiten sind immer klarer und konsequenter unter die Herrschaft des Ichs zu bringen, verlaufen also selbstbestimmter. Wieviel denken und tun wir aus Konvention, auf äußeren Anlass hin, assoziativ oder plan- und ziellos? Jetzt beginnt man, beispielsweise täglich beim abendlichen Tagesrückblick, sich etwas Zeit zu nehmen und sich Rechenschaft darüber abzulegen, wie das Denken heute verlief. Dann überlegt man, wie man es folgerichtiger und logischer handhaben lernt. Wenn man das eine Woche oder auch einen Monat lang getan hat, geht man zur nächsten Übung über, der Handlungsbereitschaft. Auch hier nimmt man sich ein entsprechendes Zeitintervall für das Üben vor und fragt sich mindestens einmal am Tag für einige Minuten, wie es denn heute mit der Folgerichtigkeit und Selbstbestimmtheit des eigenen Tuns war. Etwas tun, das man sich vornahm, bewusst reagieren und sich entscheiden, warum man einer Anfrage zum Handeln Folge leistet – es stärkt das Ich, weil man sich identifiziert und „bei der Sache ist". Entsprechend verfährt man mit der dritten Übung, der Gefühlskontrolle. Sie scheint am schwierigsten. Denn das Fühlen sitzt sozusagen unter der Haut. Da sind wir persön-lich betroffen und berührt. Hier zu lernen, sich seinen Sympathien und Antipathien nicht einfach nur zu überlassen, sondern immer wieder Momente zu schaffen, wo man bewusst darauf hinschaut, wie man in dieser oder jener Situation reagierte, und dieses unter Umständen ändern könnte, ist die Aufgabe. Das Fühlen dient ja nicht nur dazu, emotional zu reagieren und das eigene Gefallen oder Missfallen zu äußern. Vielmehr wirkt es auch als Instrument, mit anderen mitzufühlen und zu verstehen, wie es ihnen geht. Toleranz erscheint als Ausdruck einer Gefühlskultur, in der das menschliche Ich in der Führung steht und strebt, nicht nur sich, sondern auch den anderen gerecht zu werden.

In der vierten Übung verbindet man die so geübte Kontrolle der Gedanken mit der des Gefühlslebens. Man fragt sich, wenn man beispielsweise etwas Unangenehmes gesehen oder erlebt hat, was denn an dieser Angelegenheit trotz allem sinnvoll oder positiv war. Durch solchen Umgang mit sich selbst wird das Verhältnis zur Mitwelt nicht distanzierter, sondern reicher, wahrhaftiger und geistesgegenwärtiger. Die fünfte Übung verbindet die Gedanken- mit der Handlungs- beziehungsweise Willenskontrolle. Jetzt geht es darum, Unbefangenheit zu üben. Wie oft hört man nicht recht hin, was ein anderer sagen will, weil man an seine eigenen Gesichtspunkte denkt oder schon zu wissen meint, was der andere äußern möchte. Sich im Verlaufe des Übens immer wieder – auch an kleinen Dingen – klar zu machen, wo man Vorurteile hatte, nicht wirklich offen sein konnte, das ist die Aufgabe. Man kann sich dann gezielt vornehmen, in einer bestimmten Begegnung einmal strikt darauf zu achten, unbefangen hinzuhören und in Ruhe und überlegt zu reagieren. In der sechsten Übung versucht man dann, alle fünf in ihrem Zusammenhang zu praktizieren. Jetzt geht es also darum, echte Geistesgegenwart zu üben, sich selbstbestimmt und situationsgerecht zu verhalten.*

Es gibt aber auch eine Meditation, die ganz grundlegend ist für den Entwicklungsweg zur Freiheit: die Rosenkreuzmeditation ist eine Art Basismeditation für unsere Zeit. Sie ist zugleich ein Beispiel für einen meditativen Vorgang anhand einer sinnbildlichen Vorstellung, durch die man das eigenen Denken, Fühlen und Wollen bewusst lenkt und sich dem – dadurch möglichen – inneren Erleben mit ganzer Seele zuwendet. Sie sei hier im Wortlaut Rudolf Steiners wiedergegeben:

„Es soll nun ein Beispiel der inneren Versenkung mit einer sinnbildlichen Vorstellung veranschaulicht werden. Zunächst muss eine solche Vorstellung erst in der Seele aufgebaut werden. Das kann in folgender Art geschehen: Man stelle sich eine Pflanze vor, wie sie im Boden wurzelt, wie sie Blatt nach Blatt treibt, wie sie sich zur Blüte entfaltet. Und nun denke man sich neben diese Pflanze einen Menschen hingestellt. Man mache den Gedanken in seiner Seele lebendig, wie der Mensch Eigenschaften und Fähigkeiten hat, welche denen der Pflanze gegenüber vollkommener genannt werden können. Man bedenke, wie er sich seinen Gefühlen und seinem Willen gemäß da und dorthin begeben kann, während die Pflanze an den Boden gefesselt ist. Nun aber sage man sich auch: ja, gewiss ist der Mensch vollkommener als die Pflanze; aber mir treten dafür auch an ihm Eigenschaften entgegen, welche ich an der Pflanze nicht wahrnehme, und durch deren Nichtvorhandensein sie mir in gewisser Hinsicht vollkommener als der Mensch erscheinen kann. Der Mensch ist erfüllt von Begierden und Leidenschaften; diesen folgt er bei seinem Verhalten. Ich kann bei ihm von Verirrungen durch seine Triebe und Leidenschaften

* Vgl. Steiner, R.: Wie erlangt man Erkenntnisse der höheren Welten? (GA 10). Rudolf Steiner Verlag Dornach 1992. S. 127–129.

sprechen. Bei der Pflanze sehe ich, wie sie den reinen Gesetzen des Wachstums folgt von Blatt zu Blatt, wie sie die Blüte leidenschaftslos dem keuschen Sonnenstrahl öffnet. Ich kann mir sagen: der Mensch hat eine gewisse Vollkommenheit vor der Pflanze voraus; aber er hat diese Vollkommenheit dadurch erkauft, dass er zu den mir rein erscheinenden Kräften der Pflanze in seinem Wesen hat hinzutreten lassen Triebe, Begierden und Leidenschaften. Ich stelle mir nun vor, dass der grüne Farbensaft durch die Pflanze fließt und dass dieser der Ausdruck ist für die reinen leidenschaftslosen Wachstumsgesetze. Und dann stelle ich mir vor, wie das rote Blut durch die Adern des Menschen fließt und wie dieses der Ausdruck ist für die Triebe, Begierden und Leidenschaften. Das alles lasse ich als einen lebhaften Gedanken in meiner Seele erstehen. Dann stelle ich mir weiter vor, wie der Mensch entwicklungsfähig ist; wie er seine Triebe und Leidenschaften durch seine höheren Seelenfähigkeiten läutern und reinigen kann. Ich denke mir, wie dadurch ein Niederes in diesen Trieben und Leidenschaften vernichtet wird, und diese auf einer höheren Stufe wiedergeboren werden. Dann wird das Blut vorgestellt werden dürfen als der Ausdruck der gereinigten und geläuterten Triebe und Leidenschaften. Ich blicke nun zum Beispiel im Geiste auf die Rose und sage mir: in dem roten Rosenblatt sehe ich die Farbe des grünen Pflanzensaftes umgewandelt in das Rot; und die rote Rose folgt wie das grüne Blatt den reinen, leidenschaftslosen Gesetzen des Wachstums. Das Rot der Rose möge mir nun werden das Sinnbild eines solchen Blutes, das der Ausdruck ist von geläuterten Trieben und Leidenschaften, welche das Niedere abgestreift haben und in ihrer Reinheit gleichen den Kräften, welche in der roten Rose wirken. Ich versuche nun, solche Gedanken nicht nur in meinem Verstande zu verarbeiten, sondern in meiner Empfindung lebendig werden zu lassen. Ich kann eine beseligende Empfindung haben, wenn ich die Reinheit und Leidenschaftslosigkeit der wachsenden Pflanze mir vorstelle; ich kann das Gefühl in mir erzeugen, wie gewisse höhere Vollkommenheiten erkauft werden müssen durch die Erwerbung der Triebe und Begierden. Das kann die Beseligung, die ich vorher empfunden habe, in ein ernstes Gefühl verwandeln; und dann kann ein Gefühl eines befreienden Glückes in mir sich regen, wenn ich mich hingebe dem Gedanken an das rote Blut, das Träger werden kann von innerlich reinen Erlebnissen, wie der rote Saft der Rose. Es kommt darauf an, dass man nicht gefühllos sich den Gedanken gegenüberstelle, welche zum Aufbau einer sinnbildlichen Vorstellung dienen. Nachdem man sich in solchen Gedanken und Gefühlen ergangen hat, verwandle man sich dieselben in folgende sinnbildliche Vorstellung. Man stelle sich ein schwarzes Kreuz vor. Dieses sei Sinnbild für das vernichtete Niedere der Triebe und Leidenschaften; und da, wo sich die Balken des Kreuzes schneiden, denke man sich sieben rote, strahlende Rosen im Kreise angeordnet. Diese Rosen seien das Sinnbild für ein Blut, das Ausdruck ist für geläuterte, gereinigte Leidenschaften und Triebe. Eine solche sinnbildliche Vorstellung soll es nun sein, die man sich in der Art vor die Seele ruft, wie es oben an einer Erinnerungsvorstellung veranschaulicht ist. Eine solche Vorstellung hat eine seelenweckende Kraft, wenn man sich in innerlicher Versenkung ihr hingibt. Jede andere Vorstellung muss man versuchen während der Versenkung auszuschließen. Lediglich das charakterisierte Sinnbild soll im Geiste vor der Seele schweben, so lebhaft als dies möglich ist. – Es ist nicht bedeutungslos, dass dieses Sinnbild nicht einfach als eine weckende Vorstellung hier angeführt worden ist, sondern dass es erst durch gewisse Vorstellungen über Pflanze und Mensch aufgebaut worden ist.

Denn es hängt die Wirkung eines solchen Sinnbildes davon ab, dass man es sich in der geschilderten Art zusammengestellt hat, bevor man es zur inneren Versenkung verwendet. Stellt man es sich vor, ohne einen solchen Aufbau erst in der eigenen Seele durchgemacht zu haben, so bleibt es kalt und viel unwirksamer, als wenn es durch die Vorbereitung seine seelenbeleuchtende Kraft erhalten hat. Während der Versenkung soll man jedoch sich alle die vorbereitenden Gedanken nicht in die Seele rufen, sondern lediglich das Bild lebhaft vor sich im Geiste schweben haben und dabei jene Empfindung mitschwingen lassen, die sich als Ergebnis durch die vorbereitenden Gedanken eingestellt hat. So wird das Sinnbild zum Zeichen neben dem Empfindungserlebnis. Und in dem Verweilen der Seele in diesem Erlebnis liegt das Wirksame. Je länger man verweilen kann, ohne dass eine störende andere Vorstellung sich einmischt, desto wirksamer ist der ganze Vorgang. Jedoch ist es gut, wenn man sich außer der Zeit, welche man der eigentlichen Versenkung widmet, öfters durch Gedanken und Gefühle der oben geschilderten Art den Aufbau des Bildes wiederholt, damit die Empfindung nicht verblasse. Je mehr Geduld man zu einer solchen Erneuerung hat, desto bedeutsamer ist das Bild für die Seele.“[43]

Hilfen zum Einstieg in das Meditieren

Die im Folgenden wiedergegebenen Meditationen sind einzelne Beispiele aus einer großen Fülle von Gebeten, Sinnsprüchen und Meditationen, die Rudolf Steiner im Laufe seines Lebens Kindern und Erwachsenen übergab oder publizierte. [→ Vgl. S. 261] Die Wortbildungen und Gedankenführungen dieser Sinnsprüche zeigen Kräftewirksamkeiten im seelischen und geistigen Erleben. Die Aufgabe ist hier, diese zu empfinden, zu erleben und als eine Kraft in sich zu spüren, die gesundend auf das körperliche Geschehen zurückwirkt.

Wer das Meditieren nicht gewohnt ist, kann folgendermaßen beginnen: Man setze oder lagere sich bequem. Der Atem fließt ruhig. Man artikuliere die Worte leise und gut, und spreche langsam zu sich selbst. Nachklingen lassen. Dann beginne man, einzelne Worte zu bedenken, sich zu fragen, was die Wirklichkeit, von der sie sprechen, für einen bedeutet – dabei nicht ins Grübeln verfallen und keine negativen Gefühle zulassen. Treten sie doch auf, achte man wieder ruhig auf den Gang und das Strömen der Atmung und versuche, das Störende zu „veratmen“. Dann lese man sich das Ganze nochmals leise vor oder wiederhole es stumm in der Erinnerung. In innerer Ruhe nachklingen lassen. Man verabschiede sich dann bewusst von der Meditation und blicke dankbar auf das kurze Geschehen zurück, in dem man etwas Wesentliches berührte beziehungsweise davon berührt wurde.

Oft wird gefragt, wann man am besten meditiert oder wie es gelingt, dabei zu bleiben und nicht rasch wieder aufzugeben. Rudolf Steiner empfahl „wenigstens fünf Minuten“ täglich. Für diese fünf Minuten kann man die unten geschilderte Vorgehensweise wählen.

Schaffen Sie es aber, diese fünf Minuten dreimal am Tag einzurichten, wirkt das nicht nur stabilisierend auf das Wesensgliedergefüge. Der Tagesablauf gewinnt dadurch eine innere Struktur, die sich auch auf das äußere Leben regulierend auswirkt. Sie können beispielsweise morgens vor oder gleich nach dem Aufstehen die ersten fünf Minuten dafür reservieren, sich ein Motiv für den Tag zu vergegenwärtigen, das Sie sozusagen mitnehmen wie einen spirituellen Tagesproviant. Es darf auch ein Morgengebet sein, ein Lied oder ein Spruch. Im Anschluss daran stellen Sie den Bezug zum Tag her, der vor Ihnen liegt. Haben Sie etwas mehr Zeit, so ist ein Morgenspaziergang zu empfehlen. Manchen Menschen fällt es sogar leichter, im Gehen nachzudenken. So wird die Morgenbesinnung auch noch von einer Naturbeobachtung und der so notwendigen körperlichen Bewegung begleitet.

Der Spaziergang tut allen Organen gut. Es sollte jedoch kein Jogginglauf sein, sondern ein rhythmisch beschwingtes, lockeres – und gar nicht unbedingt schnelles – Gehen. Je entspannter und ruhiger der Gang, je lockerer und beweglicher Kopf, Arme, Rumpf und Beine sich um die vertikale Achse leicht drehend und schwingend mitbewegen, umso besser werden der ganze Organismus durchatmet und die verschiedenen Organfunktionen in ihrem Zusammenwirken angeregt. Alle Lebensfunktionen, insbesondere das Immunsystem, profitieren von dem gemeinsamen Mit- und Durchbewegt-Werden beim Gehen und der damit verbundenen vertieften Atmung und der Anregung der peripheren Durchblutung.

Die zweiten fünf Minuten folgen dann im Laufe des Tages, wann immer man dies einrichten kann. Sind Sie zu Hause, so können Sie den Hausgenossen, auch Kindern, ohne weiteres sagen, dass Sie in den nächsten fünf Minuten nicht gestört werden wollen und, wenn möglich, die Tür abschließen. Gibt es in der Arbeit keine ruhige Ecke, keinen Rückzugsort, so darf es zur Not auch die Toilette sein. Abends bietet sich wieder ein kleiner Rundgang an, bei dem Sie die Eindrücke des Tages vom jetzigen Zeitpunkt an rückwärts bis zum Morgen durchlaufen. Dabei können Sie kurz rekapitulieren, wie der morgendliche Vorblick auf diesen Tag war und wie sich dieser zum real durchlebten Tag verhält.

Durch die bewusste Gliederung des Tages erfahren Sie die Kraft der Selbstbestimmung, die Möglichkeit, dem Tag Anfang und Ende zu setzen, „Ja“ und „Nein“ zu sagen. Viele Menschen sind heute, ohne es selbst zu merken, überwiegend fremdbestimmt. Sie haben sich wie „abgegeben“ und funktionieren nur noch so, wie die Umgebung es von ihnen erwartet. Das Letzte, was von ihrem Ich übrig bleibt, ist die Freude an der Anerkennung der anderen, weil sie so gut funktionieren. Das führt auf Dauer jedoch in die Erschöpfung oder – wenn die Anerkennung aus irgendeinem Grunde ausbleibt – in die Lebenskrise.

So ein „Rückzug“ von dreimal täglich fünf Minuten ist eine Möglichkeit, mit der Meditation zu beginnen. Der Alltag macht oft alles scheinbar gleich wichtig. Das führt zu Zerreißproben, in denen man nicht mehr ordnen, strukturieren, gewichten kann und dann förmlich hin und her zappelt. Mit Hilfe der genannten Übungen befreien Sie sich aus diesem Teufelskreis.

Heilkraft der Rhythmen

Rhythmen bestimmen das Werden und Vergehen aller lebendigen Organismen. Und so, wie es ohne die Sonne keine zirkadiane Rhythmik, aber auch keine Chlorophyllbildung im Pflanzenblatt (Photosynthese) und damit auch kein Pflanzenwachstum gäbe, so wäre ohne dieses besondere Verhältnis der Sonne zur Erde auch kein höheres Leben wie das von Tier und Mensch möglich. Zusammen mit dem Mond, der die Spanne zwischen Tag- und Jahresrhythmus weiter untergliedert, haben wir hier die zentralen Rhythmusgeber vor uns, nach denen sich das Leben bei Pflanze, Tier und Mensch richtet.

Das Weltall ist nicht nur der unendlich große Raum, gefüllt mit ungezählten Sternen, Sternhaufen, Schwarzen Löchern und, in Erdnähe, mit Satelliten. Ein solches Bild vom Kosmos mutet eher öde und lebensfeindlich an. Umso notwendiger ist es, diesem das andere Bild vom Weltall entgegen zu stellen: die besonderen Stimmungen, die Mond und Sonne im Verlaufe von 24 Stunden im Wechsel von Tag und Nacht, Morgen- und Abenddämmerung mit ihrer ganzen Licht- und Farbenfülle an den Himmel zaubern. Die Rhythmen der Planeten im Verhältnis zur Erde und zum Fixsternhimmel, die das Leben auf der Erde tragen und begleiten. Die Sonne, die Licht, Wärme und Energie für alles Leben auf der Erde spendet.

All dies ist Anlass, das lebensfeindliche Bild von der „kosmischen Maschine“ durch ein lebensfreundliches zu ergänzen. Dieser Kosmos begleitet die Evolution auf der Erde nicht nur, sondern bestimmt sie durch dieselben Zahlengesetze und Rhythmen, die auch dem Menschenleben Halt und Orientierung geben. Gesetze sind es, reine Gedanken, die mit ihrer spirituellen Natur letztlich die Materie beherrschen und ordnen. Sie offenbaren sich insbesondere in den planetarischen Rhythmen von Licht, Wärme und Bewegung. Dieselben Rhythmen sind es aber auch, in denen der Mensch sich selbst seelisch-geistig findet, erholt und damit auch seine höhere Natur, sein spirituelles Wesen weckt, pflegt und erlebt.

Arbeiten wir bewusst an einer Pflege des Rhythmus, so schließen wir uns zugleich an die ordnenden Gedanken, an den Geist des Kosmos mit seinen Gesetzen an. Es hebt das Leben auf ein anderes Niveau und macht den Menschen gesünder, freudiger und „wesentlicher“. Das wiederum ist in der heutigen Zeit, in der Antriebslosigkeit, Müdigkeit und viele Abhängigkeiten so verbreitet sind, von größter Bedeutung. Ein differenziert ausgebildetes rhythmisches System, das nach den individuellen Bedürfnissen gestaltet und gemäß der inneren Möglichkeiten und äußeren Gegebenheiten gepflegt ist, bildet eine solide Basis dafür, um sich den Herausforderungen des Lebens gewachsen zu fühlen.

Der 24-Stunden-Rhythmus und die Fünf-Minuten-Meditation

Das mindeste, was jeder in dieser Hinsicht zu tun vermag, ist, sich jeden Tag fünf Minuten aus dem Alltagsleben herauszuziehen. In diesen fünf Minuten können Sie sich im wahrsten Sinne des Wortes erholen, sich also wieder „heranholen“ zu sich selbst. Wie ist das zu realisieren?

Fragen Sie sich, wer Sie wirklich sind. Sie beginnen ganz einfach damit, dass Sie sich in diesen fünf Minuten fragen, was denn für Sie im gegenwärtigen Lebensabschnitt das Wesentliche ist, oder die schönste Lebenserinnerung, bei der Sie sich seinerzeit sagten: „Das will ich nicht vergessen" oder: „So würde ich gerne werden". Es kann auch ein Lied, eine kleine Melodie sein, die Sie sich ins Bewusstsein rufen und leise vor sich hin summen oder singen, aber auch ein Gedicht oder ein Sinnspruch, den Sie schätzen. Wichtig ist nur, dass Sie in diesem Moment alle Konzentration darauf lenken – gedanklich, gefühlsmäßig und intentional. Haben Sie einen Text, den Sie besonders mögen, so lesen Sie ihn zunächst in diesen Minuten. Nach einigen Tagen wissen Sie ihn vielleicht auswendig, pflegen ihn noch eine Weile, und wenn Sie ihn verinnerlicht haben, nehmen Sie etwas anderes, das für Sie „stimmt". Rudolf Steiner formulierte für solche Meditationszeiten Sprüche und Wortmeditationen, wie etwa die nachstehende, die altes Weisheitsgut aufgreift:[44]

„In den reinen Strahlen des Lichtes
Erglänzt die Gottheit der Welt
In der reinen Liebe zu allen Wesen
Erstrahlt die Göttlichkeit meiner Seele
Ich ruhe in der Gottheit der Welt
Ich werde mich selbst finden
In der Gottheit der Welt"

Wenn Sie Worte und Gedanken wie diese mitdenken und die Ruhe und Kraft, die sie anregen, in der Seele wirken lassen, gehen Sie danach erfrischt und gestärkt wieder an die Arbeit. Wer in seinem Tagesablauf sonst keine Zeit erübrigen kann, sollte sich zumindest diese fünf Minuten nehmen.

2. Weitere Rhythmus-Übungen

Wochenrhythmus

Den Wochenrhythmus können Sie anhand des sogenannten achtgliedrigen Pfades pflegen.[45] Man lenkt die Aufmerksamkeit auf acht - normalerweise kaum beachtete – Seelenvorgänge. Sieben der Qualitäten korrespondieren mit den Eigentümlichkeiten der Planeten, die den Wochentagen ihre Namen gaben, und werden an den entsprechenden Tagen geübt. Die achte können Sie sich von Zeit zu Zeit vornehmen, wenn es sich ergibt. Um eine Vorstellung zu geben, um was es sich handelt, seien diese Qualitäten hier stichwortartig genannt, jedoch ist zu empfehlen, die Übungen im Original nachzulesen.

Montag: Nur reden, was Sinn und Bedeutung hat. Auf die Art seines Sprach- und Wortgebrauchs achten.

Dienstag: Sich bewusst zu dieser und jener Handlung entschließen. Achtgeben darauf, dass das eigene Tun die anderen möglichst wenig stört. Und wenn man weiß, dass etwas, was man tut, andere ärgern wird, es so zu tun, dass der Ärger so klein wie möglich bleibt.

Mittwoch: Natur- und geistgemäß leben. Sich bestimmte Regeln geben, die der „Work-Life-Balance", der Arbeit und den eigenen Lebensbedürfnissen dienen.

Donnerstag: So leben und arbeiten, dass man innerhalb seiner Kraftgrenzen verbleibt, aber dennoch danach strebt, diese, wo möglich, zu erweitern.

Freitag: Vom Leben lernen. Nichts geschieht im Leben, das nicht auch Anlass gibt, sich zu fragen, was aus dieser Sache zu lernen ist. Auch schwierige Erfahrungen und schlimme Erlebnisse gehören dazu – eigene, bei anderen Menschen miterlebte oder aus den täglichen Nachrichten aufgenommene: Wie konnte es dazu kommen? Was scheint nötig, dem vorzubeugen? Diese und ähnliche Fragen stoßen den möglichen Lernprozess an. Auch wunderschöne Erlebnisse dienen dazu. Sie lehren Dankbarkeit, Erstaunen, dass man so privilegiert war, so viel Glück hatte. Beide Erfahrungswelten aber wecken den Sinn für die Einmaligkeit des Schicksals, das jedem Menschen zugehört. Ja, wir entdecken dabei, dass es gerade diese persönlichen Erlebnis- und Erfahrungswelten sind, die uns erst zu dieser einmaligen Persönlichkeit machen, die wir sind.

Samstag: Auf seine Vorstellungen achten. Sich klar machen, warum man sich welche Gedanken zu eigen macht und andere nicht. Bewusstes Pflegen von Erinnerungen und Gedächtnis.

Sonntag: Sich wohlüberlegt, nach gründlichem Abwägen von Für und Wider, entscheiden und entschließen.

Von Zeit zu Zeit sollte man sich besinnen, wie es einem auf dem inneren Weg geht, was man lernte, erlebte und bemerkte und was man möglicherweise ändern möchte. Es empfiehlt sich, diese Wochenübungen beispielsweise in die fünf Minuten, die man sich „freigenommen" hat, zu integrieren. Denkt man morgens und abends ebenfalls wenigstens kurz daran, wird der Impuls verstärkt und das Seelenleben bekommt dadurch mehr innere Orientierung.

Monatsrhythmus

Zur Pflege des Monatsrhythmus eignen sich die sogenannten Monatstugenden, die im Zusammenhang mit dem Tierkreis stehen. Diese Monatstugenden sind auch außerhalb der anthroposophischen Bewegung bekannt. Neu ist aber durch Hinweise Rudolf Steiners, dass sich – je nachdem, mit welcher Haltung und Motivation man diese Übungen macht –, im Verlaufe des Übens noch eine zweite Qualität herausbildet. Diese entwickelt sich, wenn man aus Freude und Dankbarkeit, dass es diese menschlichen Charaktereigenschaften gibt, die Tugenden sozusagen um ihrer selbst willen übt. Gemäß alter Überlieferungen wird dem Tierkreis aber auch ein bestimmter Organzusammenhang beziehungsweise ein Bereich der menschlichen Gestalt zugeordnet. [→ Farbabb. S. 102] So entfaltet das Üben der entsprechenden Monatstugend auch einen heilsamen Einfluss auf das betreffende Organgebiet.[46] Dies sei im Folgenden in aller Kürze angedeutet.

Widder: Devotion wird zu Opferkraft / zugehöriger Organzusammenhang: Gehirn und Sinnesorgane

Devotion, also Andacht, Wertschätzung und Verehrung, bilden seit Urzeiten die Kern-Tugenden des inneren Weges. Sie unterstützen Aufmerksamkeit und Konzentrationsfähigkeit. Sie helfen, eine Lebenshaltung zu entwickeln, die jedem Lebewesen Respekt und Anerkennung für das Anerkennenswerte entgegenbringt. Zudem fördern sie ein durch und durch positives Lebensgrundgefühl, das die Seele befriedet und ernährt. Denn was ich schätze, bereichert mich zugleich. Wer diese Tugend übt, erlebt dann auch, wie sich daraus Opferkraft entwickelt – also die Fähigkeit, andere in ihrem So-Sein zu unterstützen und zu fördern, anstatt in den Beziehungen primär auf den eigenen Vorteil zu achten.

Stier: Gleichgewicht wird zu Fortschritt / zugehöriger Organzusammenhang: Kehlkopf und Schilddrüse

Das Sprechen wird schon in der frühen Kindheit gelernt, indem man die Menschen im Umkreis sprechen hört und sie darin nachahmt. Wenn man Kinder bei diesem Lernvorgang beobachtet, erlebt man eine besondere Intensität des Zuhörens. Sie sind ganz offen und dem hingegeben, was gesprochen wird. Der Erwachsene kann dies auch wieder lernen, wenn er übt, sich beim Zuhören seelisch ins Gleichgewicht zu bringen, seine eigene Meinung zurückzustellen, innerlich ruhig zu bleiben und wirklich zu hören, was der andere sagen will. Tut er dies, so lernt er, gut zuzuhören und bewusster zu sprechen. Zugleich pflegt er seine Kehlkopfregion einschließlich der Schilddrüse. Diese reagieren sensibel auf Emotionen und erfahren durch die Arbeit am inneren Gleichgewicht vom Seelischen aus eine regulierende Stärkung. Dieses Bemühen fördert aber auch die Entwicklungskompetenz als solche, also die Fähigkeit des Weiterschreitens, des Sich-lösen-Könnens vom Gewesenen, die Tugend des Fortschreitens.

Zwillinge: Ausdauer wird zu Treue / zugehöriger Organzusammenhang: Arme und Hände

Die fleißigen Hände und Arme sind von jeher ein Urbild von Ausdauer und Zuverlässigkeit. Ein in die Hand gegebenes Versprechen, eine handschriftliche Unterschrift sind bindend und verlässlich. Nichts zu versprechen, was man nicht halten kann und an einer Sache aus Liebe zu ihr dranbleiben, bis sie getan ist, fördert die Ausdauer, aber auch die Gesundheit von Armen und Händen.

Krebs: Selbstlosigkeit wird zu Katharsis; Reinigung und Läuterung der Seele / zugehöriger Organzusammenhang: Brustkorb

Wer den Brustkorb und dessen Hauptorgansysteme Herz, Lunge, Speise- und Luftröhre studiert, kennt bereits die Tugend der Selbstlosigkeit bestens. Denn worum handelt es sich dabei? Keinesfalls um Selbstaufgabe und Opferrolle – vielmehr genau um das Gegenteil: Man hat bereits, was man selbst braucht. Der größte Teil der Eigenleistung aber dient dem Wohl des Ganzen, an dem man lebhaftesten Anteil nimmt und dessen Wohlergehen einen selbst auch erfreut und beschenkt. Vermittlung dessen, was die anderen Organe brauchen, ist die Hauptaufgabe dieses Organgebietes, weswegen es auch dadurch Stärkung erfährt, wenn man sich seelisch immer wieder der Pflege dieser Tugend zuwendet. Dann bildet sich auch die zweite Tugend heraus: die Reinigung der Seele von dem zu starken oder unnötigen Selbstbezug.

Löwe: Mitleid wird zu Freiheit / zugehöriger Organzusammenhang: Herz und Kreislauf

Empathie und Mitleid erscheinen als die Tugenden des Herzens – aber auch die seelischen und charakterlichen Qualitäten, die das Herz und die Kreislauftätigkeit stärken. Freiheitsfähigkeit entsteht, wenn die Hinwendung zum anderen um seiner selbst willen geschieht. Denn nur dann ist man frei von Eigennutz oder den Projektionen persönlicher Sympathien und Antipathien im Sinne von: „Ach du Armer! Was bist du elend, das würde mir auch nicht gefallen“ und so weiter. Frei werden von sich und frei werden für das, was man um der Sache willen möchte, ist eine Tugend, die aus echtem Mitgefühl und Mitleid erwächst.

Jungfrau: Höflichkeit wird zu Herzenstakt / zugehöriger Organzusammenhang: Verdauungsorgane

Höflichkeit ist die Tugend freundlicher Zurückhaltung, die sich um das jeweils passende Verhältnis zu einem bestimmten Menschen oder einer gesellschaftlichen Situation bemüht. Genau das aber machen die Verdauungsorgane, wenn sie den Nahrungsmitteln die Menge an Enzymen und Verdauungssäften entgegenbringen, die nötig sind, um die ankommende Nahrung bestmöglich zu verarbeiten. Übt man dies, so entsteht eine neue Form von Taktgefühl, die nichts Berechnendes oder Angelerntes mehr an sich hat, sondern echter Herzlichkeit und Liebe zur Sache, zu Menschen und Dingen entspringt.

Waage: Zufriedenheit wird zu Gelassenheit / zugehöriger Organzusammenhang: Hüften und Becken

„Zufrieden – da wäre ja geholfen, wo selbst ein Gott nicht helfen kann“, so schreibt der Dichter Friedrich Hölderlin (1770–1843) in seinem Werk „Hyperion“.[47] Zufriedenheit gilt als besonders schwierige Tugend, weil es so vieles gibt, woran Menschen leiden, was schief – um nicht zu sagen katastrophal – läuft. Und man selbst hat ja auch oft Grund, mit Goethes Faust zu sagen: „O glücklich, wer noch hoffen kann, aus diesem Meer des

Irrtums aufzutauchen ... Was man nicht hat, das eben brauchte man – und was man hat, kann man nicht brauchen ...“[48] Wer jedoch übt, Zufriedenheit da zu empfinden, wo im Kleinen etwas gelingt, wo man bemerkt, dass man frei atmen darf, genug zu essen hat, ein Dach über dem Kopf – oder zur rechten Zeit einen guten Einfall bekommt –, einen Zug nicht verpasste, keinen Autounfall hatte und anderes, der entwickelt auch die Tugend der Gelassenheit gegenüber den Wechselfällen des Lebens. Dadurch erfährt das Organsystem von Becken und Hüften Stärkung, das der menschlichen Aufrichte dient und die körperliche Gleichgewichtslage beim Gehen herbeiführt und stabilisiert.

Skorpion: Geduld wird zu Einsicht / zugehöriger Organzusammenhang: Fortpflanzungsorgane

Welche Tugend unterstützt einen menschenwürdigen Umgang mit der Sexualität? Die Antwort ist lapidar: die Geduld. Geduld bedeutet, warten zu können, bis eine Situation reif ist. Wahrnehmen zu lernen, was die Situation und der andere Mensch brauchen, auch ehrlich mit sich selbst zu sein, was man vom anderen erwartet oder nicht. Dadurch entstehen eine tiefere Einsicht, eine andere Haltung, mehr Verständnis und eine menschenwürdigere Beziehung. Sexualität braucht die Einbettung in eine menschliche Beziehung – entwickelt sie sich zum Selbstzweck, so besteht die Gefahr, dass ihre Ausdrucksformen pervertieren.

Schütze: Gedankenkontrolle wird zu Wahrheitsempfinden / zugehöriger Organzusammenhang: Oberschenkel

Wer auf seine Gedanken achtet, ihren Ablauf beobachtet und kontrolliert, indem er sich darüber Rechenschaft gibt, schärft zugleich sein Wahrheitsgefühl. Er erlebt jedoch auch, dass Denken anstrengt und Konzentration braucht. Wer sich auf etwas konzentriert, der bemerkt dabei, wie sich das ganze Muskelsystem mit anspannt. Das größte und stärkste Muskelpaket aber ist die Oberschenkelmuskulatur.

Steinbock: Mut wird zu Erlöserkraft / zugehöriger Organzusammenhang: Knie

Die Tugend des Mutes hat viele Gesichter. Menschen können auf einem Gebiet sehr mutig erscheinen und auf einem anderen extrem zurückhaltend oder gar feige sein. Wenn man „eine Sache durchsteht“ und nicht flüchtet, so sind es bildlich gesprochen die Knie, die dies ermöglichen. Denn sie stabilisieren den Stand und verhindern, „dass man in die Knie geht“, „einknickt“. Knien hingegen ist die Ausdrucksform des höchsten Mutes: „vor Gottes Angesicht zu treten“. Es ist Haltung der Demut, des Mutes zu dienen, sich einem Höheren zu nähern. Innerer und äußerer Mut aber entwickeln sich durch das Befreien aus Sachzwängen, Konventionen und Abhängigkeiten. Dadurch wirkt Mutigsein auch erlösend.

Wassermann: Verschwiegenheit wird zu meditativer Kraft / zugehöriger Organzusammenhang: Unterschenkel, Waden

Die Waden stützen und stabilisieren den sicheren aufrechten Stand. Sie sind stille Schicksalsbegleiter. Die Tugend der Verschwiegenheit oder auch Diskretion hat ein hohes Sozialprestige. Diese Tugend kann man auch aus Image-Gründen üben, also um des eigenen Vorteils und der besseren sozialen Akzeptanz willen. Ist dies die Motivation zum Üben, so führt dies nicht zu seelischer Vertiefung und meditativer Kraft.

Fische: Großmut wird zu Liebe / zugehöriger Organzusammenhang: Füße
Großmut ist *die* souveräne menschliche Haltung. Sie umfasst alles: menschliche Größe in jeder Form – aber auch den Mut, diese Haltung zu üben und zu leben. Woran kann man sich orientieren, wenn man diese Tugend lernen will? Auch hier wirkt das zugehörige Organgebiet als Lehrmeister. Der Fuß ist dasjenige Organ des menschlichen Körpers, das am frühesten die typische Menschenform anzeigt. Die Paläontologie lehrt uns, dass die Köpfe unserer Menschenvorfahren noch tierisch-affenähnlich aussahen, als der Fuß schon seinen spezifisch menschlichen Bau hatte – erworben am aufrechten Gang. Wer bewusst aufrechtes Gehen übt, so wie dies beim dreiteiligen Schreiten in der Eurythmie geschieht, erlebt sich menschlicher. Großmütige Menschen erkennt man auch am Gang. Über die Liebe nachzudenken und warum sie erst auf dem Boden der Großmut real wird, ist eine andere Einstiegshilfe, diese umfassende menschliche Tugend kennenzulernen und bei sich selber zu „erüben".

Jahresrhythmus

Zur Pflege des Jahresrhythmus bieten sich neben Jahresfesten und Gedenktagen auch Naturbeobachtungen an. Dazu eignet sich der „Seelenkalender", in dem Rudolf Steiner für jede Woche des Jahres einen jahreszeitlichen Spruch konzipierte.[49] Das folgende Beispiel veranschaulicht die Aussagekraft und Schönheit dieser Sprüche, mit denen man gerne eine Woche lang und jedes Jahr wieder lebt:[50]

> *„In winterlichen Tiefen*
> *Erwarmt des Geistes wahres Sein;*
> *Es gibt dem Weltenscheine*
> *Durch Herzenskräfte Daseinsmächte;*
> *Der Weltenkälte trotzt erstarkend*
> *Das Seelenfeuer im Menscheninnern."*

Zu den Nebenübungen, die man ebenfalls rhythmisch (wöchentlich im Wechsel oder monatlich) üben kann, siehe S. 82 f. und 113 ff.

3. Übung als Weg und Herausforderung

Das Schwierigste in Bezug auf die genannten Übungen ist die konsequente Umsetzung im Alltag. Jede noch so gute Initiative, die Sie gern ergriffen hätten, die Sie aber wieder fallen lassen oder vergessen, macht Sie unzufrieden und schwächt. Deshalb ist es nötig, nach Plan vorzugehen. Wichtig ist natürlich von vornherein eine gewisse Begeisterung für die Idee, ohne die einem die innere Spannkraft fehlt. Zweitens hilft es, ein Übungsprogramm aufzustellen, das zeitlich in den eigenen Tagesablauf passt und Sie nicht überfordert. Dabei ist es eine große Hilfe, wenn Sie das, was Sie üben wollen, in irgendeiner Form an den abendlichen Rückblick auf die Ereignisse des Tages anbinden. Dann bemerken Sie schnell, ob Sie die Übung heute vergessen haben und warum – und können sich für den nächsten Tag vornehmen, an einer vergleichbaren Stelle aufzupassen. Haben Sie Ihr Pensum einmal nicht geschafft, so gilt der Trost: Üben bedeutet ja, dass man es – noch – nicht kann. Am nächsten Tag passiert etwas anderes, das Sie abhält. So kann es weiter gehen, und vielleicht stellen Sie nach zehn Tagen fest, dass es einfach nicht klappt. In einem dritten Schritt halten Sie sich dann die gesammelten Hinderungsgründe vor Augen. Entweder kommen Sie zu dem Schluss, dass der Inhalt der Übung nicht das Richtige ist und ändern das. Oder die Hinderungsgründe sind ausschlaggebend für das Nicht-Gelingen und Sie müssen sich eine andere Zeit, einen anderen Ort oder andere Bedingungen ausdenken, damit Sie Ihr Ziel, etwas regelmäßig zu üben, doch erreichen. So setzen Sie sich wieder ein neues Ziel, für das Sie sich begeistern und neu beginnen.

Üben ist nur auf der Basis von Selbstmotivation realisierbar. Dazu aber braucht es tragende, die Selbstmotivation stärkende Gefühle. Ohne Gefühle fehlt der „Beweggrund", die Motivation. Kinder üben und lernen ihrem Lehrer oder den Eltern zuliebe, aus Angst vor Strafe oder um einer Belohnung willen. Erwachsene können dies aus Liebe zur Sache oder ihrem eigenen Gewissen gegenüber tun. Die sogenannten Hindernisse sind in der Regel ebenfalls gefühlsmäßiger Natur: Sie haben es aus dem Gefühl der Gleichgültigkeit heraus, oder weil anderes attraktiver war, vergessen und verdrängt. Sie hatten keine Lust dazu oder fanden es plötzlich langweilig. Um diese hindernden Gefühle zu überwinden, braucht es Einsicht und die Bereitschaft, aus ihren gemachten Erfahrungen zu lernen. Denn wenn Sie etwas nicht können, wird Ihnen deutlich: Augenscheinlich habe ich mir etwas vorgenommen, wozu ich noch gar nicht in der Lage bin. Also muss ich ein paar Stufen zurücktreten oder es etwas anders veranlagen, damit es geht.

Je konsequenter Sie üben und bereit sind, aus Ihren Erfahrungen zu lernen, umso besser können Sie auch anderen helfen. Etwas nicht zu können aber lernen zu wollen, ist allzu menschlich. Sie dürfen sich nur die Freude am Üben nicht verderben lassen. In dieser Hinsicht kann man viel von Kindern lernen. Warum sind Kinder so fröhlich? Weil sie so gerne üben, wiederholen und am Kleinen ihre Menschlichkeit entdecken und pflegen. Wenn Sie das als Erwachsener auf bewusstem Weg wieder aufgreifen, dann bereitet das Leben auch in diesen heutigen nicht einfachen Zeiten in jeder Beziehung mehr Freude.

4. Weitere Meditationen und ihre Wirkrichtungen

Die folgenden Meditationen sind auf bestimmte Krankheitsneigungen hin orientiert. Auch wenn die Übungen meist für einen speziellen Krankheitsfall gegeben wurden, erkennt man unschwer den generell gültigen Wirkaspekt. Letztlich kommt es jedoch darauf an, selbst zu empfinden, ob die eine oder andere Meditation für die eigene Lebenssituation „passt". Dann kann man sie eine Zeit lang durchführen und prüfen, ob sie sich als förderlich erweist. Wenn ja, so erlebt man bald, wie die Meditation selbst etwas Wesenhaftes, Wesentliches ist, wie eine Art Freund, der einen unterstützt und begleitet.

Meditation zur Stärkung des Ätherleibes

Bei dieser Übung stellt man sich nach und nach im Pentagramm auf. Sie beginnt mit dem linken Bein und Fuß, dann folgen das rechte, dann der linke und der rechte Arm und zuletzt hebt man den Kopf. Als moralische Kräfte, die uns durch das Leben tragen, empfinde man möglichst lebendig folgende Worte und Gedanken:[51]

Linkes Bein:	*„Standhaft stell ich mich ins Dasein*
Rechtes Bein:	*Sicher schreit ich die Lebensbahn*
Linker Arm:	*Liebe heg ich im Wesenskern*
Rechter Arm:	*Hoffnung leg ich in jegliches Tun*
Stirn:	*Vertrauen präg ich in jegliches Denken*

Diese Fünf führen mich ans Ziel
Diese Fünf gaben mir das Dasein."

Bei den beiden letzten Zeilen erlebe man sich im aufgestellten Pentagramm stehend und lasse die Übung noch ewas in Ruhe nachklingen.

Meditation zur Verbindung mit dem Makrokosmos

„Die Sonne schaue
Um mitternächtige Stunde
Mit Steinen baue
Im leblosen Grunde

So finde im Niedergang
Und in des Todes Nacht
Der Schöpfung neuen Anfang
Des Morgens junge Macht

Die Höhen lass offenbaren
Der Götter ewiges Wort

Die Tiefen sollen bewahren
Den friedevollen Hort

Im Dunkel lebend
Erschaffe eine Sonne
Im Stoffe webend
Erkenne Geistes Wonne." [52]

Meditation zur Gewinnung gesunder Selbsterfahrung

„*Ich schaue in die Finsternis:*
In ihr ersteht Licht,
Lebendes Licht.
Wer ist dies Licht in der Finsternis?
Ich bin es selbst in meiner Wirklichkeit.
Diese Wirklichkeit des Ich
Tritt nicht ein in mein Erdendasein.
Ich bin nur Bild davon.
Ich werde es aber wieder finden,
Wenn ich,
Guten Willens für den Geist,
Durch des Todes Pforte gegangen." [53]

Im 1. Buch Mose lesen wir: Gott schuf den Menschen nach seinem Bild. Wir sind in körperlicher Hinsicht Bild dessen, was wir an Menschlichkeit und Autonomie entwickeln können. Jeder Mensch hat beispielsweise „den Kopf oben", „steht auf eigenen Füßen" – doch bis wir das aus eigener Kraft können, ist es ein weiter Weg. Es braucht vieles, um stets den Kopf oben zu haben und Emotionen, Triebleben und Handlungsbereitschaft seiner Führung zu unterstellen oder aber die volle Selbständigkeit zu entwickeln. Diese Meditation hilft, wann immer man sie macht, sich letztlich nur der geistigen Welt und seinem höheren Selbst gegenüber verantwortlich zu fühlen.

Meditation, die das Vertrauen in Gott und die eigenen Kräfte stärkt

„*Gottes schützender segnender Strahl*
Erfülle meine wachsende Seele
Dass sie ergreifen kann
Stärkende Kräfte allüberall
Geloben will sie sich
Der Liebe Macht in sich
Lebensvoll zu erwecken
Und sehen so Gottes Kraft
Auf ihrem Lebenspfade

Und wirken in Gottes Sinn
Mit allem was sie hat."[54]

Meditation zur Weihnacht

„In des Menschen Seelengründen
Lebt die Geistes-Sonne siegessicher;
Des Gemütes rechte Kräfte,
Sie vermögen sie zu ahnen
In des Innern Winterleben,
Und des Herzens Hoffnungstrieb:
Er erschaut den Sonnen-Geistes-Sieg
In dem Weihnacht-Segenslichte,
Als dem Sinnbild höchsten Lebens
In des Winters tiefer Nacht."[55]

Beim Läuten der Glocken / Meditation für einen siebenjährigen Knaben

„Das Schöne bewundern
Das Wahre behüten
Das Edle verehren
Das Gute beschließen:
Es führet den Menschen
Im Leben zu Zielen
Im Handeln zum Rechten
Im Fühlen zum Frieden
Im Denken zum Lichte;
Und lehrt ihn vertrauen
Auf göttliches Walten
In allem, was ist
Im Weltenall
Im Seelengrund."[56]

Kindergebet

„Vom Kopf bis zum Fuß
Bin ich Gottes Bild
Vom Herzen bis in die Hände
Fühl ich Gottes Hauch
Sprech ich mit dem Mund
Folg ich Gottes Willen
Wenn ich Gott erblick
Überall, in Mutter, Vater,
In allen lieben Menschen

In Tier und Blume
In Baum und Stein,
Gibt Furcht mir nichts
Nur Liebe zu allem
Was um mich ist."[57]

Bei Kreislaufstörungen

„*Wärme der Sonne*
Sammle ich im Herzen
Und lasse sie strömen
Durch alle Glieder."[58]
(Sonne im Herzen vorstellen)

„*Denke: Linker Fuß, spreche: Mein Ich trägt mich*
Denke: Rechter Fuß, spreche: Mein Ich hält mich
Denke: Linke Hand, spreche: Mein Ich schützt mich
Denke: Rechte Hand, spreche: Mein Ich wehrt sich

Tragkraft – Haltekraft
Schutz und Wehr
Fass ich aus vier –
In eins
In meinem Herzen."[59]

Bei zu hohem Blutdruck

3 x täglich:
„*Ich fühle mich in mir*
Mich ergreift göttliche Macht
Im Umkreis meines Seins
Ich ergreife göttliche Macht
Im Mittel meines Herzens
So finde ich meinen Geist.
Frieden, Frieden, Frieden
Gebend meiner Gott-sehnenden Seele."[60]

Weitere Herzmeditation

„*O Gottesgeist, erfülle mich*
Erfülle mich in meiner Seele,
Meiner Seele leihe starke Kraft,
Starke Kraft auch meinem Herzen
Meinem Herzen, das Dich sucht.

Sucht durch tiefe Sehnsucht
Tiefe Sehnsucht nach Gesundheit
Nach Gesundheit und nach Starkmut,
Starkmut, der in meine Glieder strömt
Strömt wie edles Gottesgeschenk
Gottesgeschenk von Dir, o Gottesgeist,
O Gottesgeist, erfülle mich.“ [61]

Herz und Sonnenkraft

„*Seh ich auf zur Sonne*
Erscheint mir Gott im Lichte
Fühl ich im eignen Herz
Schlägt Gottes Kraft in meinem Blute
So will ich hegen
So oft meine Seele mich drängt
Zu blicken nach Gottes Güte
Und beten will ich
Dass oft meine Seele mich drängt
Es wird so mir Ruhe
Es wird so mir Stärke
Und rechte Lebenskraft.“ [62]

Abends:
„*Ich will sehen*
Eine kleine Sonne
In meinem Herzen
Die kleine Sonne
Strahlt durch meinen Körper
Ich fühle sie warm
In meinem Körper.“

Morgens:
„*Mein Herz*
Schlägt gut
Und gut ist
Was es strömen lässt
Durch meinen Körper
Morgens, Abends, alle Zeit.“ [63]

„*Ich höre das Sonnenwort*
Es spricht
Licht scheine in dein Herz
Herzenslicht

Stärke deine Menschkraft
Du wirst gesund
Durch das Sonnenwort.“ [64]

„*Sonnenlicht fühle ich im Herzen*
Sonnenlicht wird Wärme in meinem Herzen
Herzenskraft strömt in meine Hände
Herzenskraft strömt in meine Füße
Herzenskraft ist Gottesgabe
Ich will arbeiten mit Gottesgabe
So darf ich hoffen, stark zu werden.“ [65]
(Dann recht ruhig werden in der Seele)

„*Ich versenke mich in mein Inneres*
Ich nehme Kraft meines Herzens
Und sende sie in meine Hände
Ich nehme Kraft meines Herzens
Und sende sie in meine Füße.“ [66]

„*Der Sonne Licht kräftigt der Erde Schöpfung*
Der Wahrheit Sonnenlicht kräftigt das Menschenherz.“ [67]

Zur Stärkung der Ich-Organisation

„*In mir die Kraft der Wärme*
Ich fühle die Kraft der Wärme,
Die mich durchdringt
Durchdringt vom Kopf durch das Herz
Durch den ganzen Körper.

Ich fühle mich durchwärmt.“ [68]

„*Es strahlet aus der Höhe*
Der Sonne helles Licht
Doch Geisteskräfte leben
Im lichten Sonnenschein.
Es lebet in dem Innern
Des Menschen Herzenswärme
Doch Seelenkräfte strahlen
Aus warmer Herzenskammer.
Im Geist des Sonnenlichts
Da waltet Gottes Weisheit
In warmer Herzenskraft
Da walte Seelenliebe.“ [69]

„Vom Herzen ströme Mut
Zu schmerzendem Orte
Und lindre erwärmend Leid."[70]

Herz und Christuskraft

„Mein Herz
Nimm' auf des Christus Gnade
Erwärme meine Seele
Geist in meinem Blute
Erleuchte meinen Geist
Dass ich werde
Stark und gesund
Zur Arbeit für die Welt.

Meine Seele
Empfinde des Christus Gnade
Von meinem Herzen
Christus trägt mich
In des Geistes Land
Und gibt mir
Kraft zum rechten Leben."[71]

Abends:
„Die Kraft meines Herzens
Nehme ich auf in die Seele
Dann ist Christus bei mir
Ich gebe ihm Wohnung –
Ich denke durch ihn
Ich fühle mit ihm
Ich will bei ihm."

Morgens:
„Die Kraft meines Hauptes
Nehme ich auf in den Geist
Dann ist Göttliches in mir
Ich trage ihn in mir
Ich trage ihn als Gedanken
Ich trage ihn als Fühlen
Ich trage ihn als Wollen."[72]

Herz und Gedankenlicht

„Die Rätsel des Lebens lösen sich
in der Wärme des nach Gedankenlicht
strebenden Herzens.“ [73]

Erkenne dich selbst

„Erkenne dich selbst
In deinem Herzen ist die Kraft
In deiner Seele ist die Stärke
Suche durch die Seele die Stärke
Suche durch das Herz die Kraft
Die Kraft, die in dir sagt:
Erkenne dich selbst.

Erkenne dich selbst
Die Kraft, die in dir sagt:
Suche durch das Herz die Kraft
Suche durch die Seele die Stärke
In deiner Seele ist die Stärke
In deinem Herzen ist die Kraft
Erkenne dich selbst.“ [74]

Meditationen zur Stärkung der Augenorganisation

„Ruhiges Blau überall um mich
Stiller Friede in meiner Seele
Die Geister des Alls sprechen:
Lasse Sterne leuchten
In deinem Menschenkörper,
Leuchtende Sterne
Wärmende Sterne.“ [75]

„Es senke sich
Aus Weltenweiten
Weise wirkende Geisteskraft,
Die ich sehnend suche
In meiner Seele Sprache
Und trage, führe, halte
Mich in mir durch sich.“ [76]

Bei Multipler Sklerose

Morgens:
„Ich sehe vor mir eine weiße Wand.
darauf schreibe ich:
I c h b i n
Ich trete auf eine blaue Fläche.
Rechter Fuß: *I c h d r ü c k e d e n B o d e n*
Linker Fuß: *D e r B o d e n h ä l t m i c h*
Ich bin von dem rotgelben Firmament umschlossen:
D a s F i r m a m e n t u m k r e i s t m i c h u n d w ä r m t m i c h

Ich atme ein: I
Ich halte den Atem in mir: A
Ich atme aus: O“

Mittags:
„Gottes Weisheit ordnet die Welt
Sie ordnet auch mich
Ich will in ihr atmen.
Gottes Liebe wärmet die Welt
Sie wärmt auch mein Herz
Ich will in ihr atmen.

Gottes Kraft traget die Welt

Sie traget auch meinen Leib
Ich will in ihr denken.“

Abends:
„Es wird dunkel sein
Meine Seele geht ins Dunkel
Sie wird im Dunkel leuchten
Leuchten, weil Weisheit, Kraft
Und Güte der Gottheit in ihr.

Weisheit, Kraft und Güte
Wachsen in ihr im Dunkel
Durch sie w i l l meine Seele
Lebensvoll widerstrahlen
Durch Kopf, Herz und Glieder.“[77]

Bei Asthma

Vor dem Einschlafen und nach dem Aufwachen
je drei Minuten langsam innerlich sprechen:

1) Beim Einatmen:
„Ich nehme die Welt in mich auf"

2) Zwischen Ein- und Ausatmen:
„Ich lebe in der Welt
Die Welt lebt in mir"

3) Beim Ausatmen:
„Ich ergieße mich in die Welt
Ich breite mich in die Welt"[78]

Ohrensausen / Tinnitus

„‚Das Ohrensausen beruht auf einem Schwachwerden des Astralleibes gegenüber dem Ätherleib im Blasengebiet', bemerkte Rudolf Steiner in einem ihm vorgestellten Fall. Er empfahl, die passive Hingabe an das Sausen in aktives Vorstellen umzuwandeln, als ob man es selbst bewirkt hätte. So könne nach einiger Zeit eine Besserung eintreten."[79]

Ermüdbarkeit, Nervosität

Meditation:
„Ich fühle in meinem Kopf
Warme Liebekraft
Ich fühle in meinem Herzen
Leuchtende Gedankenmacht
Die warme Liebekraft
Vereint sich mit der leuchtenden Gedankenmacht
Davon werden stark meine Hände
In gutem menschlichen Wirken:
Ich fühle mich."[80]

Meditation zum Schutz gegen außen

„Die äußere Hülle meiner Aura
Verdichte sich.
Sie umgebe mich wie eine undurchdringliche Mauer

Gegenüber allen äußeren Einflüssen und Gedanken,
Sie öffne sich allein der göttlichen Weisheit."

(Sich vorstellen, dass man vom blauen Marienmantel eingehüllt ist, der übersät ist mit goldenen Sternen).[81]

Meditation und Fürbitte für andere

„*Herzen, die lieben,*
Sonnen, die wärmen,
Ihr Wegespuren Christi
In des Vaters Weltenall,
Euch rufen wir aus eigner Brust,
Euch suchen wir im eignen Geist
O strebet zu ihm (ihr).

Menschen Herzensstrahlen,
Andachtswarmes Sehnen,
Ihr Heimatstätte Christi
In des Vaters Erdenhaus,
Euch rufen wir aus eigner Brust,
Euch suchen wir im eignen Geist,
O lebet bei ihm (ihr).

Strahlende Menschenliebe,
Wärmender Sonnenglanz,
Ihr Seelenkleider Christi
In des Vaters Menschentempel,
Euch rufen wir aus eigner Brust,
Euch suchen wir im eignen Geist,
O helfet in ihm (ihr)."[82]

Meditation in Zeiten von Lebensgefahr oder bei Sterbenden

„*Du Geist meines Lebens schützender Begleiter,*
Sei Du in meinem Wollen die Herzensgüte,
Sei Du in meinem Fühlen die Menschenliebe.
Sei Du in meinem Denken das Wahrheitslicht."[83]

Meditation in der Hinwendung zu einem nahen Verstorbenen

„*Fühle, wie wir liebend blicken*
In die Höhen, die dich jetzt
Hin zu andrem Schaffen rufen,

Reiche den verlassnen Freunden
Deine Kraft aus Geistgebieten.

Höre unsrer Seelen Bitte,
Im Vertrau'n dir nachgesandt:
Wir bedürfen zu dem Erdenwerk
Starker Kraft aus Geistes-Landen,
Die wir toten Freunden danken.

Eine Hoffnung, uns beglückend,
Ein Verlust, der tief uns schmerzt:
Lass uns hoffen, dass du ferne-nah,
Unverloren unsrem Leben leuchtest,
Als ein Seelenstern im Geistbereich." [84]

Meditation zur Vergegenwärtigung der Lebensform des Verstorbenen

„Der Tote spricht:
Im Leuchtenden,
Da fühle ich
Die Lebenskraft.
Der Tod hat mich
Vom Schlaf erweckt,
Vom Geistesschlaf.

Ich werde sein,
Und aus mir tun,
Was Leuchtekraft
In mir erstrahlt." [85]

Meditation für eine Mutter, deren Sohn sich das Leben nahm

„Seele im Seelenlande,
suche des Christus Gnade
die dir die Hilfe bringet,
die Hilfe aus Geisterlanden,
die auch jenen Geistern Friede
verleiht, die im friedelosen
Erleben verzweifeln wollen." [86]

Meditation für Todesopfer von Gewalt und Krieg

„Die Ihr wachet über Sphären-Seelen,
Die Ihr webet an den Sphären-Seelen,

Geister, die Ihr über Seelenmenschen schützend
Aus der Weltenweisheit liebend wirkt:
Höret unsre Bitte, schauet unsre Liebe,
Die mit Euren helfenden Kräfteströmen sich
Einen möchten, geisterahnend, liebestrahlend.“[87]

Zu den besonderen Anliegen von Rudolf Steiner gehörte auch das Begleiten von Verstorbenen über die Todesschwelle und die dazu gehörende Hilfestellung für Angehörige. Entsprechend entwickelte sich auch eine anthroposophische Kultur der Aufbahrung, des Verabschiedens und Begleitens.[88]

Die folgenden Kapitel zeigen auf, welche meditativen Hilfen für bestimmte berufliche Herausforderungen im medizinisch-therapeutischen Bereich bereitstehen.[89] Ich möchte den Kolleginnen und Kollegen, die diese Kapitel verfasst haben, sehr herzlich danken, dass sie bereit waren, aus ihrer Meditationserfahrung zu berichten.

Literatur

1 Furst, B.: Autonomie der Blutbewegung. Ein neuer Blick auf Herz und Kreislauf. Salumed Verlag Berlin 2020.

2 Selg, P.: Therapeutische Herzmeditationen Rudolf Steiners. In: Rubens, C., Selg, P. (Hrsg.): Das menschliche Herz. Kardiologie in der Anthroposophischen Medizin. Verlag des Ita Wegman Instituts Arlesheim 2014. S. 321 ff.

3 Steiner, R.: Mantrische Sprüche. Seelenübungen II (GA 268). Rudolf Steiner Verlag Dornach 1999. S. 181. Vgl. Glöckler, M., Schmitt-Stegmann, A. (Hrsg.): Meditationen zur Herztätigkeit, gegeben von Rudolf Steiner. Medizinische Sektion am Goetheanum Dornach 2014.

4 Steiner, R., Wegman, I.: Grundlegendes für eine Erweiterung der Heilkunst nach geisteswissenschaftlichen Erkenntnissen (GA 27). Rudolf Steiner Verlag Dornach 1991. S. 12.

5 Glöckler, M.: Prävention von Alterskrankheiten und Entwicklungsfragen über den Tod hinaus. In: Girke, M. (Hrsg.): Geriatrie. Grundlagen und therapeutische Konzepte der Anthroposophischen Medizin. Salumed Verlag Berlin 2014. S. 61–91.
Glöckler, M.: Erkenntnisgewinn durch praktischen Umgang mit anthroposophischen Forschungsergebnissen am Beispiel des Doppelaspektes der ätherischen Organisation des Menschen. In: Dietz, K.-M., Messmer, B. (Hrsg.): Grenzen erweitern – Wirklichkeit erfahren. Perspektiven anthroposophischer Forschung. Verlag Freies Geistesleben Stuttgart 1998. S. 235–259.

6 Schiller, F.: Wallenstein: Ein dramatisches Gedicht. Wallensteins Tod III. Insel Verlag Frankfurt am Main 1984.

7 Goethe, J. W. von: Gedichte und Epen I. Goethes Werke. Hamburger Ausgabe. Band 9. Verlag C.H. Beck München 1998. S. 369.

8 Novalis (Friedrich von Hardenberg): Fülle meines Herzens. J. F. Steinkopf Verlag Stuttgart 1961. S. 28.

9 Fuchs, T.: Das Gehirn – ein Beziehungsorgan. Kohlhammer Verlag Stuttgart 2007.

10 Jiménez, J. R.: Herz, stirb oder singe. Diogenes Verlag Zürich 1977.

11 Glöckler, M., Goebel, W., Michael, K.: Kindersprechstunde. Ein medizinisch-pädagogischer Ratgeber. Urachhaus Verlag Stuttgart 2015.
Soldner, G., Stellmann, M.: Individuelle Pädiatrie. Leibliche, seelische und geistige Aspekte in Diagnostik und Beratung. Anthroposophisch-homöopathische Therapie. Wissenschaftliche Verlagsgesellschaft Stuttgart 2011.

12 Grimm, Brüder: Kinder- und Hausmärchen. Patmos Verlag Ostfildern 1999. S. 725–726.

13 Rilke, R. M.: Das Stunden-Buch. Insel Verlag Frankfurt am Main 1980. S. 94.

14 Vgl. Steiner, R.: Goethes geheime Offenbarung. Zu seinem hundertfünfzigsten Geburtstage 28. August 1899. In ders.: Methodische Grundlagen der Anthroposophie 1884–1901 (GA 30). Rudolf Steiner Verlag Dornach 1989. S. 86–98.

15 Steiner, R.: Nordische und mitteleuropäische Geistimpulse (GA 209). Rudolf Steiner Verlag Dornach 1982. S. 41 f.

16 Vgl. www.suirin.com/English/welcome.html (Abfrage Juli 2016)

17 Glöckler, M.: Begabung und Behinderung. Verlag Freies Geistesleben Stuttgart 2004.

18 Steiner, R.: Die Philosophie der Freiheit (GA 4). Rudolf Steiner Verlag Dornach 1995. S. 109.

19 Landauer, G. (Hrsg.): Meister Eckharts mystische Schriften. Karl Schnabel Verlag Berlin 1903. S. 40.

20 Bock, E.: Wiederholte Erdenleben. Die Wiederverkörperungsidee der deutschen Geistesgeschichte. Verlag Urachhaus Stuttgart 1996.

21 Schuhmann, K. (Hrsg.): Christian Morgenstern. Ausgewählte Werke. Insel Verlag Leipzig 1975. S. 37.

22 Novalis (Friedrich von Hardenberg): Heinrich von Ofterdingen. Antigonos Verlag Paderborn 2012. S. 123.

23 Steiner, R.: Die Philosophie der Freiheit (GA 4). Rudolf Steiner Verlag Dornach 1995. S. 191 ff.

24 Glöckler, M., Grah-Wittich, C. (Hrsg.): Die Würde des kleinen Kindes. Verlag am Goetheanum Dornach 2015.

25 Steiner, R.: Das Zusammenwirken von Ärzten und Seelsorgern. Pastoral-Medizinischer Kurs (GA 318). Rudolf Steiner Verlag Dornach 1994. S. 163.

26 Vgl. Steiner R.: Goethes Weltanschauung (GA 6). Rudolf Steiner Verlag Dornach 1990. S. 67.

27 Glöckler, M.: Raphael und die Mysterien von Krankheit und Heilung. Medizinische Sektion am Goetheanum Dornach 2015.
28 Steiner, R.: Mysteriengestaltungen (GA 232). Rudolf Steiner Verlag Dornach 1998.
29 Steiner, R.: Die Apokalypse des Johannes (GA 104). Rudolf Steiner Verlag Dornach 2006. S. 38 und 41.
30 Vgl. Selg, P.: Die „Wärme-Meditation": Geschichtlicher Hintergrund und ideelle Beziehungen. Verlag am Goetheanum Dornach 2013.
31 Steiner, R., Maryon, E.: Briefwechsel 1914–1924 (GA 263/1). Rudolf Steiner Verlag Dornach 1990. S. 182.
32 Glöckler, M., Heine, R. (Hrsg.): Führungsfragen und Arbeitsformen in der anthroposophisch-medizinischen Bewegung. Verlag am Goetheanum Dornach 2015.
33 Rundbrief für Mitarbeiter der Medizinischen Sektion am Goetheanum in aller Welt. Nr. 2. Advent 1993. S. 61.
34 Steiner, R.: Meditative Betrachtungen und Anleitungen zur Vertiefung der Heilkunst (GA 316). Rudolf Steiner Verlag Dornach 2008. S. 104.
35 Ebd., S. 119 f.
36 Steiner, R.: Wie erlangt man Erkenntnisse der höheren Welten? (GA 10). Rudolf Steiner Verlag Dornach 1992. S. 29 f.
37 Steiner, R.: Mantrische Sprüche. Seelenübungen II (GA 268). Rudolf Steiner Verlag Dornach 1999. S. 179.
38 Steiner, R.: Wie erlangt man Erkenntnisse der höheren Welten? (GA 10). Rudolf Steiner Verlag Dornach 1992. S. 36 f.
39 Ebd., S. 28.
40 Ebd., S. 73.
41 Glöckler, M.: Zur Vorbeugung und Therapie onkologischer Erkrankungen durch Meditation. Der Merkurstab 2017; 70. In Vorbereitung.
42 Meditationen für Patienten. Meditative Anweisungen und Texte von Rudolf Steiner, zusammengestellt für Ärzte. Selbstverlag Ita Wegman Klinik Arlesheim 1997.
(Hierbei handelt es sich um eine Sammlung von Krankenmeditationen, die Rudolf Steiner an einzelne Patienten gab und wo es fraglich bleibt, inwieweit man diese generalisieren kann. Die hier abgedruckten Meditationen haben jedoch den Charakter einer gewissen Allgemeingültigkeit. So geben sie Betroffenen Anregung zur Selbstschulung und zeigen die Charakteristik anthroposophische Krankenmeditationen.)
43 Steiner, R.: Die Geheimwissenschaft im Umriss (GA 13). Rudolf Steiner Verlag Dornach 1989. S. 309–313.
44 Steiner, R.: Seelenübungen mit Wort- und Sinnbild-Meditationen (GA 267). Rudolf Steiner Verlag Dornach 2001. S. 221.
45 Steiner, R.: Wie erlangt man Erkenntnisse der höheren Welten? (GA 10). Rudolf Steiner Verlag Dornach 1992.
46 Steiner, R.: Seelenübungen mit Wort- und Sinnbild-Meditationen (GA 267). Rudolf Steiner Verlag Dornach 2001. S. 74.
Glöckler, M, van der Wal, J.: Dynamische Morphologie und Entwicklung der menschlichen Gestalt. Spirituelle Schulungsmotive für Physiotherapeuten. Verlag am Goetheanum 2016. S. 27–31.
47 Hölderlin, F.: Hyperion oder der Eremit in Griechenland. Verlag Cotta Stuttgart 1822. S. 107.
48 Goethe: Faust. Ein dramatisches Gedicht. 1. Teil. Verlag Cotta Stuttgart 1868. S. 17.
49 Steiner, R.: Anthroposophischer Seelenkalender. Rudolf Steiner Verlag Dornach 2015.
50 Ebd., 43. Woche.
51 Steiner, R.: Seelenübungen mit Wort- und Sinnbild-Meditationen (GA 267). Rudolf Steiner Verlag Dornach 2001. S. 218.
52 Steiner, R.: Wahrspruchworte (GA 40). Rudolf Steiner Verlag Dornach 1998. S. 97.
53 Steiner, R.: Mantrische Sprüche. Seelenübungen II (GA 268). Rudolf Steiner Verlag Dornach 1999. S. 92.
54 Steiner, R.: Wahrspruchworte (GA 40). Rudolf Steiner Verlag Dornach 1998. S. 114.
55 Ebd., S. 98.
56 Ebd., S. 324.
57 Gut, T. (Hrsg.): Beten mit Kindern. Rudolf Steiner Verlag Dornach 2005. S. 21.

58 Meditationen für Patienten. Meditative Anweisungen und Texte von Rudolf Steiner, zusammengestellt für Ärzte. Selbstverlag Ita Wegman Klinik Arlesheim 1997.

59 Ebd.

60 Ebd.

61 Ebd.

62 Steiner, R.: Mantrische Sprüche. Seelenübungen II (GA 268). Rudolf Steiner Verlag Dornach 1999. S. 62.

63 Steiner, R.: Seelenübungen mit Wort- und Sinnbild-Meditationen (GA 267). Rudolf Steiner Verlag Dornach 2001. S. 410.

64 Steiner, R.: Mantrische Sprüche. Seelenübungen II (GA 268). Rudolf Steiner Verlag Dornach 1999. S. 159.

65 Ebd., S. 161.

66 Meditationen für Patienten. Meditative Anweisungen und Texte von Rudolf Steiner, zusammengestellt für Ärzte. Selbstverlag Arlesheim 1997.

67 Steiner, R.: Wahrspruchworte (GA 40). Rudolf Steiner Verlag Dornach 1998. S. 278.

68 Steiner, R.: Mantrische Sprüche. Seelenübungen II (GA 268). Rudolf Steiner Verlag Dornach 1999. S. 182.

69 Ebd., S. 68.

70 Ebd., S. 182.

71 Ebd., S. 175.

72 Steiner, R.: Seelenübungen mit Wort- und Sinnbild-Meditationen (GA 267). Rudolf Steiner Verlag Dornach 2001. S. 290.

73 Steiner, R.: Wahrspruchworte (GA 40). Rudolf Steiner Verlag Dornach 1998. S. 258.

74 Steiner, R.: Mantrische Sprüche. Seelenübungen II (GA 268). Rudolf Steiner Verlag Dornach 1999. S. 124.

75 Meditationen für Patienten. Meditative Anweisungen und Texte von Rudolf Steiner, zusammengestellt für Ärzte. Selbstverlag Ita Wegman Klinik Arlesheim 1997.

76 Ebd.

77 Ebd.

78 Ebd.

79 Ebd.

80 Ebd.

81 Ebd.

82 Ebd.

83 Ebd.

84 Steiner, R.: Menschenschicksale und Völkerschicksale (GA 157). Rudolf Steiner Verlag Dornach 1981. S. 152.

85 Steiner, R.: Mantrische Sprüche. Seelenübungen II (GA 268). Rudolf Steiner Verlag Dornach 1999. S. 229.

86 Ebd., S. 228.

87 Steiner, R.: Unsere Toten. Ansprachen, Gedenkworte und Meditationssprüche 1906–1924 (GA 261). Rudolf Steiner Verlag Dornach 1984. S. 343.

88 Glöckler, M., Heine, R. (Hrsg.): Ethik des Sterbens, Würde des Lebens. Verlag am Goetheanum Dornach 2003.
Glöckler, M., Heine, R. (Hrsg.): Handeln im Umkreis des Todes. Medizinische Sektion am Goetheanum Dornach 2002.

89 Eine vollständige Zusammenstellung der zentralen medizinischen Berufsmeditationen findet sich in Glöckler, M., Heine, R. (Hrsg.): Führungsfragen und Arbeitsformen in der anthroposophisch-medizinischen Bewegung. Verlag am Goetheanum Dornach 2015. S. 87–221.

Meditationspraxis für Pflegende

ROLF HEINE

Pflege und Meditation

Pflegende sind in ihrem Beruf vielfältigen körperlichen und seelischen Herausforderungen und Belastungen ausgesetzt. Abhängig vom beruflichen Aufgabenfeld stehen zunächst die besondere körperliche und seelische Nähe zum Pflegebedürftigen und die oftmals notwendige 24-stündige Verfügbarkeit im Vordergrund. Diese ist nur im Team zu gewährleisten und damit auch eine soziale Anforderung. Da braucht es Gestaltungsfreude an Gemeinschaftsprozessen, Interesse, Toleranz und Duldsamkeit. Als weitere Herausforderung erweist sich der hohe Anteil immer wiederkehrender, kaum rationalisierbarer Aufgaben in der täglichen Pflege, die große Abhängigkeit von Weisungen und Bedürfnissen der Patienten, Ärzte, Angehörigen und Vorgesetzten, welche die Plan- und Gestaltbarkeit von Arbeitsabläufen oftmals verunmöglichen. Mögen diese Herausforderungen in vielen Berufen ähnlich sein, so scheint der innere Anspruch, den Bedürfnissen der Patienten, Angehörigen, Kollegen und Ärzten immer und jederzeit gerecht zu werden, wie ein verzehrendes Feuer. Wenn Pausen und Schlaf diesem Abbau nichts mehr entgegensetzen können, verbrennt der Mensch an seinen Ansprüchen. Oder ein unerreichbares Ideal verliert seine motivierende Kraft, es steht wie ein fernes: „Du sollst!" im Hintergrund und raubt Kräfte, anstatt sie zu schaffen.[1] So entsteht aus der drückenden Pflicht, aus dem „Sollen", die Frage nach dem eigenen „Wollen", nach Ziel und Sinn der Berufs- und Lebensaufgabe. Dabei ist es bemerkenswert, dass die Worte „Pflicht" und Pflege eine gemeinsame etymologische Wurzel haben. Selbsterkenntnis, Selbstschulung, Bewusstseinserweiterung und das Bedürfnis nach geistiger Wirksamkeit bereiten den Weg vom „Du sollst" zum „Ich will".[2]

Die unterschiedlichen Bedürfnisse, Ziele und Motive, um einen spirituellen Weg zu beginnen, fasst das folgende Schaubild zusammen. Den guten und berechtigten stehen „dunkle" Motive, ja echte Zerrbilder spiritueller Entwicklung kontrastierend gegenüber. Sie verdeutlichen, dass notwendige menschliche Entwicklungsschritte fehlgeleitet werden, wenn sie als unbewusste Antriebe wirken. So lässt sich zum Beispiel der notwendige Impuls zur Selbstbeherrschung in den Machtinstinkt projizieren, andere beherrschen oder bestimmen zu wollen. Oder es wird die erwünschte Nebenwirkung der inneren Arbeit zum Hauptzweck, nämlich die eigene Gesundung. Ebenso fördert es die Eitelkeit, wenn der bewusste Impuls, sich „zu einem besseren Menschen" zu machen, zu der Sucht nach Bejahung und Bewunderung durch andere pervertiert.

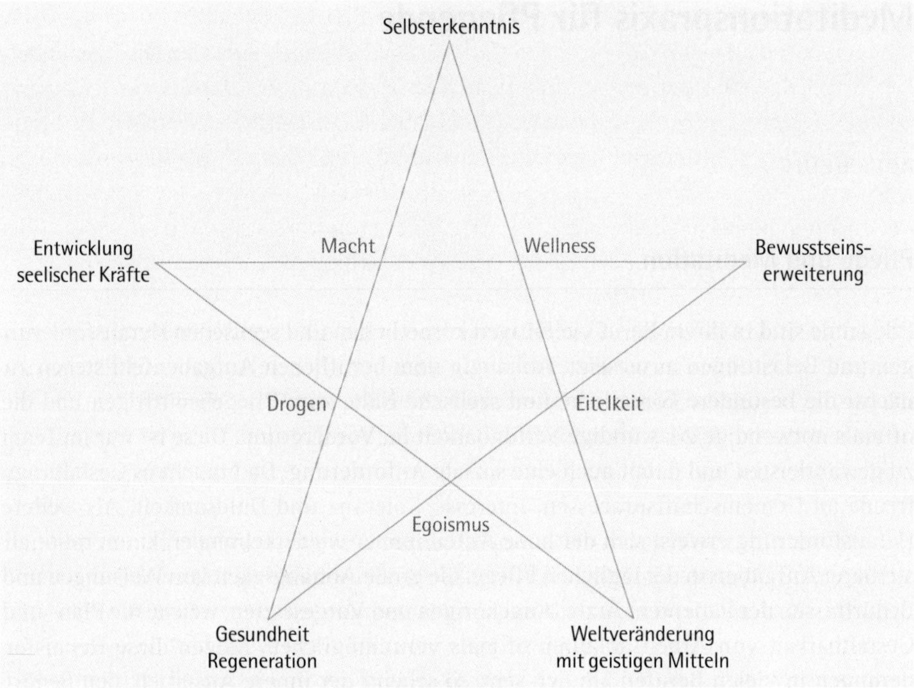

Abb. 1: Bedürfnisse, Ziele und Motive auf dem spirituellen Weg

Aus den vielfältigen beruflichen Belastungs- und Grenzsituationen entsteht das Bedürfnis nach Orten der Ruhe, der Stille, der Regeneration und der inneren Entwicklung. In der Regel sind diese Orte nicht in der physischen Welt zu finden. Und selbst wenn die Sonne warm auf den Rücken scheint, die Betrachtung des Wolkenzuges das Gemüt erfüllt, uns das Lachen eines Kindes oder ein Gespräch beglückt, so sind diese „Geschenke des Augenblicks" nichts wert, wenn man sich nicht auf sie einlässt und in ihnen verweilt. Auch gilt es, sie wieder loszulassen, damit nicht der sehnsuchtsvolle Blick zurück die gewonnene Kraft bindet. Wo liegen diese Orte der Ruhe und Regeneration? Wie kann der Dreischritt vom Sich-Öffnen, über das Verweilen zum Sich-Lösen gelingen? Mit diesen Fragen beginnt oftmals die Praxis eines inneren Weges. „Schaffe dir Augenblicke innerer Ruhe und lerne in diesen Augenblicken, das Wesentliche von dem Unwesentlichen unterscheiden."[3] Manche Menschen beherrschen diese Fähigkeit von sich aus. Sie kommen zur Ruhe und zu sich in der Betrachtung der Natur, eines Kunstwerks oder im Gebet, in einer Tätigkeit, die sie erfüllt und in der sie ganz und gar anwesend sind. Anderen wird, wenn sie einen stillen Raum aufsuchen, erst bewusst, wie sehr die innere Unruhe, das Geplapper, Ängste, Versäumnisse und einschießende Willensimpulse den Seelenfrieden stören. Nicht selten wird dann die Stille als beklemmend, als Bedrohung erlebt; man verlässt sie fluchtartig und ist froh, wieder in Orte der Zerstreuung abzutauchen.

Wer sich für eine bestimmte Zeit – anfänglich 5 Minuten – von den äußeren Sinneseindrücken zurückzieht und sich bemüht, auf Tagesereignisse bezogene Erinnerungen,

Gedanken und Gefühle zu beruhigen, findet Unterstützung in einer Wort- oder Spruchmeditation. Es eignen sich Worte und Sätze aus der Weisheitsliteratur der Menschheit, wie der Bibel, der Bhagavadgita, Aphorismen des Novalis (1772–1801), Gebete, Gedichte. Besonders hilfreich ist es, sich ein Wort oder einen Satz selbst auszusuchen. Während der Meditation ruht die Aufmerksamkeit, so gut es geht, auf diesem Satz und seinen Worten. Bei einem Satz wie „Im Lichte lebt die Weisheit“[4] kommt es nicht (nur) darauf an, über den Inhalt nachzudenken, sondern mit dem Bewusstsein auf oder in dem Satz zu verweilen. Wenn Gedanken, Erinnerungen, Vorstellungen auftauchen, die nicht zur Meditation gehören, kehrt man ohne Ärger, aber bestimmt wieder zur selbst gestellten Aufgabe zurück. Mit der Zeit gelingt es immer besser, den Meditationsgegenstand nicht aus dem Bewusstsein zu verlieren. Dann beginnt er, heller, differenzierter, wärmer, farbiger zu werden. Innere Bewegungen tauchen auf. Im genannten Spruch kann beispielsweise das kleine Wörtchen „Im“ in die Raumempfindung hineinführen, die der Meditation innewohnt.

Wie bei allen Übungen wird nach einer Anfangszeit, in welcher der Meditationsgegenstand bestimmte neue, dem bloßen Vorstellen und Nachdenken unzugängliche Seiten gezeigt hat, dieser seinen ersten Reiz verlieren. Was in der Meditation zu erleben ist, erscheint bekannt, fast selbstverständlich, verliert seine Lebendigkeit. Treue und stete, unverkrampfte Beharrlichkeit, ja spielerischer Ernst vermögen es, die Meditation wieder zu beleben. Selbst ein sehr einfacher Meditationsgegenstand kann auch nach Jahren und Jahrzehnten noch helfen, Neues, Wichtiges für das Hier und Jetzt bewusst zu machen.

Das Eintauchen in eine Meditation schafft einen Bewusstseinsraum, in den man mit einiger Übung immer wieder neu eintritt. Er ist zu einem Ort des Rückzuges, der Erholung und Erfrischung geworden. Dieser Raum entsteht durch die innere Tätigkeit des Meditierenden. Dieser Aktivität kommt der Inhalt der Meditation entgegen und bildet die *ihm* eigentümliche Form im Bewusstsein des Meditierenden. So reifen, perlengleich, Einsichten in die Welt jenseits der Sinne.

Praktische Gesichtspunkte

Wie jeder Ort braucht auch der durch Meditation geschaffene Bewusstseinsraum seine Pflege. Gute Gewohnheiten wie Rhythmus, Ernst, Staunen und Ehrfurcht pflegen diesen Raum. Gewohnheiten integrieren etwas ins Leben, bis in den Tagesablauf hinein. Sie werden selbstverständlich, vertraut und entlastend. Man „wohnt“ in ihnen. Wird die „Wohnung“ zu klein oder zu groß, zieht man um, sucht sich eine für den Moment passendere Heimat. Gewohnheiten entstehen, wenn man etwas über eine gewisse Zeit rhythmisch wiederholt. Aber was ist zu wiederholen? Wo soll man meditieren? Wann ist zu meditieren? Wie soll man meditieren? Diese praktischen Fragen stehen oft am Beginn einer bewusst begonnenen meditativen Schulung.

Wo: Der äußere Ort ist für die Meditation unwesentlich. Sie kann überall stattfinden. Für den Geübten auch im heftigsten Getriebe des Alltags. Allerdings unterstützt ein stiller Ort, der frei von Ablenkungen ist, die Konzentration. Ein stiller Raum, den man regelmäßig aufsucht, erleichtert die innere Sammlung. Eine Meditation in der Natur braucht mehr Konzentration als eine in einem geschlossenen Raum. Eine aufrecht sitzende, entspannte Körperhaltung ermöglicht das Ruhen des Bewusstseins auf dem Meditationsgegenstand eher als eine liegende Position, in der es schwieriger erscheint, sich dem Einschlafen zu erwehren. (Man kann jedoch beim Meditieren im Liegen erleben, welch gutes „Hypnotikum" eine gedankengestützte Meditation ist. Diese half schon manchem Patienten mit Schlafstörungen.)

Wann: Die Tageszeit für die Meditation richtet sich nach den Erfordernissen und Pflichten des Alltags. Wer sich früh morgens schon gut wach fühlt und es einrichten kann, in Ruhe zu meditieren, gewinnt einen guten Start in den Tag. Wer abends nicht zu müde ist, übt in der Meditation, sich von den Eindrücken des Tages zu distanzieren und den Blick auf etwas Wesentliches lenken. Meditationen, die sich auf die Festeszeiten des Jahreslaufes beziehen (wie die Wochensprüche[5] oder die Monatstugenden[6]), bringen das innere Erleben in Einklang mit den Rhythmen der Natur und des Kosmos. Manche Meditationen sind speziell für eine bestimmte Tageszeit gegeben, weil sie die jeweilige Bewusstseinsstimmung der Tageszeit berücksichtigen (etwa die Punkt-Kreis-Meditation).[7] Die Dauer sollte den Meditierenden nicht in Konflikt mit seinen Aufgaben und täglichen Pflichten bringen. Viele üben insgesamt zwischen 5 und 30 Minuten am Tag. Ein täglicher Rhythmus stärkt die Wirkung der Meditation. Hilfreich ist auch, wenn man sich zwischen Aufwachen und Einschlafen, etwa in der Mitte des Tages, ein paar Minuten nimmt und sich kurz auf das besinnt, was für einen im Leben das Wesentliche ist.

Allein oder gemeinsam: „Die zur Wahrheit wandern, wandern allein, keiner kann dem andern Wegbruder sein".[8] So charakterisierte Christian Morgenstern (1871–1914) die spirituelle Wegsuche. Während der Meditation wird die physische Anwesenheit anderer Menschen weder gebraucht noch gesucht. Sie ist wie der physische Ort des Meditierens ohne Bedeutung. Wenn Menschen gemeinsam in einem Raum meditieren, kann jedoch eine sehr dichte Atmosphäre entstehen, welche die Konzentration steigert. Da eine solchermaßen dichte Atmosphäre aber nicht das Ziel der Meditation ist, sondern im besten Fall eine bestärkende Folge, besitzt gemeinsames Meditieren keinen besonderen Wert an sich. Es sei denn, man verabredet bewusst mit einer Gruppe von Menschen, sich für eine bestimmte geistige Arbeit zu treffen.

Wie: Wie jedes prozessuale Geschehen hat die Meditation einen Vorlauf, einen Hauptteil und einen Ausklang. Die äußere Vorbereitung schafft die Voraussetzungen für ungestörtes Meditieren. Die innere Vorbereitung öffnet das Bewusstsein für dasjenige, was sich im Bewusstseinsraum der Meditation zeigt. Abschließend aber braucht es die bewusste Beendigung der Übung.

Vorbereitung: Äußerlich schließt man sich von Störungen ab und wendet die Aufmerksamkeit ganz nach innen. Diese Öffnung der Seele hat Verwandtschaft mit der Stimmung des Staunens – mit dem Unterschied, dass sich das Staunen gewöhnlich nach außen in die Sinneswelt richtet. In dieser Stimmung ist man ganz hingegeben. Gewöhnlich wundert man sich man über beeindruckende Naturerscheinungen oder Kunstfertigkeiten. Im Staunen[9] wird das Bewusstsein von der Sinneswelt angezogen. Um eine solche Stimmung in sich hervorzurufen, ohne dass schon ein Anlass für das Staunen gegeben wäre, braucht es eine aktive innere Kraft, die allein aus eigener Tätigkeit heraus aufzubringen ist. Alle Sinne öffnen sich, ohne dass etwas Konkretes wahrgenommen wird.

Der Hingabe im Staunen setzt man eine Grenze: Das dazu benötigte innerliche Zurückweichen, in liebevollem Kontakt mit der bestaunten Tatsache, ist nichts anderes als *Ehrfurcht.*[10]

Wie bei der willentlichen Erzeugung des Staunens gelingt das Hervorrufen von Ehrfurcht am leichtesten, indem man sich zunächst an eine Situation *erinnert*, in der man Ehrfurcht empfand, zum Beispiel vor der Begegnung mit einem Menschen, der einem viel bedeutet. Die stärkste Wirkung entfaltet die Übung, wenn es gelingt, „Ehrfurcht" auch dann herzustellen, wenn nichts „Ehrfurcht-Gebietendes" anwesend ist. Steiner bezeichnete die Aktivierung einer Stimmung der Devotion – Ehrfurcht, Verehrung, Demut – geradezu als Voraussetzung für jede gesunde Geistesschulung. Sie öffnet den inneren Sinn für die Bedeutung des Wahren und Erhabenen.[11] Nachdem im „Staunen" eine öffnende, hingebende innere Bewegung und in der „Ehrfurcht" eine – sich in sich zurücknehmende, zugleich „aufschauende und verneigende" – innere Gebärde entstanden ist, beginnt der Hauptteil der Meditation.

Hauptteil: Rudolf Steiner charakterisierte den Zustand der Meditation in seiner Einleitung zur sogenannten Rosenkreuz-Meditation:[12] *„Man gelangt zu einem Erfassen dieser Versenkung in eine Vorstellung, wenn man sich erst einmal den Begriff der Erinnerung vor die Seele ruft. Hat man das Auge z. B. auf einen Baum gerichtet und wendet man sich dann von dem Baume ab, so dass man ihn nicht mehr sehen kann, so vermag man die Vorstellung des Baumes aus der Erinnerung in der Seele wieder zu erwecken. Diese Vorstellung des Baumes, die man hat, wenn derselbe nicht dem Auge gegenüber steht, ist eine Erinnerung an den Baum. Nun denke man sich, man behalte diese Erinnerung in der Seele; man lasse die Seele gleichsam auf der Erinnerungsvorstellung ruhen; man bemühe sich, alle andern Vorstellungen dabei auszuschließen. Dann ist die Seele in die Erinnerungsvorstellung des Baumes versenkt. Man hat es dann mit einer Versenkung der Seele in eine Vorstellung zu tun; doch ist diese Vorstellung das Abbild eines durch die Sinne wahrgenommenen Dinges. Wenn man aber dasselbe vornimmt mit einer durch freien Willen in das Bewusstsein versetzten Vorstellung, so wird man nach und nach die Wirkung erzielen können, auf welche es ankommt."* * Wie schon in der vorbereitenden Erzeugung

---

* Es sei dem Leser an dieser Stelle sehr ans Herz gelegt, die von Rudolf Steiner detailliert geschilderte Durchführung der Rosenkreuz-Meditation in der „Geheimwissenschaft" (GA 13) nachzulesen.

von *Staunen* und *Ehrfurcht* baut der Meditierende aktiv und aus freiem Willen ein inneres Bild auf. Dieser Aufbau fordert Konzentration und Kraft.

Ausklang: Der Hauptteil der Meditation endet zum Beispiel durch die Einnahme von zwei weiteren Seelenhaltungen. Im Rückblick auf den Meditationsraum und im Vorblick auf das tätige Alltagsleben wird die Stimmung „Sich im Einklang mit den Welterscheinungen fühlen"[13] erzeugt. Dies ist notwendig, um die außerordentliche Verschiedenheit der Sinnes- und Alltagswelt mit der seelisch-geistigen Innenwelt der Meditation zusammenzuführen und sich in einer kohärenten physisch-seelisch-geistigen Wirklichkeit zu finden und zu handeln. Diese Stimmung entsteht durch eine horizontale, weitende, bejahend ausgleichende innere Bewegung.

Die Meditation kann auch in einer anderen Stimmung ausklingen, nämlich in „Ergebenheit".[14] Damit stellt sich der Mensch bewusst in eine ihn selbst *und* die Welt umfassende Gesetzmäßigkeit. Sie verwandelt alles drängende Streben und gewaltsame Fortschreiten-Wollen in eine offene, geduldige, bejahende Stimmung. Steiner wurde nicht müde, die Bedeutung des geduldigen Wartens als wichtige Voraussetzung des anthroposophischen Schulungsweges zu betonen. Die Stimmung der Ergebenheit stellt den Eigenwillen, das eigene Suchen und Drängen bewusst in einen größeren Zusammenhang.

Die zentrale Meditation für Pflegende: Vom Schwesternspruch über die Meditation zum Mantram

Zur Geschichte

Im Folgenden sei die wichtigste Meditation erläutert, die Rudolf Steiner für Pflegende gab. Sie steht neben vielen anderen Übungen und Mantren, mit denen man in der Anthroposophischen Pflege arbeitet.[15] Da sie die einzige spezifische Anleitung Rudolf Steiners für beruflich Pflegende darstellt, nimmt sie eine zentrale Stellung ein.

Ita Wegman erhielt den sogenannten Schwesternspruch am 2. Dezember 1923 von Rudolf Steiner mit der Auflage, ihn erst dann weiterzugeben, wenn eine gute Zusammenarbeit und echte Gemeinschaftsbildung unter den Schwestern des damaligen „Klinisch-Therapeutischen Institutes" in Arlesheim bei Basel bestehe. Steiner hatte zugesagt, 1925 einen Kurs für Pflegende zu halten. Durch seinen Tod im März 1925 war dies nicht mehr möglich. Der Kurs fand schließlich im Mai 1925 unter der Leitung von Ita Wegman statt. Sie übergab den Schwesternspruch anlässlich dieses Kurses an sieben ausgewählte Schwestern, die auch Mitglied der von Steiner begründeten ersten (Meditations-)Klasse der Freien Hochschule für Geisteswissenschaft waren. Diese Gruppe wurde gleichzeitig als „Unterabteilung" in die Medizinische Sektion, einer der elf Fachabteilungen der Hochschule, aufgenommen. Den Schwesternspruch gab man bis zu seiner Veröffentlichung in den neunziger Jahren nur an Mitglieder der Ersten Klasse der Freien Hochschule für Geisteswissenschaft weiter. In diesem Zusammenhang meditierte man ihn für die Ausbildung der Herzenskräfte in der Berufsgemeinschaft und in der pflegerischen

Praxis. Nach der Veröffentlichung des Spruches verabredeten diejenigen, die mit dieser Meditation arbeiteten, ihn jeden Sonntag in der ersten Tageshälfte zu meditieren. So wollten sie ein weltweites geistiges Band zwischen den Pflegenden schaffen. In die Meditation lassen sich auch die Verstorbenen einbeziehen, die im Geiste dieser Meditation lebten und arbeiteten.[16] So machte die Verstärkung der inneren Arbeit die Meditation auch öffentlich bekannt und zugänglich.
Der Spruch lautet:[17]

„Im Herzen wohnt
In leuchtender Helle
Des Menschen Helfersinn
Im Herzen wirket
In wärmender Macht
Des Menschen Liebekraft
So lasset uns tragen
Der Seele vollen Willen
In Herzens-Wärme
Und Herzens-Licht,
So wirken wir das Heil
Den Heilbedürft'gen
Aus Gottes Gnadensinn."

Arbeiten mit dem Schwesternspruch

Das Folgende beschreibt einen persönlichen Arbeitszyklus mit dem Schwesternspruch in sieben Schritten. Jeder Schritt gliedert sich – wie oben beschrieben – in eine zweifache Vorbereitung, den Hauptteil und die zweifache Abschluss-Stimmung. Die ersten fünf Schritte beschreiben einen Weg zur Imagination. Die Schritte sechs und sieben weisen in Anlehnung an Rudolf Steiners Darstellungen den Weg zu Inspiration und Intuition.[18]

Vorbereitung	Hauptteil	Abschluss
Staunen	Aufbau eines Bildes	Sich im Einklang mit den Weltgesetzen fühlen
Ehrfurcht	Ruhen im Bild	Ergebenheit

Tab.: Ablauf einer Meditation

Erster Schritt:

Nach der Vorbereitung und dem Erzeugen der Stimmungen „Staunen" und „Ehrfurcht" lese man den Spruch laut und langsam. Bevor man ihn sich ein zweites Mal zu Gehör bringe, lasse man ihn nachklingen, wie man einem gerade vergangenen Erlebnis nachsinnt.

Beim zweiten lauten Lesen ist es hilfreich, nach jeder Zeile innezuhalten und sich die Bedeutung des Inhalts zu vergegenwärtigen. Unverständliches oder Widersprüchliches ist als solches zu bemerken, ohne dabei zu verweilen. Nach diesem zweiten Lesen klingt der Spruch wieder in Ruhe nach. Ein drittes Lesen folge dem Rhythmus der Sprache des Spruches und verweile am Ende wiederum im Nachklang des Gehörten. Mit der Herstellung der beiden Abschluss-Stimmungen „Sich im Einklang mit den Weltgesetzen fühlen" und „Ergebenheit" endet die Meditation.

Zweiter Schritt:

Nach der Vorbereitung spreche man den Spruch laut. Beim zweiten Lesen baue man Zeile für Zeile auf, nebst inneren Bildern zu den jeweiligen Motiven. Diese Vorstellungsbilder, beispielsweise vom „Herzen" oder von der „leuchtenden Helle", sollen lebendig und farbig erscheinen. Manche bemühen sich, ein lebendiges Bild von den Blutströmen des Kreislaufs, vom rhythmisch schlagenden oder vom fühlenden Herzen entstehen zu lassen. Nicht auf das Übernehmen fremder Bilder kommt es an, sondern auf die Erzeugung eines Bildes aus der eigenen Wahrnehmung oder Begriffsbildung. Danach ruhe die Aufmerksamkeit wiederum für eine Weile auf jedem Bild, bevor man zum nächsten fortschreite. Beim dritten Lesen des ganzen Spruchs rufe man die so geformten Bilder im Fluss des (langsamen) Sprechens auf. Rhythmus und Bilder klingen nach, bevor man die Meditation mit den beiden Abschluss-Stimmungen beendet.

Dritter Schritt:

Staunen und Ehrfurcht leiten die Meditation ein. Beim Sprechen des Spruches schwingen die Erfahrungen der ersten beiden Schritte mit. Die Stimmung des Staunens erhält die Offenheit für ein Fortschreiten beim Üben, ohne dass man zu lange am Vergangenen verweile oder die Bilder ihre Intensität verlieren. Beim zweiten Sprechen betrachte man Worte oder Zusammenhänge genauer, deren Bedeutungen rätselhaft geblieben sind und die deshalb keine inneren Bilder hervorriefen. Die Worte „Helfersinn" oder „Gnadensinn" könnten zum Beispiel Rätselfragen aufwerfen.

In der Meditation geht es nun nicht darum, den Bedeutungsinhalt zu erklären oder zu beurteilen. Die eigene Meinung oder abweichende Vorstellungen oder Erfahrungen gilt es wahrzunehmen, ohne sich fortlaufend auf sie zu berufen. Vielmehr kann man nachforschen, *in welchem Sinn* die Aussagen des Spruches wahr sind. Den größten Wert hat es, wenn diese Rätselfragen ohne schnelle Antwort bleiben. Durch das Leben in der Frage entsteht eine Stimmung der Nähe zur geistigen Welt. Beim dritten Aussprechen des Spruches bemühe man sich, ihn so zu hören, als sei er eine mögliche Antwort auf die Rätselfragen. Die Stimmungen „Sich im Einklang mit den Weltgesetzen fühlen" und „Ergebenheit" beenden den dritten Schritt.

Vierter Schritt:

Man lege besonderen Wert auf die Erzeugung der vorbereitenden Stimmungen. Beim erstmaligen Sprechen versuche man, sich den gesamten Spruch mit aller bisher gewonnenen Innigkeit, Farbigkeit, Rätselhaftigkeit vor die Seele zu führen.

Beim zweiten Sprechen schenke man – Zeile für Zeile – den bislang vielleicht weniger beachteten Worten „im", „in", „des", „so", „voll" besondere Aufmerksamkeit. An diesen Worten lassen sich kaum Vorstellungsbilder entwickeln. „In" und „im" unterscheiden sich kaum in ihrer Bedeutung, wohl aber in ihrem logischen Bezug. Sie werden als innere Bewegungen erlebt. Auch der Rhythmus heller und dunkler Vokale oder die Spiegelung bedeutungsähnlicher Worte wie „Helfersinn“ und „Gnadensinn“ oder „wohnt“ und „wirket“, ebenso wie „Herzens-Wärme“ und „Herzens-Licht“ erzeugen ein bildhaftes Erleben anderer Art. Im zweiten Schritt waren die Bilder noch leicht vorstellbar. Es galt, gegenüber fremden, alten Vorstellungsbildern neue, eigene zu schaffen. Jetzt lautet die Aufgabe, abstrakte, logische Bezüge in lebendige Konstellationen und Bewegungen zu verwandeln.

Beim drittmaligen Sprechen kommt es darauf an, dass man schon zu Beginn den gesamten Spruch vor Augen hat. Anfang, Mittelpunkt, Abschluss und Steigerung klingen zusammen. Die Abschluss-Stimmungen gehen aus dieser Betrachtung wie von selbst hervor.

Fünfter Schritt:

Der fünfte Schritt ergibt sich aus den bisherigen Anstrengungen: Es ist ein Bild des Herzens entstanden. In das Organ der Körpermitte strömt das Blut aus den Venen der Stoffwechselorgane, der Gliedmaßen und der Sinnesorgane in den rechten Vorhof. Der linke Vorhof empfängt zugleich das mit Sauerstoff erfrischte Blut aus dem Lungenkreislauf. In der Entspannungsphase, der Diastole, strömt das Blut in die Herzkammern. Von dort fließt es in der Systole (Anspannungsphase) in den Lungen- und Körperkreislauf hinein. Die Polaritäten von Diastole und Systole, von Lungen- und Körperkreislauf, von rechtem und linkem Herz, von Vorhöfen und Kammern prägen das anatomische und funktionelle Geschehen des Herzschlages. Zwischen Herz und Lunge sowie Puls und Atem herrscht ein rhythmisches Verhältnis von 4:1.

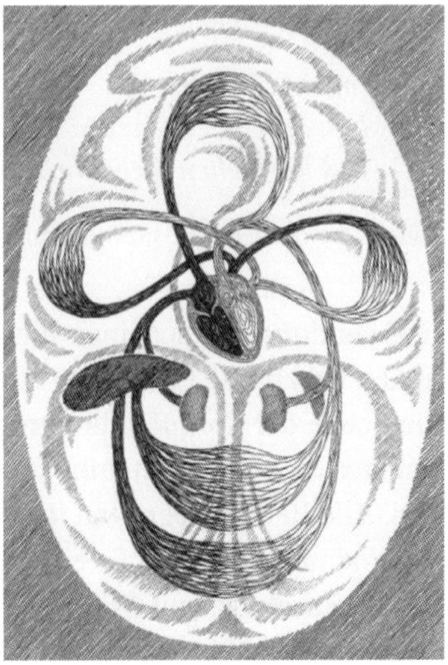
Abb. 2: Herzkreislaufsystem des Menschen

Der Schwesternspruch besteht aus 13 Zeilen, die man in vier Abschnitte à 3 Zeilen untergliedern kann. Die siebte, mittlere der 13 Zeilen („So lasset uns tragen“) unterscheidet sich sprachlich sowohl durch die Kulmination dunkler Vokale, wie auch durch den aufrufenden, erfrischenden Charakter von den übrigen Zeilen. Sie teilt zudem den gesamten Spruch in einen nach innen gerichteten ersten und einen nach außen, auf eine Gemeinschaft orientierten zweiten Teil:

1: *Im Herzen wohnt*
In leuchtender Helle
Des Menschen Helfersinn

2: *Im Herzen wirket*
In wärmender Macht
Des Menschen Liebekraft

So lasset uns tragen

3: *Der Seele vollen Willen*
In Herzens-Wärme
Und Herzens-Licht,

4: *So wirken wir*
Das Heil den Heilbedürft'gen
Aus Gottes Gnadensinn.

	So lasset uns tragen		
1	*Im Herzen wohnt* *In leuchtender Helle* *Des Menschen Helfersinn*	*Der Seele vollen Willen* *In Herzens-Wärme* *Und Herzens-Licht,*	3
2	*Im Herzen wirket* *In wärmender Macht* *Des Menschen Liebekraft*	*So wirken wir* *Das Heil den Heilbedürft'gen* *Aus Gottes Gnadensinn.*	4

Abb. 3: Überraschende Perspektiven durch eine neue Anordnung des Schwesternspruches

In Abbildung 3 erscheinen die vier Strophen wie die Füllungen der rechten und der linken Herzhälfte (Strophen 1 und 2 bzw. 3 und 4). Die Strophen 1 und 3 bilden dabei die Ebene der Vorhöfe, die Strophen 2 und 4 die Ebene der Kammern. Funktionell betrachtet, steht der Blutstrom, nachdem er die Vorhöfe gefüllt hat, einen Moment lang still. Alle Herzklappen sind in diesem Augenblick geschlossen. Jetzt wird das Herz zum Wahrnehmungsorgan. Es erwacht in leuchtender Helle der Helfersinn (rechter Vorhof) und die Seele ist mit Wärme und Licht (linker Vorhof) erfüllt, nachdem die Atmung sie erfrischte („So lasset uns tragen"). Die sich kontrahierenden Kammern stehen in ihrer wirksamen Kraft polar zu den Vorhöfen, deren funktionelles Hauptwerk der in der Wahrnehmung ruhende Wille ist. In der rechten Kammer wirkt „des Menschen Liebekraft" hinaus in Richtung Seelenatmung. In der linken Kammer stellt sich die mit der Außenwelt verbundene Seele in die tätig heilende Wirksamkeit („so wirken wir") der menschlichen Gesamtorganisation. Der stille, ruhende Charakter der ersten und der dritten Strophe (die beiden Vorhöfe) mit dem gemüthaften „wohnt" und dem satten „voll" kontrastiert in den Strophen 2 und 4 (die beiden Kammern) mit ihrem bewegten, aktiven „wirket" und „wirken". Die dritte Strophe ohne Verb fasst die Strophen 1 und 2 nicht nur zusammen, sondern steigert die Polarität von Ruhe und Kraft. Sie hat das Verb, das Tun-Wort, gewissermaßen extern in die Zeile „So lasset uns tragen" gestellt und ist so erfüllt mit vollem, noch ruhendem Willen.

Vergleicht man die erste mit der vierten Strophe (rechter Vorhof und linke Kammer), wird eine weitere Beziehung sichtbar. Nicht allein der Bedeutungsbezug des „Helfersinns" mit dem „Gnadensinn", sondern auch die prägende Verwendung der Konsonanten H und L in den mittleren Zeilen, sowie die identische Silbenzahl und Rhythmik der ersten

Zeilen, verweisen auf einen geradezu musikalischen Bezug von Beginn und Ende. Der Beginn der ersten Zeile („Im“) und der Anfang der letzten Zeile des Mantrams („Aus“) bringen die Pulsation von Verinnerlichung und Veräußerung, von Empfangen und Geben in einfachster Weise zum Ausdruck.

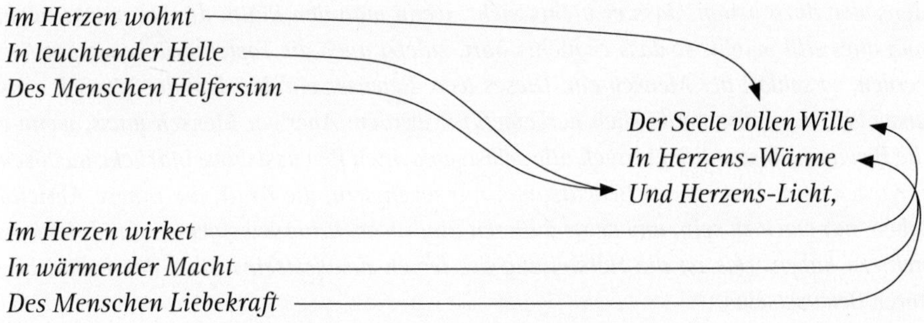

Im Herzen wohnt So wirken wir
In leuchtender Helle Das Heil den Heilbedürft'gen
Des Menschen Helfersinn Aus Gottes Gnadensinn.

Abb. 4: Bedeutungsbezüge innerhalb der ersten drei Strophen* und weitere Bezüge innerhalb des Schwesternspruches

Der Meditierende taucht nun in ein selbstgeschaffenes Bild ein. Einzelne Begriffe wie Wärme, Licht, Helfersinn und Gnadensinn erhalten in ihrer Zusammenschau mit der funktionellen Wirklichkeit des Herzens eine neue Tiefe. Die Meditation ist nun auch in der physiologischen Wirklichkeit des Herzens angekommen. Der Rhythmus von individueller Wahrnehmung der Hilfsbedürftigkeit eines Menschen (Helfersinn) und einer „werktätigen Liebe“ (Liebekraft), welche die kollegiale, schwesterlich-brüderliche Gemeinschaft sucht und braucht und die eine Bestätigung durch ein Angeschaut-Werden aus der geistigen Welt (Gottes Gnadensinn) erfährt, erscheint bis in die eigene Leiblichkeit hinein real. So enthüllt sich in der Meditation der Herzcharakter des Schwesternspruches. Form und Inhalt bilden hier Pole in einem Organismus. Sie verschränken sich in der äußeren Ruhe der Meditation und der inneren Aktivität des bildschaffenden Besinnens.

Die Abschluss-Stimmungen „Sich im Einklang mit den Weltgesetzen fühlen“ und „Ergebenheit“ sind für diesen fünften Schritt von besonderer Bedeutung, sowohl um vorschnelle, noch nicht hinreichend geprüfte Bilder zu ernüchtern, als auch, um das in der Meditation entstandene Glücks- und Freiheitsgefühl an eine aufrichtige, das Gute suchende Gesinnung anzuschließen.

* Strophe 1 und 2 werden in Strophe 3 zusammengefasst. Sprachlich korrespondiert „wohnt“ aus der ersten Zeile mit „voll“ in der ersten Zeile der dritten Strophe. Das „wirket“ aus der ersten Zeile von Strophe 2 entspricht sprachlich dem „Willen“ in Strophe 3. „Helle und Helfersinn“ aus Strophe 1 erscheinen in Strophe 3 als „Herzens-Licht“, ebenso wie „Macht und Liebekraft“ aus Strophe 2 als „Herzens-Wärme“ in Strophe 3 einfließen.

Sechster Schritt:
Nach der Vorbereitung meditiere man den Spruch. Er ist einem nun vertraut. Nun bemühe man sich nach Kräften, die entstanden Bilder auszuschalten. Ziel ist die Herstellung eines leeren Bewusstseins. Rudolf Steiner beschrieb dies folgendermaßen: „*Wenn man einem Menschen die Sinneseindrücke nach und nach entzieht, wenn man den Menschen dazu bringt, dass er nichts sieht, wenn man den Raum dunkel macht, wenn man alles still macht, so dass er nichts hört, zuletzt auch die Tasteindrücke unterdrückt werden, so schläft der Mensch ein. Dieses leere Bewusstsein, bei dem der Mensch sonst einschläft, das muss willkürlich herbeigeführt werden. Aber der Mensch muss, wenn er alle Bewusstseinseindrücke, auch alle selbstgemachten Bewusstseinseindrücke auslöscht, nur wach sein. Das ist das Bedeutsame: nur wach sein, die Kraft, die innere Aktivität haben, nur wach zu sein, und keine äußeren Eindrücke, keine selbstgemachten Erlebnisse mehr zu haben. Das ist die Herstellung des leeren Bewusstseins, aber des vollerlebten leeren Bewusstseins.*“ [19]

Das leere Bewusstsein erfüllt sich mit Stille. Aber diese Stille ist mehr als die Abwesenheit von äußeren oder inneren Geräuschen. Steiner hierzu: „*Nun stellen wir uns vor: [...] Es wäre nicht nur absolute Ruhe, der Nullpunkt der Stille da, sondern es ginge weiter, es wäre das Negative vom Hören da, stiller als still, schweigsamer als schweigsam; das träte ein. [...] Dann aber, wenn wir zu dieser negativen Hörbarkeit kommen [...] dann sind wir so in der geistigen Welt drinnen, dass wir sie nicht bloß schauen, sondern dass sie auch zu uns tönt.*“ [20]

In dieses leere Bewusstsein hinein wirken Wärme, Licht, Kraft, Sinn, Gnade, Liebe, Heil und anderes. Sie wirken nicht als Worte, ja nicht einmal als Inhalte des Spruches. Sie tönen als wirkende Kraftfelder. Sie sind zugleich Inspirationsquellen und Interpreten des Spruchs, der erst durch sie seinen Sinn erhält. In der Abschluss-Stimmung erlebt man Ergebenheit und Dank besonders intensiv.

Siebter Schritt:
In den vorangegangenen Schritten entwickelte sich aus dem Schwesternspruch als einer bildhaften Beschreibung pflegerischer Ideale eine Meditation für Pflegende. In der Meditation gewannen Bilder, Rhythmen und Klänge an Bedeutung und Kraft. Der Meditierende erschließt sich ein Mantram. Das Mantram entfaltet seine Wirksamkeit im Leben. Dies ist der siebte Schritt.

Das Meditieren der Vorbereitung, die Durchführung und der Mantram-Abschluss bilden nun eine Einheit, die wiederum die Vorbereitung für den siebten Schritt darstellt. Die Meditation hat das Mantram zum Leben erweckt. Es entfaltet Bild, Klang und Sinn. Die Seele findet sich in einer von Licht und Stille durchtönten Welt voller Wärme und Kraft wieder. Diese Stimmung gilt es hinauszutragen, aufrecht und wach. Erdennöte zu erkennen, Leiden mitzuempfinden, jeden Sinneseindruck, jede Begegnung als Offenbarung eines sich mitteilenden Wesens zu verstehen, bildet die Fähigkeit aus, geistesgegenwärtig zu handeln. Für Rudolf Steiner ist es die „Liebefähigkeit“, die es dem Menschen ermöglicht, vollbewusst – also geistesgegenwärtig – intuitiv zu handeln.[21] Der siebte Schritt schließt mit einer Tagesrückschau ab.[22]

Weitere praktische Gesichtspunkte

„Über die Meditation soll man nicht ‚mystisch' denken, aber man soll auch nicht leicht über sie denken. Die Meditation muss etwas völlig Klares sein in unserem heutigen Sinne. Aber sie ist zugleich etwas, zu dem Geduld und innere Seelenenergie gehört. Und vor allen Dingen gehört etwas dazu, was niemand einem anderen Menschen geben kann: es gehört dazu, dass man sich selber etwas versprechen und es dann halten kann. Wenn der Mensch einmal beginnt, Meditationen zu machen, so vollzieht er damit die einzige wirklich völlig freie Handlung in diesem menschlichen Leben" – so Rudolf Steiner.[23]

Dieser Grundsatz steht vor jeder meditativen Übung. Sie gilt ebenfalls für die hier vorgeschlagenen Schritte zur Erarbeitung des Schwesternspruches. Dabei ist jeder Schritt so lange zu wiederholen, wie er als fruchtbar erlebt wird. Tritt eine Stagnation ein, so sollte dies einerseits anspornen, die Anstrengung für die Übung zu steigern und die Durststrecke zu überwinden, andererseits ist ein solches Hindernis berechtigter Anlass, zum nächsten Schritt überzugehen.

Das systematische Besinnen auf den Spruch und sein Lebendigwerden in der Meditation setzen eine innere Entwicklung in Gang. Sinn und Bedeutung gehen in der Meditation über die reine Verstandesbotschaft hinaus. Selbst wenn man den vollen Bedeutungsgehalt eines Spruches intuitiv erfasste, wäre damit nicht die Wirkung erzielt, die man durch beharrliches Üben erreicht. Erst durch das Üben entwickeln sich nachhaltige Fähigkeiten. Eine über längere Zeit durchgeführte Übung erzeugt eine persönliche Vertrautheit, in der das Wesenhafte des Spruches erscheint. Ein Spruch ist zum Mantram aufgestiegen.

Das Schwestern-Mantram und die Aktivierung des Herzdenkens

Der siebenstufige Aufbau der Meditation lässt die Komplexität eines Übungsweges erahnen. Sie scheint dem Bedürfnis nach Einfachheit, Entlastung und Ruhe entgegenzustehen, das oftmals das Bedürfnis zu meditieren begründet. Versuchen wir deshalb einen neuen, eher gemüthaften Blick auf den Schwesternspruch:

„Im Herzen wohnt
In leuchtender Helle
Des Menschen Helfersinn
Im Herzen wirket
In wärmender Macht
Des Menschen Liebekraft
So lasset uns tragen
Der Seele vollen Willen
In Herzens-Wärme
Und Herzens-Licht,
So wirken wir
Das Heil den Heilbedürft'gen
Aus Gottes Gnadensinn."

Beim gemüthaften Lesen und Hören des Spruchs erscheint und erklingt das Herz als das Organ des Mitempfindens und der tätigen Liebe. Hier erkennt man die Verbundenheit mit einer Gemeinschaft von Pflegenden als Quelle für eine heilsame, gesegnete Arbeit. Der Spruch bringt ein altes pflegerisches Ideal zum Ausdruck und ermutigt dazu, die alltägliche Arbeit in dieser Stimmung auszuführen. Stünden hier nicht die ungewöhnlichen Worte vom Helfersinn und vom Gnadensinn, so könnte man dazu neigen, die schönen Worten schlicht als Bestätigung, Zuflucht, Trost und Ziel zu betrachten. Dies ist auch notwendig, denn in einem Arbeitsalltag, in dem man den Sinn der Pflege oft nicht mehr erkennen kann, sind aufbauende, ermutigende Worte ein wahres Lebenselixier. Andererseits könnten sich auch Antipathie und Widerstand gegen eine Anschauung von Pflege entwickeln, die ethische Ideale anstelle von fachlicher Kompetenz und Professionalität in den Vordergrund rückt. Wer so denkt, wird sich gegen ein Bild von der Pflege auflehnen, das nicht mehr in unsere Zeit zu passen scheint.

Auch diese beiden gemüthaften Haltungen können Ausgangspunkt für eine Beschäftigung mit dem Schwesternspruch sein. Es ist die Form eines (inneren) Dialogs, der sich beispielsweise an folgenden Fragen ausrichtet:

- Warum ist das Herz ein Organ, das den Hilfebedarf eines Menschen erkennen lässt?
- Gibt es tatsächlich ein Sinnesorgan für die Hilfsbedürftigkeit?
- Warum wird das Herz als Organ der Liebe bezeichnet?
- Wie kann aus einem seelischen Geschehen – der Vereinigung von Licht und Wärme im Willen des Pflegenden – etwas für den Patienten Heilsames entstehen?
- Ist Heilung Gnade oder ein komplexes biologisch-medizinisches Geschehen?
- In welchem Verhältnis steht die Beschäftigung mit einem Spruch zu den notwendigen fachlichen Kompetenzen im Assessment („Helfersinn"), die gemeinschaftliche Durchführung („Liebekraft") zur Evaluation der Pflege (Wirkung auf den „Heilbedürft'gen")?

An einem bestimmten Punkt dieses Fragens und Nachdenkens entsteht der Impuls zu handeln. Denn vieles lässt sich nicht allein in Gedanken beantworten. Man wird bemerken, dass in der Praxis die Kräfte nicht ausreichen, lediglich aus dem vorhandenen Helfersinn und der verfügbaren Liebekraft zu handeln. Gerade der Mangel an diesen Kräften oder ihre Erschöpfung ist ja der Ausgangspunkt für eine innere Suche. Wie lassen sich Helfersinn, Liebekraft, Gemeinschaftssinn so stärken, dass sie für die Bewältigung des Alltags hinreichen und tatsächlich das „Heil den Heilbedürft'gen" schaffen?

Einen Weg der Tat findet man in den sogenannten „Sechs Nebenübungen".[24] Rudolf Steiner bezeichnete sie als einen Weg zur Erweiterung und Stärkung der Fähigkeit, mit dem Herzen wahrzunehmen und aus Herzenskräften zu handeln. Das „Herzchakra"[25] werde durch solche Übungen geöffnet. Die Nebenübungen stärken das Denken, den Willen und das Fühlen und bringen diese Seelenkräfte in ein harmonisches Verhältnis zueinander. Es handelt sich um Übungen zur:

- Kontrolle der Gedanken (Gedankenübung)
- Ausbildung von Initiative (Willensübung)
- Ausbildung von Gleichmut (Gefühlsübung)

- Positivität (Verbindung von Fühlen und Denken)
- Unvoreingenommenheit (Verbindung von Denken und Wollen)
- Harmonie von Denken, Fühlen und Wollen

Die Anleitung zu diesen Übungen findet sich an anderer Stelle in diesem Buch [→ S. 113 ff.] oder mit Bezug auf den Pflegealltag in der Fachliteratur.[26] Hier sei lediglich der Bezug zum Schwesternspruch erläutert. Offensichtlich entwickelt sich der Helfersinn mit seiner Lichtqualität aus einer Verstärkung des Denkens. In der Übung der Gedankenkontrolle lernt man, sich auf das Wesentliche zu fokussieren.

Liebekraft entstammt der Willenssphäre. Sie verbindet sich mit der alles durchdringenden Wärme. Der gewöhnlich tief im Unbewussten wirkende Wille konzentriert sich in der Initiativübung und richtet sich auf ein selbstgestecktes Ziel hin aus.

In der Übung des Gleichmutes unterstellt man die – das Fühlen reflexhaft bestimmenden – unbewussten Willensimpulse und die ablähmenden, verlangsamenden Denkimpulse der Urteilskraft des Ichs. Gerade das Gemeinschaftsleben und das Gemeinschaftsgefühl gedeihen, wenn Initiativkräfte und Strukturkräfte in einem ausgewogenen Verhältnis wirken.

Die in der Positivitätsübung kultivierten Hoffnungskräfte lindern jede noch so ausweglose Situation. So entsteht Heilsames, auch wenn Heilung im körperlichen Sinn nicht immer erreicht wird.

Das Wunder der Genesung entspringt der göttlichen Gnade, die dem menschlichen Ringen um Heilung entgegenkommt. Die in der Unbefangenheit geübte Fähigkeit, das Wunder der Heilung für möglich zu halten, beschließt das Schwestern-Mantram.

Im Herzen wohnt *In leuchtender Helle* *Des Menschen Helfersinn*	Gedankenkontrolle
Im Herzen wirket *In wärmender Macht* *Des Menschen Liebekraft*	Initiativübung
So lasset uns tragen *Der Seele vollen Willen* *In Herzens-Wärme* *Und Herzens-Licht,*	Gleichmutsübung
So wirken wir *Das Heil den Heilbedürft'gen*	Positivitätsübung
Aus Gottes Gnadensinn.	Unvoreingenommenheitsübung

Abb. 5: Zuordnung der Nebenübungen zum Schwesternspruch

Die sechste Übung fasst die bereits geübten Eigenschaften zusammen. Sie findet ein Sinnbild in der Zwölfgliedrigkeit des Mantrams. Es durchschreitet den Tierkreis vom Widder zu den Fischen, wobei die letzte, 13. Zeile den Umkreis darstellt, aus dessen Urgrund die Schöpfung hervorging. Die nachfolgende Abbildung illustriert diesen Zusammenhang.

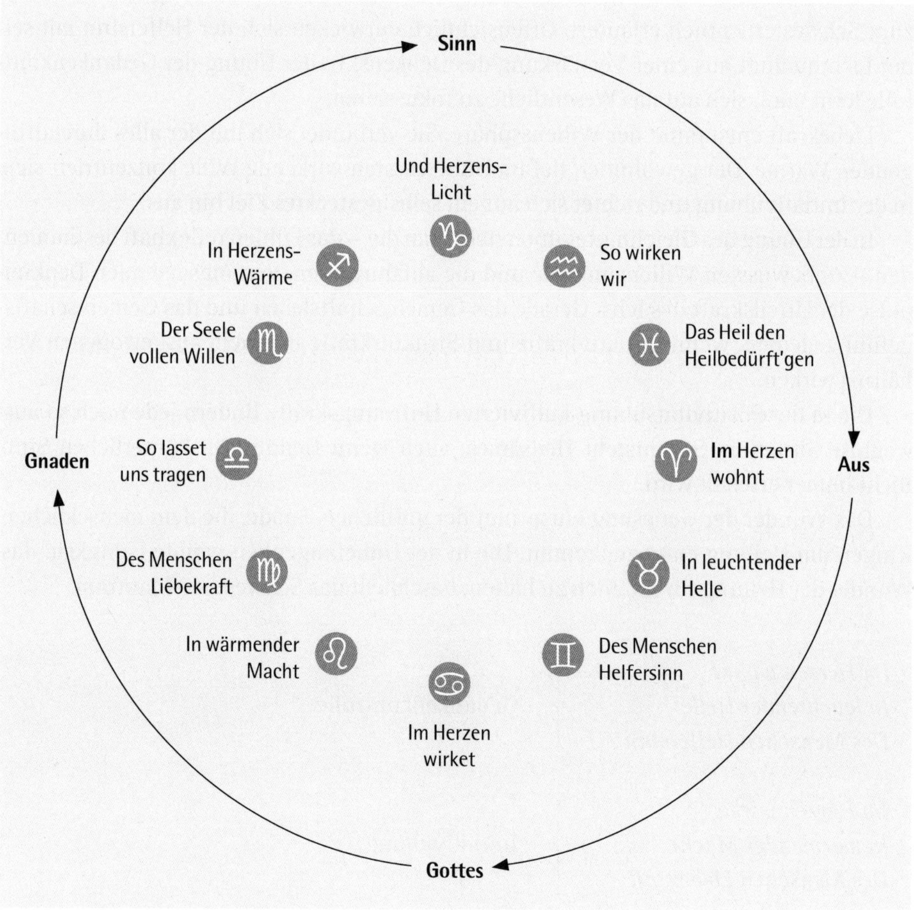

Abb. 6: Die Zwölfgliedrigkeit des Mantrams im Durchschreiten der Tierkreiszeichen

Literatur

1 Steiner, R.: Wie erlangt man Erkenntnisse der höheren Welten? (GA 10). Rudolf Steiner Verlag Dornach 1993. S. 28.

2 Heine, R. (Hrsg.): Anthroposophische Pflegepraxis. Salumed Verlag Berlin 2015.

3 Steiner, R.: Wie erlangt man Erkenntnisse der höheren Welten? (GA 10). Rudolf Steiner Verlag Dornach 1993. S. 29.

4 Steiner, R.: Die Sendung des Geistes (GA 214). Vortrag vom 20.8.1922. Rudolf Steiner Verlag Dornach 1970. S. 127.

5 Steiner, R.: Anthroposophischer Seelenkalender. Rudolf Steiner Verlag Dornach 2015.

6 Steiner, R.: Die zwölf zu meditierenden und im Leben zu berücksichtigenden Tugenden (Monatstugenden). In: Steiner, R.: Seelenübungen. Band 1. Übungen mit Wort- und Sinnbild-Meditationen zur methodischen Entwicklung höherer Erkenntniskräfte (GA 267). Rudolf Steiner Verlag Dornach 2001. S. S. 74 f.

7 Steiner, R.: Heilpädagogischer Kurs (GA 317). Rudolf Steiner Verlag Dornach 1995. S. 154 ff.

8 Morgenstern, C:. Wir fanden einen Pfad. Zbinden Verlag Basel 2004.

9 Steiner, R.: Die Welt der Sinne und die Welt des Geistes (GA 134). Rudolf Steiner Verlag Dornach 2008. Vorträge vom 27.12. und 28.12.1911.

10 Ebd.

11 Steiner, R.: Wie erlangt man Erkenntnisse der höheren Welten? (GA 10). Rudolf Steiner Verlag Dornach 1993. S. 19 ff.

12 Steiner, R.: Geheimwissenschaft im Umriss (GA 13). Rudolf Steiner Verlag Dornach 1989. S. 307 ff.

13 Steiner, R.: Die Welt der Sinne und die Welt des Geistes (GA 134). Rudolf Steiner Verlag Dornach 2008. Vortrag vom 28.12.1911.

14 Ebd.

15 Heine, R.: Meditation in der Pflege. In ders. (Hrsg.): Anthroposophische Pflegepraxis. Salumed Verlag Berlin 2015. S. 109–139.
Heine, R.: Anthroposophische Pflege. In: Glöckler, R., Heine, R. (Hrsg.): Führungsfragen und Arbeitsformen in der anthroposophisch-medizinischen Bewegung. Verlag am Goetheanum Dornach 2015.
Tittmann, C: Erste Anfänge der Anthroposophisch orientierten Pflegebewegung. In: de la Houssaye, E., Heine, R. (Hrsg.): Beiträge zur Entwicklung der Anthroposophischen Pflege 1921–2003. Medizinische Sektion am Goetheanum Dornach 2005.

16 Tittmann, C: Erste Anfänge der Anthroposophisch orientierten Pflegebewegung. In: de la Houssaye, E., Heine, R. (Hrsg.): Beiträge zur Entwicklung der Anthroposophischen Pflege 1921–2003. Medizinische Sektion am Goetheanum Dornach 2005.

17 de la Houssaye, E., Heine, R. (Hrsg.): Beiträge zur Entwicklung der Anthroposophischen Pflege 1921–2003. Medizinische Sektion am Goetheanum Dornach 2005.

18 Steiner, R.: Geheimwissenschaft im Umriss (GA 13). Rudolf Steiner Verlag Dornach 1989. S. 317 ff.
Steiner R: Initiations-Erkenntnis (GA 227). Rudolf Steiner Verlag Dornach 2000. Vorträge vom 19.8. und 20.8.1923.

19 Ebd., Vortrag vom 19.8.1923.

20 Ebd., Vortrag vom 20.8.1923. S. 51 ff.

21 Ebd., S. 59 ff.

22 Ebd., S. 60 ff.

23 Steiner, R.: Die Erforschung der übersinnlichen Welten. In: Die geistig-seelischen Grundkräfte der Erziehungskunst (GA 305). Rudolf Steiner Verlag Dornach 1991. S. 79.

24 Steiner, R.: Aus den Inhalten der Esoterischen Stunden 1903–1909 (GA 266a). Rudolf Steiner Verlag Dornach 1995. S. 201 ff.

25 Steiner, R.: Wie erlangt man Erkenntnisse der höheren Welten? (GA 10). Rudolf Steiner Verlag Dornach 1993. S. 125 ff.

26 Heine, R.: Pflege als Übungsweg. In ders. (Hrsg.): Anthroposophische Pflegepraxis. Salumed Verlag Berlin 2015. S. 109–131.

Selbstentwicklung und heilpädagogischer Alltag – Meditative Elemente im „Heilpädagogischen Kurs" Rudolf Steiners

RÜDIGER GRIMM

Der „Heilpädagogische Kurs" in seiner Zeit

Als Rudolf Steiner im Sommer des Jahres 1924 in Dornach vor einem kleinen Menschenkreis eine Reihe von zwölf Vorträgen über Heilpädagogik hielt, schuf er nicht nur das geistige und methodische Fundament für die Entstehung einer heute weltweiten Bewegung, die ihre praktischen Ausgangspunkte in drei Initiativen – dem Klinisch-Therapeutischen Institut in Arlesheim, der Hilfsklasse an der Waldorfschule Stuttgart und dem Heil- und Erziehungsinstitut Lauenstein in Jena – gefunden hatte.* Als Zentrum einer intuitiv angelegten Heilpädagogik wurden die Vorträge eine grundlegende Inspirationsquelle für die fachliche und persönliche Entwicklung von im Feld der Heilpädagogik und Sozialtherapie** arbeitenden Menschen – und sind es geblieben. Die Tatsache, dass diesen „Heilpädagogischen Kurs" heute noch viele Menschen studieren – seine zeitlose Aktualität – verdankt er seinem besonderen Ansatz, Grundlagen und Methoden einer heilpädagogischen Menschenkunde so zu vermitteln, dass sie nicht zu starren Denk- und Handlungsmustern führen, sondern dass sich an ihnen eigenständige, aus der jeweiligen Situation heraus entstehende, heilpädagogische Fähigkeiten bilden können. Damit stehen die Ausführungen Steiners in einem Kontext, der sich nicht nur auf die Bildung und Entwicklung von Menschen in besonderen Lebenslagen bezieht, sondern auch auf die Bildung und Entwicklung der Menschen, die sich ihnen beruflich widmen. Er zielt damit auf deren eigenständige Kompetenz und berufsethische Selbstverantwortung.

Vergleicht man Rudolf Steiners Ansatz mit zeitgenössischen Lehrwerken der Heilpädagogik oder der Kinder- und Jugendpsychiatrie, so geht es dort vor allem um die Vermittlung von Wissen und Anwendung der damaligen Handlungsmöglichkeiten. Eine eigentliche Schulung, wie sie Steiner nicht nur für die Heilpädagogik, sondern in besonderer Weise für jedes Lebens- und Arbeitsgebiet entwickelt hat, findet man dort nicht. So ist es nicht verwunderlich, dass die Werke so großer Forscher wie Heinrich Hanselmann (1885–1960), Theodor Heller (1869–1938), August Homburger (1973–1930)

* Zur Entstehungsgeschichte der anthroposophischen Heilpädagogik und zur Übersicht über die Inhalte des „Heilpädagogischen Kurses" vgl. Frielingsdorf, V., Grimm, R., Kaldenberg, B.: Geschichte der anthroposophischen Heilpädagogik und Sozialtherapie. Verlag am Goetheanum Dornach und Athena-Verlag Oberhausen 2013.

** In der Praxis der Anthroposophischen Heilpädagogik wird die Bezeichnung „Heilpädagogik" in der Regel auf das Kindes- und Jugendalter bezogen, während die Arbeit mit Erwachsenen „Sozialtherapie" heißt. Im Folgenden spreche ich meist von „Heilpädagogik", auch wenn beide Bereiche gemeint sind.

oder Wilhelm Strohmeyer (1874–1936) kaum mehr als die historischen Zeugen einer großen Vergangenheit wurden*.

Das Feld der Heilpädagogik war in seiner Entstehung und Entwicklung in weiten Teilen aus dem religiösen Motiv der Nächstenliebe getragen und besaß sowohl in den aus dem Christentum stammenden „Rettungshäusern" und Anstalten wie auch in der durch die „Zedaka", der Wohltätigkeit, motivierten jüdischen Heilpädagogik ein tief fundiertes humanes Ethos. Die Form einer individuellen Entwicklungskultur des Menschen in seiner Berufswelt, wie Steiner sie inaugurierte, gab es jedoch noch nicht. In Steiners Ansatz verschränken sich berufliche und persönliche Entwicklung zu einer Einheit und leisten einen Beitrag zur geistigen Durchdringung des beruflichen Lebensfeldes ebenso wie zur Bereicherung der Biographie des Einzelnen.

Spirituelles Erleben im 21. Jahrhundert

Heute, fast ein Jahrhundert später, trifft die Idee der Selbstentwicklung oder des Selbstmanagements des Einzelnen auf offene Ohren. Außerhalb der anthroposophischen Bewegung machte sich vor allem die Organisations- und Unternehmensberatung zu eigen, dass sich Organisationen und soziale Zusammenhänge nicht entwickeln, wenn nicht der einzelne Mensch aus eigenem Antrieb heraus eine Schulung durchläuft. So steht im Kern von Peter Senges Konzept der „Lernenden Organisation" die Disziplin der „Personal Mastery", in der Persönlichkeitsentwicklung, lebenslanges Lernen, Leben in herausfordernden Spannungsverhältnissen und kreativer Umgang mit dem Unterbewussten eine zentrale Rolle spielen.[1] Nicht wenige dieser Konzepte, wie Stephen Coveys (1932–2012) klassische „Sieben Wege zur Effektivität", haben eine spirituelle Wurzel in der Achtsamkeits- und Meditationskultur des Buddhismus.

Auch in der theologisch und kirchlich geprägten Sozialarbeit finden sich zunehmend Ansätze zu einer Neuentdeckung der spirituellen Dimension über die konventionelle Religionsausübung hinaus: So bezeichnet der Priester und Hochschullehrer Michael Plattig Spiritualität als „Bewusstsein für die Würde und Dignität jedes Menschen und damit eine Haltung der Ehrfurcht vor dem göttlichen Wirken in jedem Menschen." Sie „wendet sich gegen jede Form defizitär vom Menschen an sich oder von bestimmten Menschen zu denken und zu reden. Sie sucht konsequent das Wirken des Geistes im anderen und lässt ihm die Freiheit, sich vernehmbar zu machen".[2] Es handle sich um „Hinüber- und Herübergehen von der einen Welt in die andere", um einen Rhythmus von „spiritueller Ausrichtung und praktisch konkretem Handeln", so wie „das biologische Leben in einem Rhythmus von Wachen und Schlafen besteht", beschreibt Joachim Weber die ins praktische Leben zielende geistig-spirituelle Dimension.[3]

* Rudolf Steiners Zeitgenossen Theodor Heller und Heinrich Hanselmann gehörten zu den Verfassern bedeutender Lehrwerke zur Heilpädagogik, Wilhelm Strohmeyer und August Homburger waren die Autoren großer Werke über das noch relativ neue Gebiet der Kinder- und Jugendpsychiatrie. Näheres in Grimm, R.: Die „Kinderhysterie". Eine historische Studie zum „Heilpädagogischen Kurs" Rudolf Steiners. In: Seelenpflege in Heilpädagogik und Sozialtherapie 2013; 32 (4). S. 39–58 und Grimm, R.: Die Epilepsie um 1924. Eine historische Studie zum Umkreis von Rudolf Steiners „Heilpädagogischem Kurs". In: Seelenpflege in Heilpädagogik und Sozialtherapie 2015; 34 (4). S. 18–46.

Karl Baier, der eine breit angelegte Untersuchung zum Begriff der Spiritualität vornahm, sieht diese als einen „Protestbegriff gegen alle veräußerlichten, als heteronom verstandenen Formen von Religion", der in seinen verschiedenen Ausläufern zwar unspezifisch, aber „ebenso weit entfernt von biederer Frömmelei wie von Lifestyle-Fragen" sei, auf die er mitunter reduziert werde.[4] Spiritualität als anthropologischer Begriff deute darauf hin, „dass zum Mensch-Sein die Tiefendimension einer heilvollen, identitätsstiftenden Bezogenheit auf eine letzte Wirklichkeit gehört. Spiritualität ist die Erfahrung, Entwicklung und Gestaltung dieser Beziehung im Leben von Einzelnen und Gemeinschaften".[5] Gerade die individuelle Dimension der spirituellen Bewusstseinsentwicklung gehört zu den entscheidenden Merkmalen: Harald Walach sieht sie als Weiterführung der Aufklärung und im Anschluss an Friedrich Nietzsches (1844–1900) Diktum von der Geburt eines neuen Menschen als den „Untergang einer doktrinären Hülse zugunsten eines Menschen, der sich selbst in seiner Erfahrung je neu findet".[6]

Ganz im Sinne des Aufklärungsgedankens ist auch Rudolf Steiners Verständnis von Spiritualität zu sehen: Die Entwicklung einer „Berufsesoterik"*, die er seit dem Ende des Ersten Weltkriegs und mit besonderer Gewichtung 1924 – dem letzten Jahr seiner öffentlichen Wirksamkeit – vorantrieb, zeigt, dass die spirituelle Dimension kein „ethisches Add-on" ist, sondern die notwendige Voraussetzung für ein erfolgreiches berufliches Leben und Lernen. Sie führt, wo sie gelingt, zu einer Steigerung der Erkenntnis, einem bewussteren Erleben und zu originellerem Handeln.

Meditation als zentrale geistige Tätigkeit ist im Sinne der Anthroposophie „spirituell informiert". Das bedeutet, dass der übende Mensch sich jederzeit Rechenschaft ablegen kann über das, was er tut. Er lässt sich nicht manipulieren, sondern arbeitet an der Vertiefung eines Gedankenzusammenhangs zu einem immer umfänglicheren Erleben. Unter der Bedingung, dass dieser Prozess wach und klar vollzogen wird, entsteht auch ein wirksames Korrektiv gegen autosuggestive Einflüsse. In Bezug auf die zentralen Seelentätigkeiten des Denkens, Fühlens und Wollens führt er zu einer Erweiterung der eigenen Erlebens- und Handlungsfähigkeit.

Georg Kühlewind (1924–2006) schrieb: „Auf diesem stufenförmig emporführenden Entwicklungsweg löst sich jede Seelenfähigkeit immer wieder in die nächsthöhere auf: das Denken in Fühlen, das Fühlen in den Willen".[7] Hier zeigt sich bereits die intime Beziehung zwischen spiritueller Entwicklung und beruflichem Handeln. Wie beschrieb Steiner diese Brücke in seinen Ausführungen über Heilpädagogik?

Heilpädagogik als Dialog

Heilpädagogik und Sozialtherapie veranlagen langfristig ein Geschehen, das Kinder, Jugendliche und Erwachsene in besonderen Lagen in ihrer individuellen Entwicklung

* Kurzgefasst ist unter dem Begriff „Berufsesoterik" im Sinne der Anthroposophie zu verstehen, dass in jeder Berufsrichtung eine eigene spirituelle Schulungsmöglichkeit liegt, durch welche die geistige Ebene beruflichen Handelns immer tragfähiger wird.

unterstützt, ihnen zu einem gelingenden Leben in menschlicher Gemeinschaft und zur Mitbürgerschaft in der Gesellschaft verhilft. In ihrer Alltagsdimension geht es um die Gestaltung von Lern- und Entwicklungsumgebungen, welche diese Perspektiven schrittweise ermöglichen. Entscheidend ist dabei, die eigenen Entwicklungsimpulse des Kindes anzusprechen. Nur wenn das gelingt, werden Ziele und Maßnahmen fruchtbar. Deshalb versteht Heilpädagogik sich als ein dialogisches Geschehen, das von der Begegnung mit dem anderen Menschen lebt und zu einem situativ gelingenden Handeln führen soll. Auch wenn das Leben (beispielsweise einer Schule) in bestimmten Bahnen und Strukturen verläuft, kommt es darauf an, dass in der Begegnung ein authentisches, lebendiges Geschehen stattfindet, um einen wirksamen heilpädagogischen Prozess hervorzubringen. Karl König (1902–1966) nannte die Heilpädagogik eine „praktische Kunst", denn in ihr „gibt es nur ein immer wieder neues und immer wieder schöpferisches aus dem Augenblick, aus der Situation heraus erfolgendes Handeln".[8]

Ein Beispiel

Der „heilpädagogische Augenblick" als zentrales Begegnungs- und Handlungsmoment mag ganz unscheinbar sein, sich sogar hinter anderen Geschehnissen verstecken und unbemerkt bleiben – und dennoch eine entscheidende Qualität besitzen. Ich erinnere mich an eine Musikstunde besonders. Es war eine Gruppe von vielleicht acht Schülerinnen und Schülern im Alter von sieben oder acht Jahren, die erstmals Musikinstrumenten begegneten. Der Lehrer hatte eine Übungsreihe entwickelt, in der er eine Geschichte mit Gesang, mit Bewegung und dem Spiel auf einer kleinen Leier verband. Er ging mit dem kleinen Instrument von Kind zu Kind und jedes durfte eine einfache Tonfolge zu spielen versuchen – eine Aufgabe, an der sich alle mit großem Eifer beteiligten. Schließlich kam er zu einem Mädchen und zeigte ihm, wie es das Instrument halten und die Saiten anschlagen sollte. Es weigerte sich und sagte: „Ich will nicht". Offensichtlich versetzte es die Aufgabe in Angst, es fühlte sich exponiert und mutlos. Der Lehrer schaute das Mädchen ruhig an, sagte: „Ich frage dich morgen wieder" und ging zum nächsten Kind. Das Mädchen atmete sichtbar auf. Der Unterricht ging fast ohne Unterbrechung weiter. Was war geschehen? Ein anderer Lehrer wäre vielleicht über die Weigerung des Kindes hinweggegangen („In der Schule machen alle mit") oder hätte es ganz gelassen („Wer nicht will, muss ja nicht"). Mein Kollege erkannte dagegen, dass das Mädchen, ein zartes Kind mit ängstlichen Zügen, im Grunde gerne mitgemacht hätte, aber es nicht wagte. Er fand die Mittellinie zwischen Druck und Nachgiebigkeit, indem er keinen Zwang ausübte, aber eine Perspektive anbot und das Spiel mit dem Instrument für den nächsten Tag in Aussicht stellte.

Eine solche Episode mag unbedeutend erscheinen, die Dimension zeigt sich jedoch in ihrem weit gesteckten Ziel: dem Kind den Raum zu geben, selbst aktiv handeln zu lernen, den Anspruch und Wert eigener Initiativkraft (und sei sie noch so klein) zu leben. Die gegenteiligen Erfahrungen wären: „Ich handle, weil jemand anderes über mich bestimmt" – die Initiative raubende Anpassungserfahrung – oder: „Mein Tun spielt keine Rolle", verbunden mit dem Gefühl persönlicher Entwertung. So aber bleibt eine

Erwartung hinsichtlich des Beitrags des Kindes in einer „Entwicklungsumgebung", die ihm ermöglicht, den eigenen, inneren Tätigkeitsquell zu aktivieren. Wenn Heilpädagogik im Sinne Karl Königs als praktische Kunst zu verstehen ist, muss man als Heilpädagogin oder Heilpädagoge selbst einen Entwicklungsprozess durchlaufen, um dafür die künstlerische Quellkraft in sich zu erschließen.

Das meditative Element im „Heilpädagogischen Kurs"

Das meditative Element durchzieht alle zwölf Vorträge des „Heilpädagogischen Kurses". Es wirkt als Medium der Durchdringung, Verinnerlichung und Willensanregung der dort bearbeiteten Themen und als Haltung gegenüber den Fragen, die der Beruf stellt. Meditatives Üben und Erleben ist die Unterstützung eines Verinnerlichungsprozesses, in dem sich die Grundlage für das Verstehen und Handeln bildet und zu einer Quellkraft wird, die sich in den Erkenntnisaufgaben, den Herausforderungen der Begegnung und in der Gestaltung heilpädagogisch wirksamer Lebenssituationen schöpferisch niederschlägt.

Entsprechende Meditationshinweise finden sich daher durchgehend: als eigenständige Übung wie die zentrale „Punkt-Kreis-Meditation", die als die eigentliche Berufsmeditation für das Gebiet der Heilpädagogik und Sozialtherapie gilt. Auch menschenkundliche Ausführungen empfahl Steiner zur Meditation. „Nehmen Sie das meditierend auf", sagte er, als er im zweiten Vortrag des Kurses über den „inneren Mut" sprach. „Es denken zu können, hat eine große Bedeutung".[9] Auch die von Steiner während des Sprechens angefertigten Tafelzeichnungen sind nicht nur Illustrationen des Gesagten, sondern tragen zu einer meditativen Vertiefung bei. Michael Domeyer unterschied die verschiedenen Meditationsarten des „Heilpädagogischen Kurses" als Gedanken-, Wort-, Bild- und Situationsmeditationen.[10]

Die Punkt-Kreis-Meditation

Auch wenn Rudolf Steiner die Meditation von „Punkt und Kreis" erst gegen Ende der Vorträge einführte, bildet sie in gewisser Weise den Dreh- und Angelpunkt des gesamten Kurses. Steiner hatte in den vorausgehenden Darstellungen seine heilpädagogische Menschenkunde ganz aus einem polaren Ansatz heraus entwickelt. Solche polaren Form- und Bildetendenzen lassen sich beispielsweise an Störungen des Gedächtnisses beobachten: in zwanghafter Gedächtnisvorstellung und amnestischem Vergessen als den Extremen einer Polarität, deren gesunde Mitte in der rhythmisch wechselnden Bewusstseinstätigkeit von situativ auftauchenden Erinnerungen und deren Absinken in die Sphäre des Unbewussten liegt.[11] Das Punktuelle, Bewusstseinsklare der Erinnerungsvorstellung und die periphere, ins Unbewusste führende Geste des Vergessens stehen in einem rhythmischen Wechsel und bedingen einander. Wenn sie auseinanderfallen, kann sich das Ich des Menschen nicht mehr in seinem Verhältnis zu sich, zur Welt und der Zeit finden. Steiner entwickelte aus diesem polaren Ansatz eine ganz eigene heilpädagogische

Menschenkunde.[12] Das „Menschheitsmotiv" von Punkt und Kreis findet sich in Rudolf Steiners Werk in vielfacher Weise wieder.[13] [→ Farbabb. S. 103 unten]

Erst gegen Ende seiner Ausführungen erscheint mit der Punkt-Kreis-Meditation die dazu gehörende innere Übung, mit der man sich in die umfassende Dynamik der Polaritäten einleben kann.[14]

Die Punkt-Kreis-Meditation vereinigt mehrere zusammenklingende Aspekte: Indem man sie am Abend und am Morgen übt, trifft sie unterschiedliche Bewusstseinssituationen. Abends entsteht ein kontemplatives Bewusstsein in der Vergegenwärtigung des vergangenen Tages und in der Loslösung von dessen Geschehnissen, die sich nun in der rückblickenden Betrachtung zu inneren Bildern formen. Am Morgen hingegen tritt der Mensch in seinen individuellen Raum des Handelns ein, den er wohl gedanklich zielorientiert vorbildet, der jedoch prinzipiell ergebnisoffen ist und mitbestimmt wird von dem, was ihm entgegenkommt. Diese polaren Lebenssituationen sind meditativ an den Übergängen von Schlaf und Wachen erfahrbar.

Eine zweite Qualität wird durch die Wechseldynamik von Punkt und Kreis, respektive durch die übende Vorstellung von zentripetaler und zentrifugaler Bewegung erlebt. Der Punkt erfährt in der inneren Vorstellung eine stetig zum Kreis sich ausdehnende Bewegung, gleichzeitig konzentriert sich das periphere Kreiselement immer mehr zum Punkt hin.

Die Verwendung von Blau und Gelb zeigt den höchstmöglichen Gegensatz von Farbqualitäten: raumgebend-zurückweichend oder lichthaft hervortretende Eindrücke.

Die beiden kurzen Meditationssätze „In mir ist Gott" und „Ich bin in Gott" ermöglichen, sich in die Tiefe dieser Prozesse einzuleben: Bewusstseinsbildung am Abend nicht nur als Abbild der Tagesaktivität, sondern als die Präsenz einer spirituellen Wirklichkeit zu erfahren, in der sich menschliches Bewusstsein mit göttlichen Gedanken erfüllt: „In mir ist Gott". Das morgendliche Bewusstsein hingegen erlebt, wie der Handelnde in seiner Willenstätigkeit mit der gegenständlichen zugleich eine göttlich geschaffene Welt berührt, in der sich Menschen mit ihren individuellen Schicksalsdispositionen begegnen: „Ich bin in Gott".

Aus der kontinuierlichen Übung dieser Meditation entsteht eine innere Beweglichkeit, die den Wechsel der Bewusstseinszustände des Menschen als waches Gedanken- und als schlafendes Willenswesen in Einklang bringt. Als „Berufsmeditation" befähigt sie zu Erfahrungen, die für die heilpädagogische Wirksamkeit letztlich unerlässlich sind: Sie wirkt als eine Schule der Aufmerksamkeit und Andacht für die Sinneswelt sowie ihre oft unerwarteten Schlüsselsituationen für die Wahrnehmung eines anderen Wesens. Und sie bildet einen Entwicklungsraum aus für das Vertrauen, im Augenblick geistesgegenwärtig handeln zu können. Hans Müller-Wiedemann (1924–1997) beschrieb diese Übung als eine „Initiativhandlung im Tun des Heilpädagogen", die ihre Wirkungen auch im „sozialen Leben einer therapeutischen Gemeinschaft" entfaltet.[15]

Aufmerksamkeit und Achtsamkeit

Um die Bedeutung des meditativen Aspekts im „Heilpädagogischen Kurs" umfänglich zu würdigen, muss man sie im Zusammenhang mit den weiteren Übungselementen betrachten. Das sind zum einen die Anregungen zur Aufmerksamkeit und Achtsamkeit, zum anderen die Auseinandersetzung mit bestimmten Charaktereigenschaften und Haltungen, insofern sie auf die unmittelbare Arbeit wirken beziehungsweise ein Hindernis für eine spirituell fundierte Heilpädagogik darstellen.

Rudolf Steiner maß den Qualitäten der Aufmerksamkeit, Achtsamkeit und Andacht eine entscheidende Wirkung auf den heilpädagogischen Prozess zu. Ist das meditative Erleben eine Verarbeitungs- und Vertiefungsmöglichkeit, welche die Aktivität und Konzentration mehr nach innen lenkt, beziehen sich Steiners Achtsamkeitsübungen auf die konkrete Beobachtung und Begleitung von Kindern, auf die Geistesgegenwart im Erleben und Tun „draußen". Sie zielen auf eine bewusstere Beziehungsgestaltung in der jeweiligen Situation. Achtsamkeit wirkt gleichermaßen auf das Kind wie auf den Heilpädagogen. Sie birgt ein Element der Selbstbeobachtung: Der Heilpädagoge wird sich in einem Wahrnehmungsakt, der seiner Intention entsprechend nach außen zielt, zugleich seiner selbst gewahr. Er „sieht" nicht nur, sondern erlebt zugleich den Akt des Sehens und erfährt, was „Sehen" mit ihm macht. Zum anderen ruht die Aufmerksamkeit des Heilpädagogen auf dem Kind, das sich dadurch wahrgenommen, gestützt und getragen fühlt.

Es lassen sich drei Aufmerksamkeitsrichtungen unterscheiden: in der Wahrnehmung und Beobachtung, in der empathischen Beziehungsbildung und dem „Dabeisein" bei den Handlungen eines Kindes. Achtsamkeit erscheint als ein Prinzip der Wahrnehmung, etwa dann, „wenn man für Formen, für Anschaubares Sinn entwickelt, dann lebt man sich allmählich in eine Seelenstimmung hinein, bei der einem etwas einfällt, wenn die Veranlassung dazu da ist".[16] Es handle sich keineswegs darum, den ganzen Tag „auf Auslug" zu stehen, sondern um die Tiefe, mit der sich der Heilpädagoge mit der Welt des Kindes verbinde. Wenn man sich durch die dabei entstehende Kraft der Aufmerksamkeit einen „Sinn erwirbt für charakteristische Vorkommnisse", könne man in „verhältnismäßig kurzer Zeit" ein Kind verstehen. „Nicht darauf kommt es an, wieviel Zeit man mit den Dingen verbringt, sondern wie stark man sich innerlich damit verbindet".[17]

Achtsamkeit erscheint auch als Prinzip der Wahrnehmung des eigenen Gefühlslebens, etwa in der Entwicklung des Mitgefühls mit der Lage, in der sich das Kind befindet. Dabei ist kritisch zu unterscheiden zwischen den eigenen Gefühlsreaktionen, die das Kind im Erleben des Heilpädagogen auslöst, und dem eigentlich angestrebten Mitfühlen, in dem sich das Wesen des Kindes widerspiegelt. „Man kann kaum einem Menschen seelisch etwas sein, in dessen Innenlage man sich nicht versetzen kann", hatte Steiner 1917 an den Journalisten Willy Schlüter (1873–1935) geschrieben, der ihn nach einer spirituellen Betrachtung über Menschen mit Körperbehinderung gefragt hatte.[18] Das Problem bestünde in dem „Mangel der menschlichen Herzen, die sich wohl einfühlen können in Menschen-Erlebnisse, die ihnen gleich oder ähnlich sind, aber nicht in solche, die ganz anders sind".[19] In den Vorträgen des „Heilpädagogischen Kurses" beschrieb Steiner den Vorgang des Mitfühlens in den Schritten von genauer Beobachtung, Kontrolle der eigenen Gefühlsreaktionen, innerem Nachvollzug und Mitgefühl hin zu einer Handlungsdisposition, die sich aus diesem Vorgang ergebe und zeige, „wie stark es von Belang ist, wie man als Erzieher selbst ist".[20]

Eine dritte Aufmerksamkeitsrichtung zeigt sich in der Achtsamkeit in Bezug auf das Handeln des Kindes: Man müsse Sinn haben für das Dabeisein bei den Dingen, die innere Begleitung des Kindes. Zum einen habe man darauf zu achten, dass das Kind selbst „bei den Dingen dabei" sei. Das gelinge umso besser, je mehr die Aufmerksamkeit des Erziehenden auf dem übenden Handeln des Kindes ruhe.[21]

Tugenden, Untugenden und die moralische Entwicklung

Die Aussagen Steiners zur Punkt-Kreis-Meditation sind flankiert von zwei kritischen Bemerkungen, die er an seine Zuhörerschaft richtete: Er beklagte das Reden über „die großen Missionen" und mahnte stattdessen die Aufmerksamkeit für das Detail („Andacht zum Kleinen") an. Eine kaum tilgbare Eitelkeit verhindere den Mut, aus Intuition heraus zu handeln („esoterischer Mut").[22] Fehlende Andacht, also die Eingenommenheit von sich selbst sowie mangelnder Mut und damit das fehlende Vertrauen in die Tiefenkraft des eigenen Handelns, verdeckten das zentrale Geschehen des rhythmischen Wechsels zwischen der tieferen, Andacht-basierten Wahrnehmung und dem Entdecken eigener, noch unerschlossener Handlungsmöglichkeiten. Sie unterbinden das Wirksamwerden des durch die Punkt-Kreis-Meditation Geübten.

Diese Beispiele zeigen, dass Steiner auch dann, wenn er über einige andere Tugenden und Untugenden sprach, nichts weniger als eine „Tugendlehre der Heilpädagogik" im Sinn hatte. Wenn er von Humor und Humorlosigkeit, von Enthusiasmus und dessen Fehlen, von Heiterkeit und Beweglichkeit oder deren Mangel sprach, ging es ihm nicht um eine Art von „Hausordnung" oder die Erfüllung moralischer Maximen, was zu tun oder zu lassen sei, sondern um den Schutz für den spirituellen Entwicklungsprozess der in der Heilpädagogik Tätigen und deren Wirkung auf die ihnen anvertrauten Menschen. Diese Entwicklung ist an ethische Erkenntnisse und eine im individuellen Menschen begründete Moralität gebunden. Die moralische Entwicklung liegt indessen nicht im angestrengten Vermeiden der Untugenden, sondern in der Öffnung für das Neue und Andere, einer bereichernden Kultur der Aufmerksamkeit und Andacht etwa. Das Produktive dieser Situation besteht nicht in dem meist vergeblichen Bemühen, die Untugenden zu tilgen und auf den Pfad der Tugend zu wechseln, sondern das Spannungsverhältnis anzunehmen und ein „Leben aus der Mitte" zu suchen. Martin Seel spricht mit Aristoteles von der „heiklen Balance, die nur mit Mühe gehalten werden kann", und dass es keine klare Trennung zwischen dem einen und dem anderen gebe: „Überspitzt gesagt: Tugenden sind Laster, die ihr Schlimmstes nicht ausleben; Laster sind Tugenden, die ihr Bestes versäumen. Man muss die Verwandtschaftsbeziehungen zwischen Tugenden und Lastern erkennen, wenn man den Konflikt zwischen ihnen verstehen will".[23] Innere und äußere Konflikte zählen zur beruflichen Tätigkeit von Heilpädagogen und Sozialtherapeuten, wie sie zu jedem anderen Beruf gehören, in dem es nicht nur um Pflichterfüllung und Arbeit nach Vorschrift, sondern um Initiative und Verantwortung geht. Sie halten auf schmerzhafte Weise offen, was situativ offenbleiben muss und nicht in rigiden Haltungen, Gewohnheiten und Routinen enden darf.

Auch diese Erfahrungen können Widerhall im meditativen Leben finden, das eine produktive Auseinandersetzung mit den Erfahrungen des Alltags erlaubt und deren Abspaltung aus der inneren Auseinandersetzung verhindert. Der Wechsel zwischen einem meditativen Erleben und der Hinwendung zu den Tagesaufgaben muss das Leben keineswegs in eine *vita contemplativa* und eine *vita activa* teilen: Man könne vor oder nach einer entscheidenden Handlung die wirksamste Meditation mit vollständigem Vergessen dessen machen, was man in der Handlung erlebt habe, sagte Steiner noch am Ende seines letzten Vortrags: „Denn darauf kommt es an, dass man es in seiner Macht hat, sich herauszureißen aus der einen Welt und sich hineinzufinden in die andere Welt".[24] Wer Momente geistiger Präsenz herstellt, löst sich von dem Verhaftet-Sein im gegenwärtigen Moment und ist in der Lage, die gegebene Situation durch einen als unmittelbar anwesend erlebten geistigen Inhalt zu beleuchten.

Meditation, Intuition und „heilpädagogischer Augenblick"

Die Betonung des intuitiven Elementes in der Pädagogik und Heilpädagogik führte vielfach zu überhöhten und idealisierten Beschreibungen des Berufs, welche die Wirksamkeit der Intuition eher verdeckten als enthüllten. Steiner wandte hat sich entschieden gegen „das allgemeine Reden von Missionen, von großen Aufgaben, und die geringe Neigung, auf die speziellen kleinen Dinge, die man dazu braucht, einzugehen".[25] Der Schulungsweg des „Heilpädagogischen Kurses" zielt vielmehr auf die Entdeckung der Intuitionsfähigkeit im Alltag, innerhalb von situativen Gelegenheiten, die sich als Schlüsselsituationen erweisen können, wie es das Beispiel des Kindes mit der Leier zeigt. In diesem Sinn ist Intuition nicht der große Wurf, nicht der stolze Eingriff und schon gar nicht das unbewusste Agieren „aus dem Bauch heraus", sondern jenes aus der Weisheit geleitete Handeln, das aus der Aufmerksamkeit für das Wesen des Kindes entsteht. Diese Form der „Andacht zum Kleinen" stellt den Punkt dar, dessen Peripherie sich in ihm spiegelt: dass jede Erscheinung des Lebens eine kosmische Entsprechung habe und sich nicht in sich selbst erschöpfe. Für den Schriftsteller und Pädagogen Adalbert Stifter (1805–1868), der in seinen „Bunten Steinen"* das Verhältnis von den kleinen Dingen des Lebens und dem großen „menschenerhaltenden" (ethischen) Gesetz auslotete, bestand das „Erhabene" darin, dass „die Wunder des Augenblickes" Ausdruck und „Merkmale dieser allgemeinen Kraft" seien.[26] Wie die Meditation keine Erinnerung sein kann, sondern immer nur je neu erlebte Gegenwart, ist der „heilpädagogische Augenblick" durch seine Einmaligkeit charakterisiert: Das Authentische ist unwiederholbar, es muss in seiner bestimmten Situation jeweils neu hervorgebracht werden.

* Stifter thematisierte in seinen Erzählungen auch Menschen mit Behinderung und in Ausnahmesituationen, im Durchbrechen der heilen Welt: In den „Bunten Steinen" ist es „das Mädchen mit dem großen Kopfe", um das herum sich eine denkwürdige Geschichte ereignet.

Es ist die Aufgabe des meditativen Lebens, die Erfahrung der Entsprechung zwischen dem Einzelphänomen und dem geistigen Ganzen zu ermöglichen, in der sich das Leben jedes Menschen bewegt. Auch hier bleibt das Prinzip der Aufmerksamkeit leitend gegenüber vorgefertigtem Wissen. So sagte Fischer: „Diejenige Eigenschaft, die das Ich beim Üben der liebevollen Hingabe entwickeln muss, um nicht in eine Einseitigkeit zu verfallen, ist die Aufmerksamkeit".[27]

Steiner entwickelte den Begriff der „Intuition" sowohl in seiner grundlegenden Erkenntnisdimension („Der einfachste Gedanke enthält schon Intuition")* als auch in seiner Bedeutung für den Schulungsweg und das Erlangen übersinnlicher Erkenntnis. Als Ausgangspunkt für ein Verständnis der Intuition im (heil-)pädagogischen Zusammenhang kann man Steiners Beschreibung einer „nativen" Intuition sehen, die jeder Mensch hat und die in der authentischen und singulären Erfahrung des eigenen „Ich" besteht: „Im gewöhnlichen Leben hat der Mensch nur eine Intuition, das ist diejenige des ‚Ich' selber. Denn das ‚Ich' kann auf keine Weise von außen wahrgenommen werden, es kann nur im Innern erlebt werden".[28] Diese eigene innere Wesenserfahrung ist als Vorbild für die Wesenserfahrung des Kindes in der heilpädagogischen Situation zu verstehen und bestimmt zugleich den – manchmal als unüberbrückbar erlebten – Abstand zum Anderen. Die Problematik der Intuition des anderen Menschen führt der „Heilpädagogische Kurs" allerdings klar vor Augen: Inwiefern jedes Kind für den Erzieher „ein neues Rätsel", eine Herausforderung für sein Verstehen und Handeln wird, hängt davon ab, ob er sich selbst in Entwicklung befindet. Das Leitprinzip ist die Führung durch die „Wesenheit im Kinde"**, die ihn zum richtigen Handeln führt: „Es ist eine unbequeme Arbeit, aber sie ist die einzig reale".[29]

Die drei beschriebenen Aufmerksamkeitsrichtungen – auf die Wahrnehmung, das Gefühlsleben und das Handeln – sind gewissermaßen der Beginn des intuitiven Prozesses in der Heilpädagogik und die Voraussetzung für sein Zustandekommen. Die Intuition selbst tritt als geistige Erfahrung auf, die ihrerseits wiederum durch ein lebendiges menschenkundliches Wissen – die Weisheit vom Menschen – zu nähren ist. Praktisch erscheint sie im Bewusstsein als „Einfall". Im Alltag erlebt man oft nur diesen letzten Schritt bewusst: eine Idee, die „plötzlich" da ist. Bernhard Schmalenbach wies auf die Elemente dieses Prozesses hin und betonte auch dessen selbstkritische Seite: „Der Heilpädagoge bringt beides, das allgemeine Wissen, das ein lebendiges geworden ist, und die durch Einfühlung geweckte Erfahrung eines Kindes oder Jugendlichen in sich zusammen, lässt diese aber auch wieder ‚sinken' und gewinnt daran die Intuitionen für sein Handeln. Durch die meditative Arbeit entsteht auf diese Weise ein Zusammenhang, der dann im Prozess der Begegnung Einsichten und Handlungsimpulse bringt. Diese jedoch muss er mit seinem kritischen Bewusstsein reflektieren, sich zu ihnen stellen und auch in der Lage sein, sein Handeln zu begründen".[30]

---

* „Der einfachste Gedanke enthält schon Intuition, denn man kann ihn nicht mit Händen tasten, nicht mit Augen sehen: man muß seine Offenbarung aus dem Geiste durch das Ich empfangen." (Vgl. Steiner, R.: Theosophie. Einführung in übersinnliche Welterkenntnis und Menschenbestimmung (GA 9). Rudolf Steiner Verlag Dornach 2003. S. 52.)

** „Derjenige, der Erzieher werden will für abnorme Kinder, der ist nie fertig, für den ist jedes Kind wieder ein neues Problem, ein neues Rätsel. Aber er kommt nur darauf, wenn er nun geführt wird durch die Wesenheit im Kinde, wie er es im einzelnen Fall machen muss. Es ist eine unbequeme Arbeit, aber sie ist die einzig reale." (Steiner, R.: Heilpädagogischer Kurs (GA 317). Rudolf Steiner Verlag Dornach 1995. S. 74.)

Was das meditative Leben als Vorbereitung einer intuitiven Erkenntnis- und Handlungsfähigkeit betrifft, beschrieb Rudolf Steiner gegen Ende seines Kurses nochmals eindrücklich den damit verbundenen Übergang zwischen der Tag- und Nachtseite des Bewusstseins als einen Prozess, der eine bestimmte „Ich-Kultur" auf Seiten des Pädagogen voraussetzt. „Aber Sie werden dasjenige, was Sie so mit einer gewissen Orientierung in sich als Meditation üben, in seiner Fruchtbarkeit dadurch sehen, dass Sie wie in absentia corporis in Ihrem Fühlen, in Abwesenheit des Körpers, wie in einem astralen Wellenbade weitergetrieben werden, hineingetrieben werden in eine Welt, die sich eben leise wellend vor Sie hinstellt und Ihnen die Möglichkeit gibt, Dinge um sich herum zu sehen, die Ihnen dann Antwort geben auf Ihre Fragen".[31] Das ginge jedoch nur, wenn damit eine Weiterentwicklung des Verhältnisses der Menschen zu ihrem Ich verbunden sei. Als Glied des menschlichen Organismus sei das Ich nach physischem Leib, Ätherleib und Astralleib das jüngste und in seiner gegenwärtigen Gestalt noch so im Werden, dass es noch gar nicht vollumfänglich erkannt werden könne. „Aber eigentlich ist das nur ein Schein des Ich, denn das wahre Ich kann man nur sehen durch den Rückblick in eine frühere Inkarnation. Das gegenwärtige ist erst das werdende und wird erst eine Realität in der folgenden Inkarnation. Das Ich ist erst das Baby."[32] Es sei bezeichnend, dass der Mensch im Lauf der Evolution ein egoistisches Verhältnis zu seinem Ich eingenommen habe, selbstbezogen „sein eigenes Ich auf dem Arm" herumtrage und es zärtlich herze.[33] Gerade dieses aber hielte den Menschen davon ab, die an sich in der Begegnung mit dem Kind nahenden Intuitionen zu erfassen, da die in diesem Moment einsetzende Selbstbespiegelung den eigentlich relevanten Vorgang verdecke.

Als Übungsmaterial einer werdenden Ich-Kultur verwies Steiner auf die „Bedingungen zur Geheimschulung" in seinem Buch „Wie erlangt man Erkenntnisse der höheren Welten?" Unter den dort beschriebenen Übungen zu einer bewussten Lebensführung und Seelenhygiene findet sich als zweite Übung, „sich als ein Glied des ganzen Lebens zu fühlen", eine Bedingung, die jeder nur auf seine Art erfüllen könne: „Bin ich Erzieher und mein Zögling entspricht nicht dem, was ich wünsche, so soll ich mein Gefühl zunächst nicht gegen den Zögling richten, sondern gegen mich selbst. Ich soll mich so weit als eins mit meinem Zögling fühlen, dass ich mich frage: ‚Ist das, was beim Zögling nicht genügt, nicht die Folge meiner eigenen Tat?' Statt mein Gefühl gegen ihn zu richten, werde ich dann vielmehr darüber nachdenken, wie ich mich selbst verhalten soll, damit in Zukunft der Zögling meinen Forderungen besser entsprechen könne".[34]

Obwohl er sich ganz der konkreten Handlung hingibt, entstammt der „heilpädagogische Augenblick" als Intuition dem gleichen inneren Raum, der dem Menschen durch die meditative Praxis zuwächst. Beide sind sie Gegenwartserlebnisse, authentisch und einmalig, und, sofern sie gelingen, Momente der Geistesgegenwart. Die Brücke zwischen beiden beschrieb Steiner in einem Vortrag für die Lehrer der Stuttgarter Waldorfschule im Dreischritt von Aufnehmen der Menschenkunde, deren meditativer Vertiefung im rhythmischen Menschen, an die sich eine lebendige, schöpferische Form des Erinnerns im Handeln anschließt. „So also haben wir: Zuerst ein Aufnehmen oder Wahrnehmen der Menschenkunde, dann ein Verstehen, ein meditierendes Verstehen dieser Menschenkunde, indem wir in uns immer mehr hineingehen, innerlich hineingehen, wo die Menschenkunde empfangen wird von unserem ganzen rhythmischen System, und dann haben wir ein Erinnern der Menschenkunde aus dem Geistigen heraus. Das heißt: aus dem Geiste heraus pädagogisch schaffen, pädagogische Kunst werden".[35]

Intuition im „heilpädagogischen Augenblick" ist, wie bereits gesagt, nicht nur der „Einfall", die schöpferische Idee, die unmittelbar in eine Handlung mündet. Das ist gewissermaßen schon das Ende eines Prozesses, der als erkennende Erfahrung des anderen Menschen beginnt, so wie sie in der individuellen Begegnung oder im gemeinsamen Ringen um das Rätsel des Kindes eintritt. „Ein im Leben webendes Wissen vom Menschen nimmt das Wesen des Kindes auf, wie das Auge die Farbe aufnimmt", schrieb Steiner 1923 in einem Aufsatz über „Pädagogik und Kunst".[36] Die mittlere Episode der Intuition ist vergleichbar mit dem Vorgang, den man heute als Empathie* bezeichnet. Steiner stellte ihren herausfordernden Charakter („sich wohl einfühlen können in Menschen-Erlebnisse, die ihnen gleich oder ähnlich sind, aber nicht in solche, die ganz anders sind") im bereits erwähnten Brief an Willy Schlüter dar und vertiefte ihn im „Heilpädagogischen Kurs". Dort beschrieb er den Vorgang des Einfühlens in ein anderes Seelenwesen als Übungsweg, sich selbst in seinen emotionalen Reaktionen zurückzunehmen, von Gefühlen, in denen man sich selbst spiegelt, zu der Qualität des Mitfühlens zu kommen, die zuerst vom anderen Menschen spricht. „Erst dann, wenn man es so weit gebracht hat, dass einem eine solche Erscheinung zum objektiven Bild wird, dass man sie mit einer gewissen Gelassenheit als objektives Bild nimmt und nichts Anderes dafür empfindet als Mitleid, dann ist die im astralischen Leib befindliche Seelenverfassung da, die in richtiger Weise den Erzieher neben das Kind hinstellt".[37] Von hier aus verläuft der Übergang in das intuitive Handeln gleichsam als Metamorphose der Erkenntnis und Empathie: „Und dann wird er alles Übrige mehr oder weniger richtig besorgen. Denn, meine lieben Freunde, Sie glauben gar nicht, wie gleichgültig es im Grunde genommen ist, was man als Erzieher oberflächlich redet oder nicht redet, und wie stark es von Belang ist, wie man als Erzieher selbst ist".[38]

Meditation und Heilpädagogik als Grenzgang

Jede wirkliche Kunst führt ihren Schöpfer und ihre Hörer oder Betrachter an eine Grenzlinie zu einem noch Unbekannten und nicht Dagewesenen. Sich auf ihr zu bewegen, darin besteht die Herausforderung und Chance zur Entwicklung. Das weiß man, wenn man ein Instrument spielt. Wer aufhört zu üben, macht sofort Rückschritte – oft bemerken das die anderen früher als man selbst. Im musikalischen Üben ist offensichtlich, wo die Grenzlinie verläuft, an welchen Griffen, Fingersätzen, Bögen und dergleichen man arbeiten muss, damit der musikalische Ausdruck gelingt und man in eine neue Dimension der Kunst vorstößt – und sei der Schritt noch so klein.

* Den Begriff „Empathy" schuf 1909 der englisch-amerikanische Psychologe Edward Tichener (1867–1927), der damit die 1906 von Theodor Lipps (1851–1914) geprägte Bezeichnung „Einfühlung" übersetzte. Zu „Empathie" geworden, fand der Begriff in den deutschen Sprachraum zurück. Ob Rudolf Steiner ihn kannte, ist nicht überliefert. Im „Heilpädagogischen Kurs" verwendete er das Wort „Mitleid", wenn auch nicht im hergebrachten Sinn, in anderen Zusammenhängen sprach er auch von „Mitfühlen" oder „Mitgefühl". Max Scheler (1874–1928), ebenfalls ein Zeitgenosse Rudolf Steiners, gebrauchte das Wort „Einsfühlung" für die von ihm dargestellte vierte und höchste Stufe des Mitgefühls.

An der Grenze zu leben, gehört auch zum Wesen des Meditierens. Einen eigenen Bewusstseinsraum aufzubauen bedeutet, ihn den eigenen Begrenzungen abzuringen, um ihn von Gedanken und Empfindungen, die mehr sind als das, was sich im Leben in der sinnlichen Welt ergibt, zu erfüllen. Das beginnt schon mit dem Aufgeben von alten Denkweisen, Gefühlen und Routinen. Die Erkenntnis des eigenen Geworden-Seins führt zu einer „Schwellenerfahrung", an der man sich selbst infrage gestellt fühlt und immer wieder neu finden muss. Die damit verbundenen Erlebnisse sind mitunter prekär: Sie können zu einem Ohnmachtserleben im Willen führen oder zum Verlust der Führung über das eigene Bewusstsein. Sich in der Mitte zu halten, ist dann existentielle Herausforderung, und es gehört zu Rudolf Steiners größten Leistungen, sichere Wege geistiger Schulung entwickelt zu haben. Angelus Silesius' (1624–1677) der Punkt-Umkreis-Meditation so nah verwandter Sinnspruch „Ich weiß nicht, was ich bin, ich bin nicht, was ich weiß: ein Ding und nicht ein Ding, ein Stüpfchen und ein Kreis"[39] spiegelt etwas wider von der Dramatik der inneren Heimatlosigkeit an der Schwelle und von der Suche nach einer neuen Selbstgewissheit, aber auch von der Sehnsucht, Bürger zweier ineinander verschlungener Welten zu sein.

Auch die heilpädagogische Maßnahme, der „heilpädagogische Augenblick", bedeutet einen Grenzgang. Weniger dramatisch formulierte dies etwa Lew Vygotsky (1896–1934), als er von der Zone der nächsten Entwicklung sprach, oder Aaron Antonovsky (1923–1994), wenn er die Balance zwischen Über- und Unterforderung als salutogenetisch wirksam beschrieb. Warum der Augenblick doch dramatisch bleibt, hat mit dem Geschehen an der Grenze zu tun: Es geht um etwas biographisch Entscheidendes, nämlich den eigenen Entwicklungsimpuls in sich zu erfahren und den Grundstein für ein gelingendes Leben zu legen. Heilpädagogik ergibt nur Sinn, wenn sie das Kind an seine Grenzen führt, weil nur das Entwicklung ermöglicht. Das macht pädagogisches und heilpädagogisches Geschehen ebenso fruchtbar wie gefährlich. Eine gelingende Heilpädagogik besteht darin, die Grenzerfahrungen, die Kinder, Jugendliche und Erwachsene mit Behinderungen im Leben ohnehin und oft genug schutzlos erfahren, zu einem sinnvollen und gelenkten Lebensweg zu gestalten, an dem neue Möglichkeiten und Fähigkeiten auf sie warten. Wenn es gut geht, verbirgt sich „Leben an der Grenze" oft in den unscheinbaren Handlungen des Alltags, und das Kind ist geschützt durch die sichere Führung der Menschen, die das Kind begleiten. Das darf nicht darüber hinwegtäuschen, dass Heilpädagogik, in welchem Umfeld auch immer sie stattfindet, nur dann im Sinne Karl Königs zur Kunst wird, wenn sie in einer solchen Weise an die Grenze zwischen dem Alten und Neuem, dem Bekannten und Unbekannten, dem Sicheren und dem Herausfordernden, die Grenze von Innen und Außen, dem Erhofften und Befürchteten, heranführt. Es versteht sich, dass dies von Menschen zu leisten ist, die um ihre eigenen Grenzerfahrungen wissen.

Literatur

1 Senge, P. M.: Die fünfte Disziplin. Kunst und Praxis der lernenden Organisation. Schäffer-Poeschel Verlag Stuttgart 2011 .

2 Plattig, M.: „Was ist Spiritualität?". In: Lewkowicz, M., Lob-Hüdepohl, A. (Hrsg.): Spiritualität in der sozialen Arbeit. Lambertus Verlag Freiburg im Breisgau 2003. S. 31.

3 Weber, J.: Spiritualität und soziale Arbeit. LIT Verlag Münster 2005. S. 151 f.

4 Baier, K.: Spiritualitätsforschung heute. In: Baier, K. (Hrsg.): Handbuch Spiritualität. Zugänge, Traditionen, interreligiöse Prozesse. Wissenschaftliche Buchgesellschaft Darmstadt 2006. S. 16 f.

5 Ebd., S. 14.

6 Walach, H.: Spiritualität. Warum wir die Aufklärung weiterführen müssen. Drachen-Verlag Klein Jasedow 2011.

7 Kühlewind, G.: Aufmerksamkeit und Hingabe. Die Wissenschaft des Ich. Verlag Freies Geistesleben Stuttgart 1998. S. 95.

8 Zitiert nach Berger, M.: „Heilpädagogik ist eine praktische Kunst". Zur Erinnerung an Karl König, der vor 50 Jahren starb. In: heilpädagogik.de 2016; 2. S. 23–24.

9 Steiner, R.: Heilpädagogischer Kurs (GA 317). Rudolf Steiner Verlag Dornach 1995. S. 41.

10 Domeyer, M.: Das meditative Element im „Heilpädagogischen Kurs" Rudolf Steiners. In: Seelenpflege in Heilpädagogik und Sozialtherapie 2007; 26 (4). S. 4–18.

11 Grimm, R.: Der polarische Ansatz in Rudolf Steiners Heilpädagogik. Zur Interpretationsgeschichte des „Heilpädagogischen Kurses" in Bezug auf die Vorträge drei bis fünf. In: Seelenpflege in Heilpädagogik und Sozialtherapie 2011; 29 (3). S. 40–61.

12 Vgl. Gäch, A.: Das polare Prinzip in der Heilpädagogik. In: Grimm, R., Kaschubowski, G. (Hrsg.): Kompendium der anthroposophischen Heilpädagogik. Reinhardt Verlag München 2008. S. 228–241.

13 Vgl. Schmalenbach, B.: Punkt und Kreis – Annäherung an das Wesen des Menschen. In: Seelenpflege in Heilpädagogik und Sozialtherapie 2001; 20 (1), S. 2–16.

14 Steiner, R.: Heilpädagogischer Kurs (GA 317). Rudolf Steiner Verlag Dornach 1995. S. 154 ff.

15 Müller-Wiedemann, H.: Punkt und Umkreis. Zur meditativen Erkenntnis des Zusammenhangs von Erkennen und Handeln im Heilpädagogischen Kurs Rudolf Steiners. Vortrag aus dem Jahr 1993. In: Grimm, R. (Hrsg.): Menschenbild und Menschenbildung. Aufsätze und Vorträge zur Heilpädagogik, Menschenkunde und zum sozialen Leben. Verlag Freies Geistesleben Stuttgart 1994. S. 111.

16 Steiner, R.: Heilpädagogischer Kurs (GA 317). Rudolf Steiner Verlag Dornach 1995. S. 84.

17 Steiner, R.: Heilpädagogischer Kurs (GA 317). Rudolf Steiner Verlag Dornach 1995. S. 35.

18 Zitiert nach Grimm, R.: „... die dem physischen Körper zugrundeliegende Geistgestalt". Rudolf Steiner über ‚Krüppelfürsorge' – Der Briefwechsel mit dem Biosophen und Tatdenker Willy Schlüter. In: Seelenpflege in Heilpädagogik und Sozialtherapie 2010; 29 (2), S. 26–42.

19 Steiner, R.: Briefe Band 2. 1890–1925 (GA 39). Rudolf Steiner Verlag Dornach 1987. S. 464.

20 Steiner, R.: Heilpädagogischer Kurs (GA 317). Rudolf Steiner Verlag Dornach 1995. S. 35.

21 Grimm, R.: Über drei Gesten heilpädagogischer Arbeit. Aspekte eines differenzierten Wirkens des Heil- und Sonderpädagogen. In: Görres, S. und Hansen, G. (Hrsg.): Psychotherapie bei Menschen mit geistiger Behinderung. Eine Einführung für Heil- und Sonderpädagogen, Erzieher und Eltern. Klinkhardt Verlag Bad Heilbrunn 1992. S. 27–48.

22 Steiner, R.: Heilpädagogischer Kurs (GA 317). Rudolf Steiner Verlag Dornach 1995. S. 151.

23 Seel, M.: 111 Tugenden, 111 Laster. Eine philosophische Revue. Fischer Verlag Frankfurt am Main 2011. S. 135.

24 Steiner, R.: Heilpädagogischer Kurs (GA 317). Rudolf Steiner Verlag Dornach 1995. S. 184.

25 Ebd., S. 152.

26 Stifter, A.: Bunte Steine und Erzählungen. Winkler Verlag München 1961.

27 Fischer, A.: Andacht und Aufmerksamkeit. In: Seelenpflege in Heilpädagogik und Sozialtherapie 2001; 20 (4), S. 12.

28 Steiner, R.: Die Stufen der höheren Erkenntnis (GA 12). Rudolf Steiner Verlag Dornach 1979. S. 22.

29 Steiner, R.: Heilpädagogischer Kurs (GA 317). Rudolf Steiner Verlag Dornach 1995. S. 74.

30 Schmalenbach, B.: Anthroposophische Heilpädagogik. In: Rahel Uhlenhoff (Hrsg.): Anthroposophie in Geschichte und Gegenwart. Berliner Wissenschafts-Verlag Berlin 2011. S. 497.
31 Steiner, R.: Heilpädagogischer Kurs (GA 317). Rudolf Steiner Verlag Dornach 1995. S. 183.
32 Ebd., S. 183 f.
33 Ebd.
34 Steiner, R.: Wie erlangt man Erkenntnisse der höheren Welten? (GA 10). Rudolf Steiner Verlag Dornach 1975. S. 106.
35 Steiner, R.: Erziehung und Unterricht aus Menschenerkenntnis. Neun Vorträge, gehalten für die Lehrer der Freien Waldorfschule Stuttgart 1920–1923 (GA 302a). Rudolf Steiner Verlag Dornach 1993. S. 52.
36 Zitiert nach Kiersch, J.: „Mit ganz andern Mitteln gemalt". Überlegungen zur hermeneutischen Erschließung der esoterischen Lehrerkurse Steiners. In: RoSE – Research of Steiner Education 2010; 1 (2). S. 78.
37 Steiner, R.: Heilpädagogischer Kurs (GA 317). Rudolf Steiner Verlag Dornach 1995. S. 35.
38 Ebd.
39 Silesius, A., d. i. Scheffler, J.: Cherubinischer Wandersmann. Oder geistreiche Sinn- und Schlussreime. Manesse Verlag Zürich 1986. S. 32.

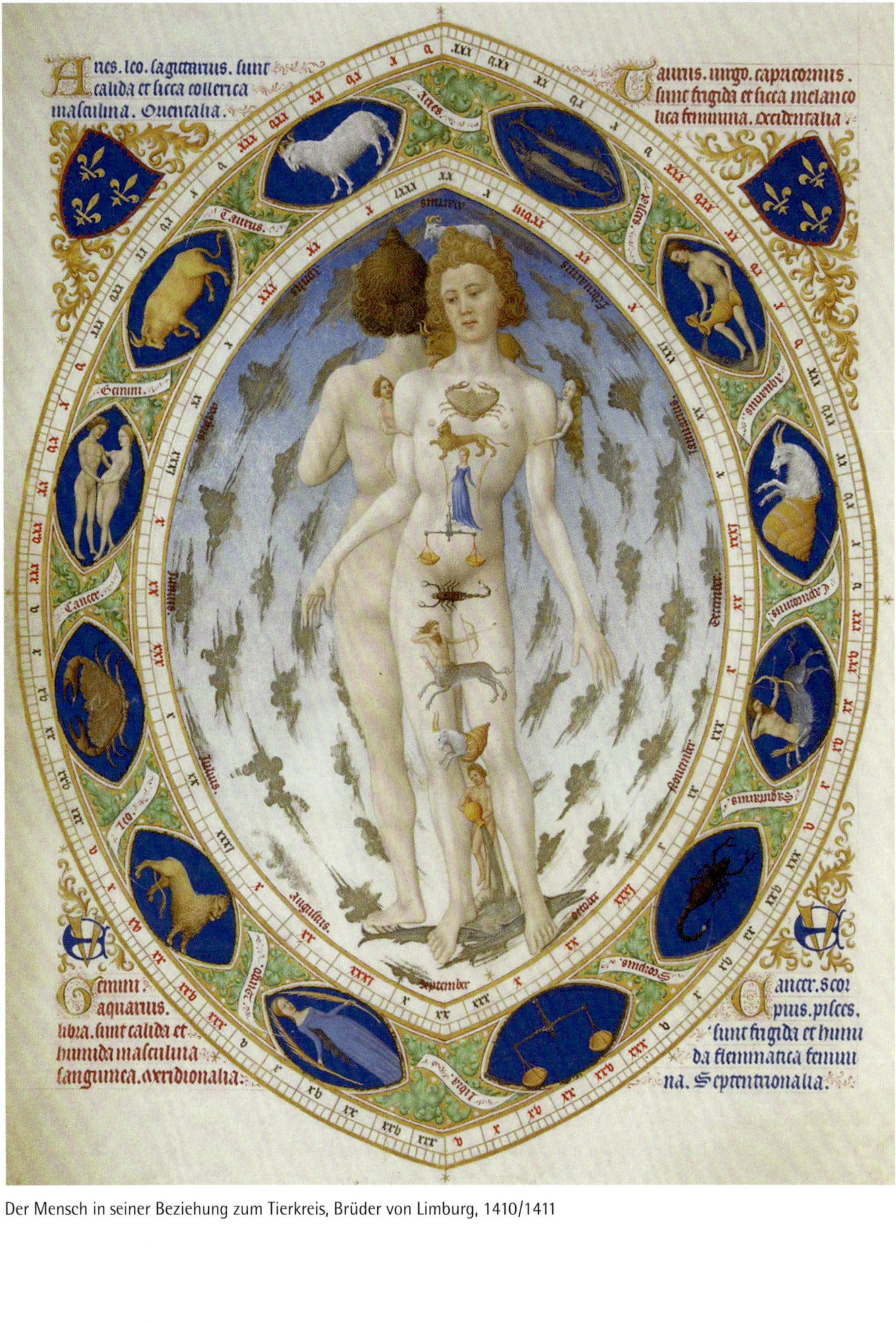

Der Mensch in seiner Beziehung zum Tierkreis, Brüder von Limburg, 1410/1411

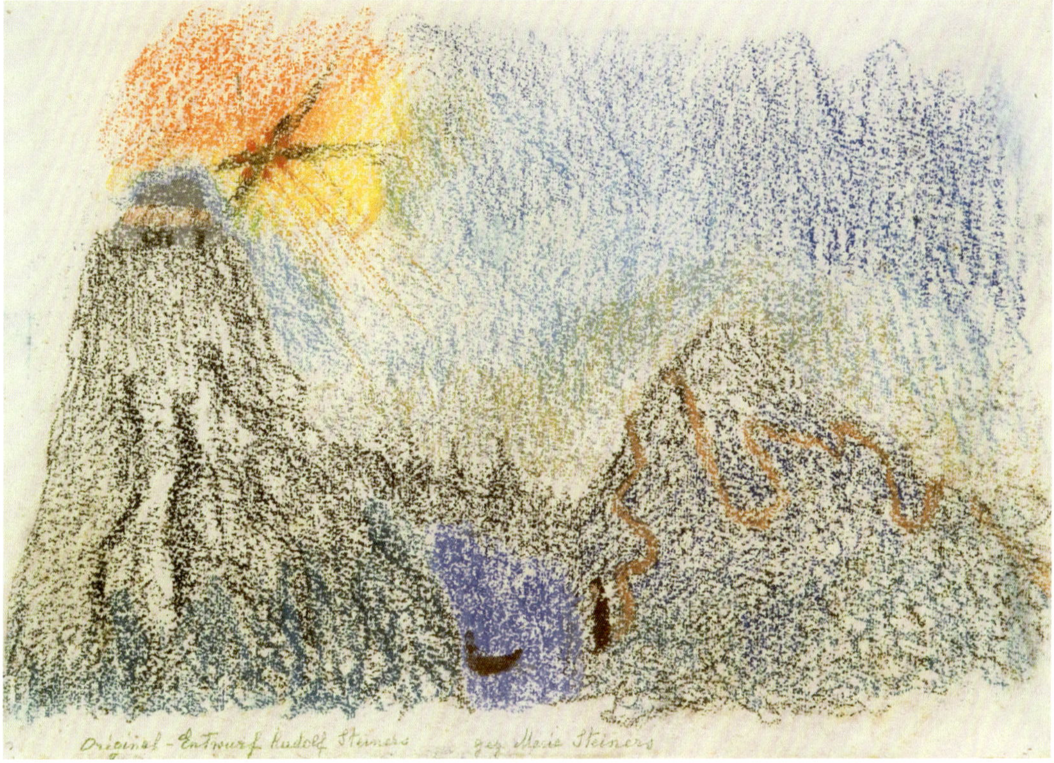

Bühnenvorhang im ersten Goetheanum, Entwurf von Rudolf Steiner, Dornach, 1914

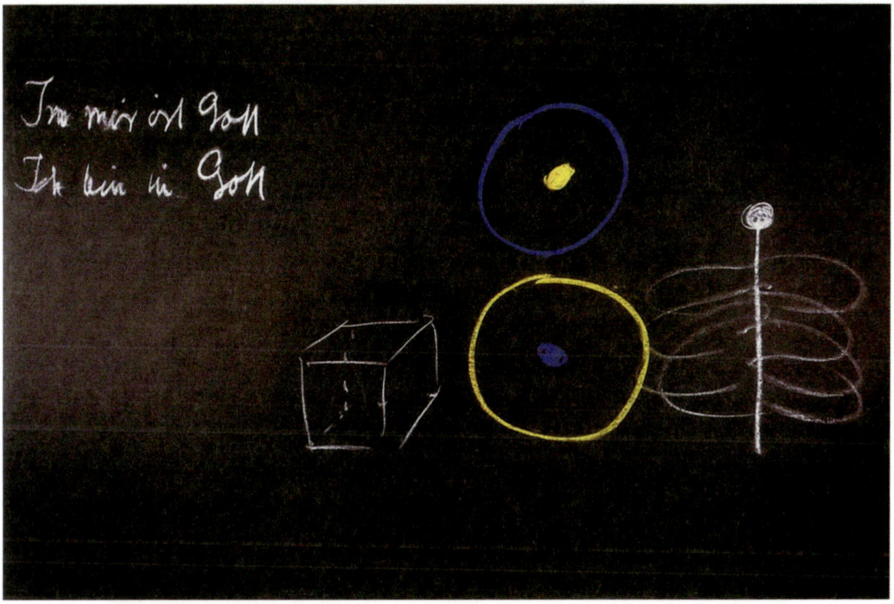

„Punkt-Kreis-Meditation", Wandtafelzeichnung von Rudolf Steiner, Dornach, 5. Juli 1924

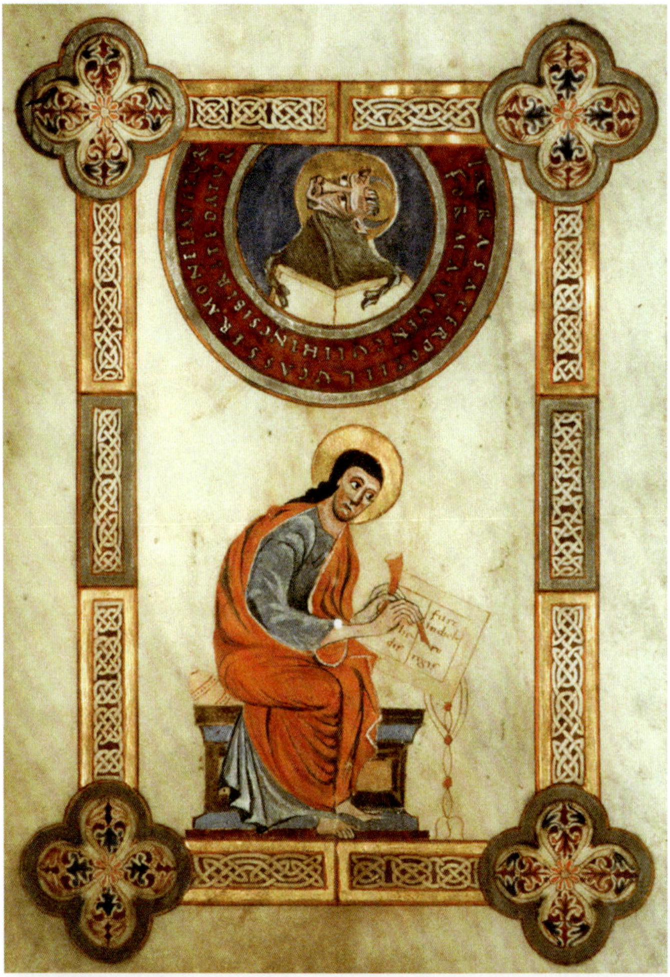

Der Evangelist Lukas,
Kölns Karolingische
Evangelienbücher,
Saint-Amand, um 860/880

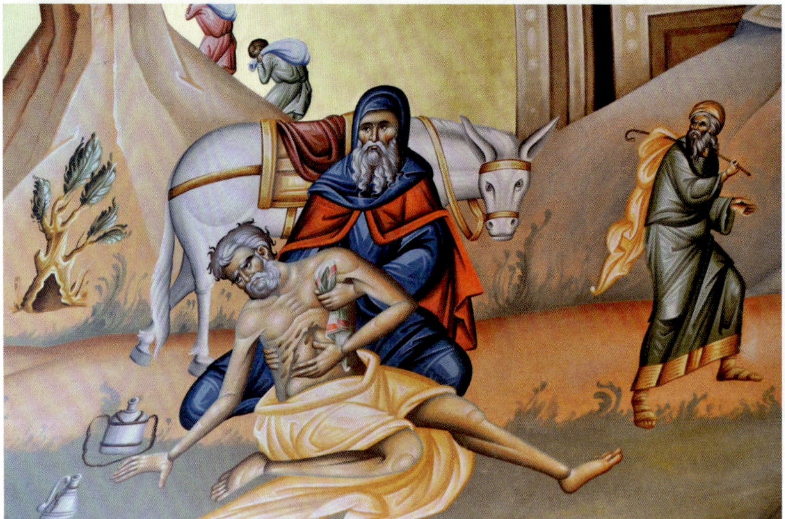

Jesus als barmherziger
Samariter, vermutlich
Hristofanis Voutsinas,
Griechisch-orthodoxe
Allerheiligenkirche,
München, undatiert

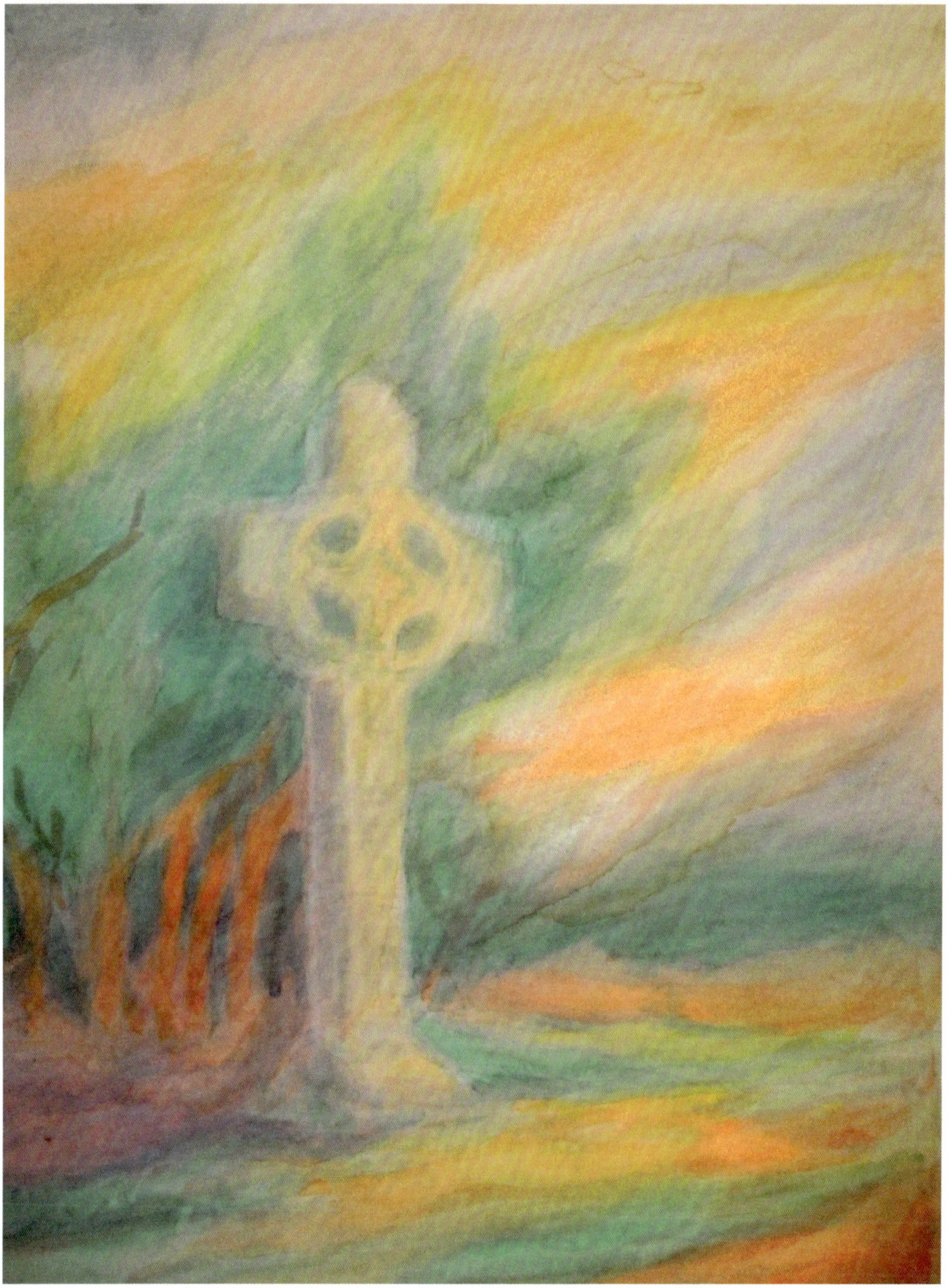
Irisches Kreuz, Aquarell von Margarethe Hauschka-Stavenhagen (1896–1980), Bad Boll, undatiert

Abendhimmel über Rüti, Foto von Bernadette Gollmer, Rüti/Schweiz, 2008

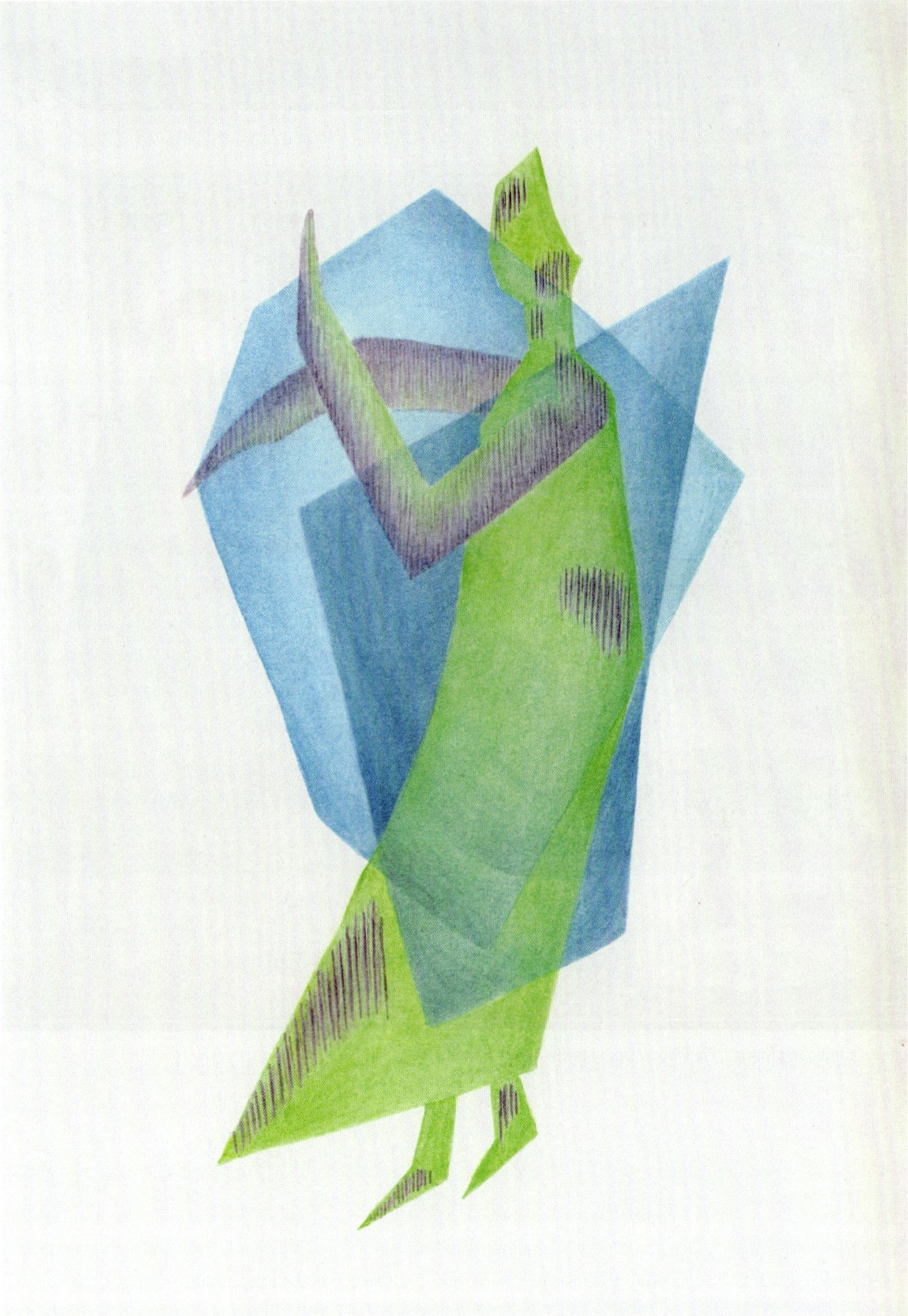

Eurythmiefigur „M", Aquarell von Annemarie Bäschlin nach einer Zeichnung von Rudolf Steiner (1922), 1980er Jahre

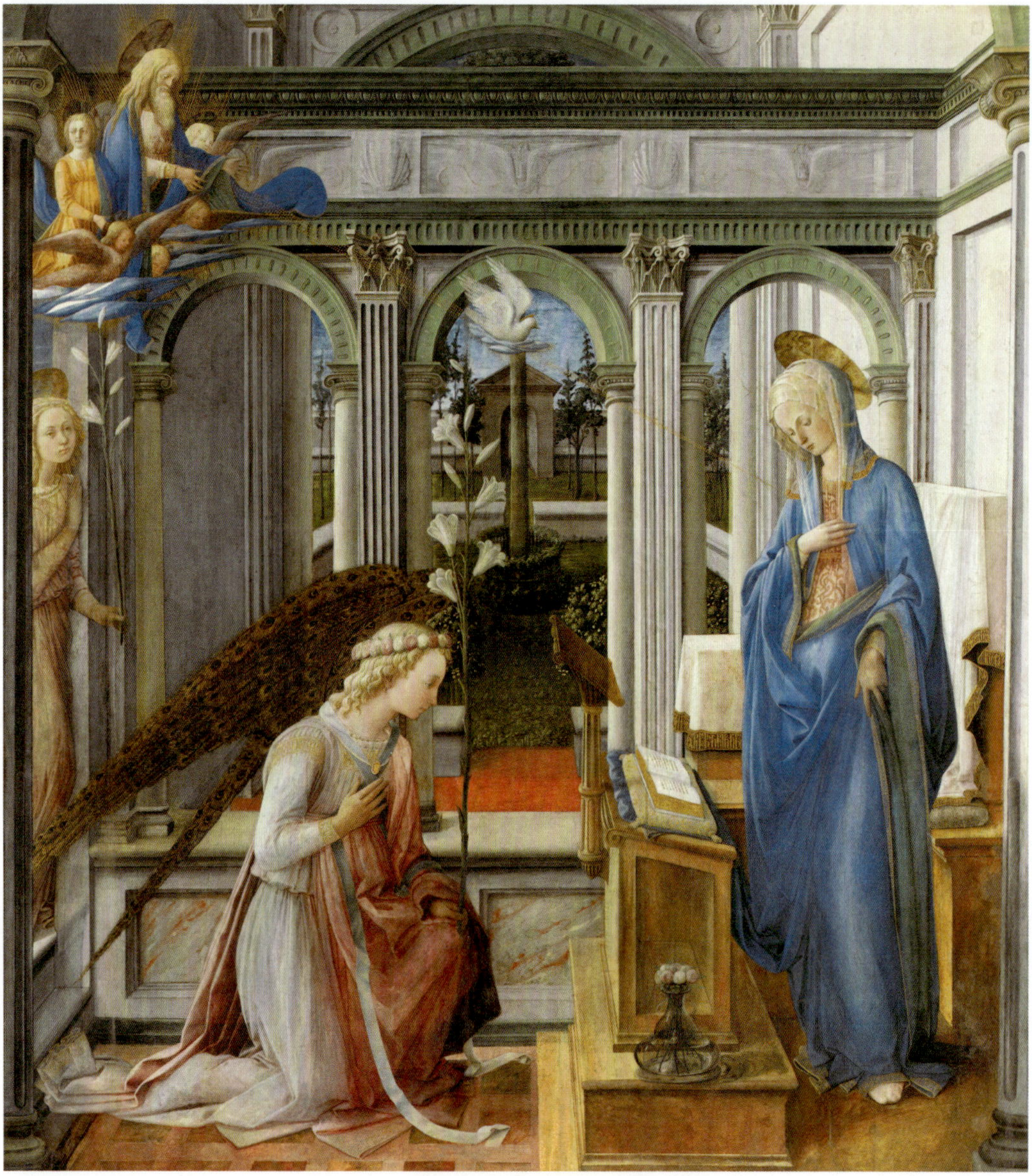

Die Verkündigung Mariae, Fra Filippo Lippi (1406–1469), Italien, um 1450

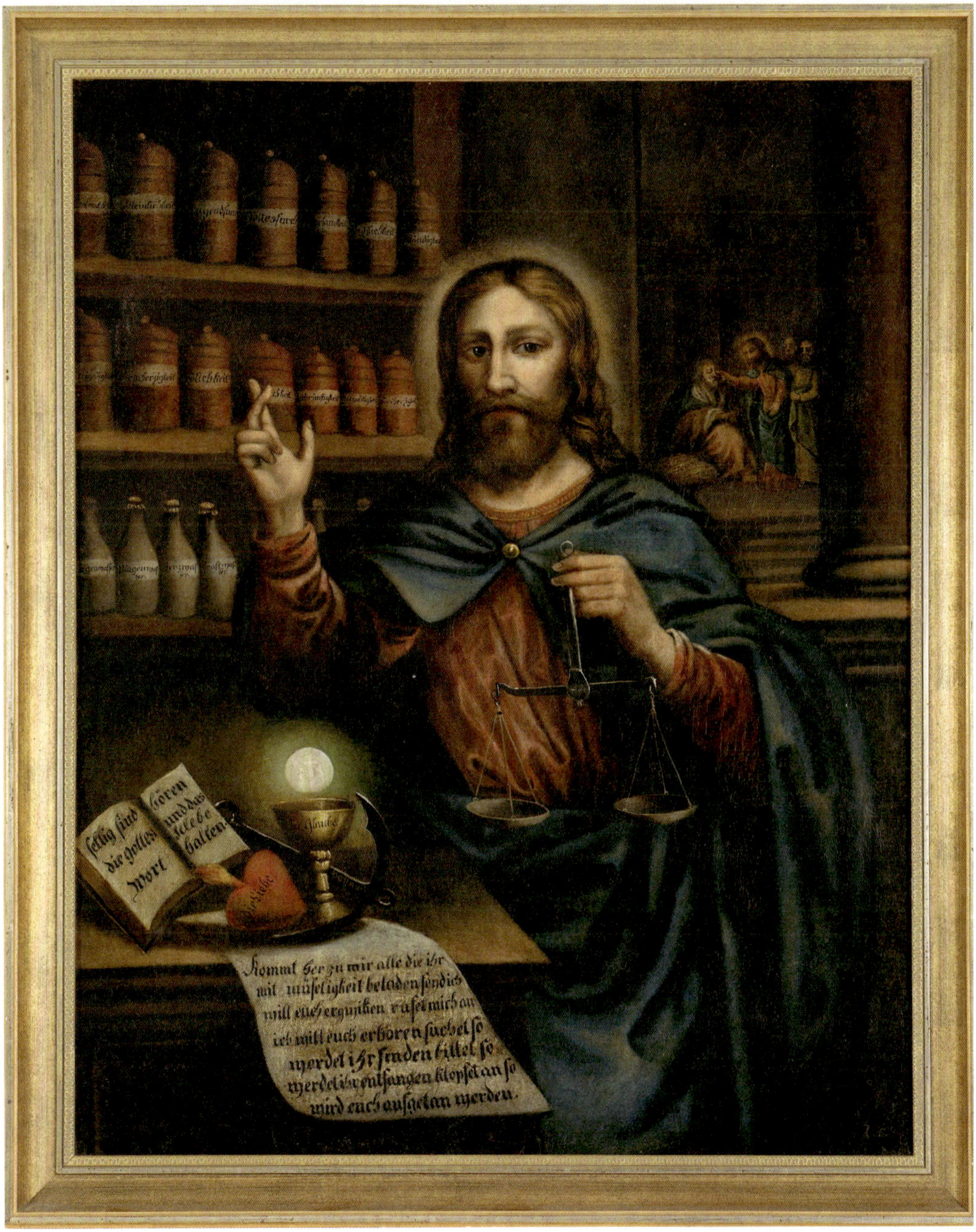

Christus als Apotheker, unbekannter Künstler, Österreich, um 1700

Meditation in der Medizin und im ärztlichen Alltag

MATTHIAS GIRKE

In der Anthroposophischen Medizin verbindet sich für den Patienten und Therapeuten die innere Entwicklung mit dem Heilungsprozess. Schon zu Beginn der Anthroposophischen Medizin verordneten Ärzte in den ersten von Rudolf Steiner beratenen Behandlungen im Klinisch-Therapeutischen Institut in Arlesheim* nicht nur eine Arzneitherapie, Äußere Anwendungen und Heileurythmie. Es gab auch Empfehlungen für die meditative Arbeit. An der individuellen Fragestellung des Patienten orientiert, bezog man Wort- und auch Bildmeditationen in den therapeutischen Prozess ein. Andererseits gab es auch Hinweise für Ärzte, wie diese sich stärken und gesund erhalten können durch ein tieferes Verstehen der therapeutisch wirksamen Kräfte. Der Arzt kann dem Patienten nur dann kompetent begegnen, wenn er nicht nur über fachliche, sondern auch über Beziehungsfähigkeit und ethisch-spirituelle Kompetenz verfügt. Das Medizinstudium hat seit langem nur noch das Physikum und kein Philosophikum mehr. Der Patient wird demzufolge im naturwissenschaftlich beschreibbaren Kontext gesehen und mit einer darauf gegründeten Therapie versorgt. Die innere Entwicklung und ihr Zusammenhang mit dem Heilen sind demgegenüber verloren gegangen und werden erst in den letzten rund 30 Jahren wieder vermehrt in das wissenschaftliche Interesse gerückt. Noch weiter entfernt lag die Bedeutung und Notwendigkeit der inneren, ethischen Entwicklung des Therapeuten. Doch auch hier ergeben sich neue Perspektiven. So wird immer deutlicher, dass die innere Einstellung des Therapeuten und Arztes ein wirksamer Faktor im Behandlungsprozess ist. Vieles, was man früher als Placebo-Effekt abtat, ist inzwischen als beschreibbare Wirksamkeit erforscht.[1] Nach dem Schattenwurf der Neurobiologisierung des Menschen, die sich insbesondere durch die einseitige Interpretation der Experimente von Benjamin Libet (1916–2007) einstellte, wird gegenwärtig wieder stärker auf die Selbststeuerung und Fähigkeit der Selbstwirksamkeit verwiesen. Diese fordert einerseits das Selbst oder Ich des Menschen als eigenständige Wesensdimension ein, andererseits entfaltet sie einen unmittelbaren Einfluss auf die Gesundheit, die zwischenmenschliche Beziehung und die Qualität praktischer Tätigkeit.[2]

Motive für den meditativen Erkenntnisweg

In jeder therapeutischen Beziehung erleben wir Ohnmacht und Gnade. Wie oft wird um die Wahrnehmung des Patienten und die richtige therapeutische Inspiration gerungen. Nach Augenblicken der Ohnmacht stellt sie sich dann doch noch „gnadenvoll" ein. Wie oft entstehen herausfordernde ethische Fragestellungen, in denen es nicht nur darum

* Das Institut wurde 1921 durch die holländische Ärztin Ita Wegman (1876–1943) begründet.

geht, das „Wirksame“ für den Patienten zu finden, sondern dasjenige, was für ihn „gut“ ist. Der Weg vom allgemeinen medizinischen Wissen und seiner Leitlinienwelt zur individualisierten (nicht „personalisierten“) Therapie in einer partizipatorischen Entscheidungsfindung, verlangt vielfach die „Gunst des Augenblicks“ auf der Grundlage einer guten Patient-Arzt-Beziehung. Wie oft braucht es schließlich therapeutischen Mut und Heilerwille, um dem Patienten in schwierigen Situationen seiner Erkrankung ein verlässlicher Helfer zu sein. Therapeuten haben hier unterschiedliche Befähigungen. Oftmals gibt es Vorbilder wie ältere, erfahrene Kollegen, die die Kunst der therapeutischen Beziehung vorleben. Manche Fähigkeiten sind durch die Lebenserfahrung und langjährige therapeutische Tätigkeit mit den Patienten entstanden, von denen die Ärzte unablässig lernen. Diese Fähigkeiten lassen sich aber auch aktiv und bewusst schulen und ausbilden.

Was sind Fehlanreize des meditativen Erkenntnisweges?

Der meditative Erkenntnisweg vermag zur therapeutischen und auch Patientenkompetenz führen, er steht allerdings in einem Spannungsfeld von „Fehlanreizen“. Zunächst kann die Meditation zur „Flucht“ in eine „bessere Welt“ benutzt werden. Dann aber gehen der Boden und die Lebenswirksamkeit verloren. Nicht umsonst wies Rudolf Steiner darauf hin, dass die äußeren und auch sozialen Lebensumstände ein direktes Maß für die innere Entwicklung sind: Wenn diese nicht zu vermehrter Lebenstüchtigkeit, sondern Rückzug aus den äußeren Lebensverhältnissen und -aufgaben führt, dann ist sie nicht gesund, sondern entspricht mehr einer Flucht als einer befähigenden Entwicklung. Umgekehrt kann die meditative Arbeit nicht aus den Gründen der inneren Entwicklung, sondern aus Zweckdenken – wie schneller und besser gesund zu werden und den stressbedingten Sympathikotonus zu senken – gesucht werden. Oftmals sagt man dann, es sei gleichgültig, was meditiert werde, es käme lediglich darauf an, Entspannung und Ruhe zu erreichen, die der Heilung förderlich seien. Die eigentliche Meditation steht in der Mitte zwischen diesen Polaritäten der Lebensflucht und der äußerlichen Zweckorientierung. In diesem Zusammenhang verweist „Meditation“ nicht nur auf die Wortbedeutung „Nachsinnen“, sondern auch auf die zu erringende „Mitte“ und schließlich – über „medere“ – auf das Heilen. Der innere Zusammenhang von Erkennen und Heilen drückt sich in diesen sprachlichen Bezügen aus. Rudolf Steiner beschrieb die Meditation als einen Weg von dem Leben in Gedanken zu dem Leben in geistiger Wesenheit.[3] Anthroposophie ist ein Weg, der auch in diesem Sinne das Geistige im Menschenwesen mit dem Geistigen im Weltall verbinden möchte.[4]

Ausgangssituation: „Erkenne dich selbst"

Bei den Wegen innerer Schulung denkt man sehr schnell an eine meditative Praxis und oftmals an Sinnsprüche und Wortmeditationen. Es fällt auf, dass sich in der zentralen Schrift Steiners zu diesem Thema („Wie erlangt man Erkenntnisse der höheren Welten?“)

keine spruchartigen Meditationen finden.[5] Vielmehr geht es um die Entwicklung von spezifischen Grundhaltungen und Befähigungen, wie etwa innere Ruhe, Demut und Verehrung gegenüber der Wahrheit und Erkenntnis. Bei diesen spielen die Nebenübungen, die „Sechs Eigenschaften", eine zentrale Rolle und sind auch für den Therapeuten von herausragender Bedeutung. Sie bilden einen Organismus, der sich an den Konzentrationsübungen zum inneren Bewusstseinsraum orientiert und in der Positivität und Unbefangenheit ganz der Welt zuwendet. Die Gefühlsübung verbindet beide Orientierungen und damit die Selbst- und die Welterkenntnis, deren Zusammenhang sich bereits in diesen Übungen wiederfindet. Somit bilden diese Übungen ein Ganzes und lassen einen Organismus von zusammengehörenden Fähigkeiten entstehen, also ein Organ, das sich aus den drei seelischen „Keimblättern" Denken, Fühlen und Wollen entwickelt.

Rudolf Steiner beschrieb diese Eigenschaften und die damit verbundenen Übungsanforderungen so:

1. Sachlichkeit und Folgerichtigkeit im Denken: *„Innere Festigkeit und die Fähigkeit, streng bei einem Gegenstande zu bleiben, das ist, was das Denken in sich selbst heranziehen muss. Deshalb sollen entsprechende ‚Denkübungen' nicht an fernliegenden und komplizierten Gegenständen vorgenommen werden, sondern an einfachen und naheliegenden. Wer sich überwindet, durch Monate hindurch täglich wenigstens fünf Minuten seine Gedanken an einen alltäglichen Gegenstand (zum Beispiel eine Stecknadel, einen Bleistift usw.) zu wenden und während dieser Zeit alle Gedanken auszuschließen, welche nicht mit diesem Gegenstande zusammenhängen, der hat nach dieser Richtung hin viel getan. (Man kann täglich einen neuen Gegenstand bedenken oder mehrere Tage einen festhalten."*

2. Herrscher im Gebiet des Willens: *„Für die höhere Schulung muss sich der Mensch daran gewöhnen, seinen eigenen Befehlen streng zu gehorchen. Wer sich an solches gewöhnt, dem wird es immer weniger und weniger beifallen, Wesenloses zu begehren. Das Unbefriedigende, Haltlose im Willensleben rührt aber von dem Begehren solcher Dinge her, von deren Verwirklichung man sich keinen deutlichen Begriff macht. Solche Unbefriedigung kann das ganze Gemütsleben in Unordnung bringen, wenn ein höheres Ich aus der Seele hervorgehen will. Eine gute Übung ist es, durch Monate hindurch sich zu einer bestimmten Tageszeit den Befehl zu geben: Heute ‚um diese bestimmte Zeit' wirst du ‚dieses' ausführen. Man gelangt dann allmählich dazu, sich die Zeit der Ausführung und die Art des auszuführenden Dinges so zu befehlen, dass die Ausführung ganz genau möglich ist. So erhebt man sich über das verderbliche: ‚ich möchte dies; ich will jenes', wobei man gar nicht an die Ausführbarkeit denkt."*

3. Im Fühlen Gelassenheit: *„Dazu ist nötig, dass diese Seele Beherrscherin werde über den Ausdruck von Lust und Leid, Freude und Schmerz. Gerade gegenüber der Erwerbung dieser Eigenschaft kann sich manches Vorurteil ergeben. Man könnte meinen, man werde stumpf und teilnahmslos gegenüber seiner Mitwelt, wenn man*

über das ‚Erfreuliche sich nicht erfreuen, über das Schmerzhafte nicht Schmerz empfinden soll'. Doch darum handelt es sich nicht. Ein Erfreuliches soll die Seele erfreuen, ein Trauriges soll sie schmerzen. Sie soll nur dazu gelangen, den Ausdruck von Freude und Schmerz, von Lust und Unlust zu beherrschen. Strebt man dieses an, so wird man alsbald bemerken, dass man nicht stumpfer, sondern im Gegenteil empfänglicher wird für alles Erfreuliche und Schmerzhafte der Umgebung, als man früher war. Es erfordert allerdings ein genaues Achtgeben auf sich selbst durch längere Zeit, wenn man sich die Eigenschaft aneignen will, um die es sich hier handelt. Man muss darauf sehen, dass man Lust und Leid voll miterleben kann, ohne sich dabei so zu verlieren, dass man dem, was man empfindet, einen willkürlichen Ausdruck gibt. Nicht den berechtigten Schmerz soll man unterdrücken, sondern das unwillkürliche Weinen; nicht den Abscheu vor einer schlechten Handlung, sondern das blinde Wüten des Zorns; nicht das Achten auf eine Gefahr, sondern das fruchtlose ‚sich fürchten' und so weiter."

4. Positivität durch Weiterbildung von Denken und Fühlen: *„Das Irrtümliche, Schlechte, Hässliche soll die Seele nicht abhalten, das Wahre, Gute und Schöne überall zu finden, wo es vorhanden ist. Nicht verwechseln soll man diese Positivität mit Kritiklosigkeit, mit dem willkürlichen Verschließen der Augen gegenüber dem Schlechten, Falschen und Minderwertigen. [...] Man kann das Schlechte nicht gut, den Irrtum nicht wahr finden; aber man kann es dahin bringen, dass man durch das Schlechte nicht abgehalten werde, das Gute, durch den Irrtum nicht, das Wahre zu sehen."*

5. Unbefangenheit durch Weiterbildung von Denken und Wollen: *„Von jedem Luftzug, von jedem Baumblatt, von jeglichem Lallen eines Kindes kann man lernen, wenn man bereit ist, einen Gesichtspunkt in Anwendung zu bringen, den man bisher nicht in Anwendung gebracht hat. Es wird allerdings leicht möglich sein, in Bezug auf eine solche Fähigkeit zu weit zu gehen. Man soll ja nicht etwa in einem gewissen Lebensalter die Erfahrungen, die man über die Dinge gemacht hat, außer Acht lassen. Man soll, was man in der Gegenwart erlebt, nach den Erfahrungen der Vergangenheit beurteilen. Das kommt auf die eine Waagschale; auf die andere aber muss für den Geistesschüler die Geneigtheit kommen, immer Neues zu erfahren. Und vor allem der Glaube an die Möglichkeit, dass neue Erlebnisse den alten widersprechen können."*

6. Harmonischer Einklang zwischen Seele und Umwelt: *„Damit sind fünf Eigenschaften der Seele genannt, welche sich in regelrechter Schulung der Geistesschüler anzueignen hat: die Herrschaft über die Gedankenführung, die Herrschaft über die Willensimpulse, die Gelassenheit gegenüber Lust und Leid, die Positivität im Beurteilen der Welt, die Unbefangenheit in der Auffassung des Lebens. Wer gewisse Zeiten aufeinanderfolgend dazu verwendet hat, um sich in der Erwerbung dieser Eigenschaften zu üben, der wird dann noch nötig haben, in der Seele diese Eigenschaften zum harmonischen Zusammenstimmen zu bringen. Er wird sie gewissermaßen je*

zwei und zwei, drei und eine und so weiter gleichzeitig üben müssen, um Harmonie zu bewirken."[6]

Die Erfahrung zeigt, dass diese Übungen oftmals theoretisch bekannt sind, aber in der täglichen Übungspraxis vielfach keine größere Bedeutung gewinnen. Einerseits erscheinen sie als „zu einfach" und zu „allgemein", andererseits macht bereits die erste Praxis deutlich, welche weitgesteckten und schier unerreichbaren Ziele mit ihnen verbunden sind. Es geht tatsächlich um den Erwerb von neuen Fähigkeiten, die sich in einem schwierigen Spannungsfeld ausbilden müssen. Bereits die fünf Minuten währende Konzentration auf einen Inhalt oder Gegenstand zeigt, dass der Übende von assoziativen Dynamiken davongerissen werden kann oder auch in der „Einfallslosigkeit" erstarrt. Je „langweiliger" der Gegenstand oder das Thema sind, umso kräftiger wachsen die assoziativen Dynamiken oder Augenblicke, in denen dem Übenden nun wirklich nichts mehr einfällt und der Denkprozess erfriert. Ähnliches kennen wir für viele andere Übungen auch: Bei der bewusst vorgenommenen und später auch entsprechend ausgeführten Handlung stehen sich das „Vergessen" des Vorhabens und die zwangshafte Handlungskontrolle polar gegenüber. Bei der Positivitätsübung sind die Extreme das „Schönfärben" eines Sachverhalts beziehungsweise seine Verneinung und emotionale Ablehnung. Die gelungene Positivitätsübung entdeckt das tatsächlich existierende Positive in Lebenssituationen und färbt diese nicht „schön" oder lehnt sie aufgrund von Antipathie einfach ab. Ähnliches gilt für die Übung der Unbefangenheit: Auch hier stehen sich das „alles-für-wahr-Halten" und die vorurteilsbeladene, ungeprüfte Ablehnung gegenüber und fordern demgegenüber die mittlere Qualität der Unbefangenheit.

In allen Übungen entdecken wir diese polaren Dynamiken von Erstarrung und Auflösung und die Herausforderung, den „Weg der Mitte" zu finden. Wir brauchen allerdings diese polaren Qualitäten: Ohne die Befähigung zur Auflösung entstehen festgefahrene Überzeugungen, Gewohnheiten und Handlungsweisen, ohne die Qualität des Festhaltens zerrinnen die Gedanken und können nicht kristallin fokussiert werden. Mit der mittleren Qualität sind nun der kompetente Umgang mit diesen polaren Kräften in der menschlichen Seele und damit die reine Wirksamkeit der Individualität verbunden. Die polaren Kräfte von Auflösung und Verfestigung drohen diese Ich-Aktivität zu überwältigen und sie in Bereiche zu führen, die sie selber nicht will. Mit den Übungen kommt es also zu einer Kräftigung der Wirksamkeit des Ichs in den Seelenkräften des Denkens, Fühlens und Wollens. Sie bedeuten nicht nur die Entwicklung neuer Qualitäten, sondern sind Übungen der Ich-Entwicklung. Die Mysterien-Aufforderung „Erkenne dich selbst" bedeutet nicht die katalogartige Aufzeichnung aller Stärken und Schwächen. Die Antwort auf diese Aufforderung besteht in der Geburt und Entwicklung des Ichs, um dadurch immer menschlicher zu werden.

Die sechs Übungen bilden auch eine Grundlage für die therapeutische Beziehung zum Patienten. Konzentration und Aufmerksamkeit werden geschult, Willenskultur mit Umsetzungs- und Entschlusstreue gefördert und eine Entwicklung des Fühlens zu Gleichmut und damit zu einem Wahrnehmungsorgan, durch das der Mensch nicht nur sich selbst erlebt, sondern die Welt und den anderen Menschen klarer erfahren kann. Mit der Positivität wird der Blick auf das in der Krankheit zu entwickelnde Positive und

Neue gelenkt, welche manchmal der Schatten der Erkrankung verdeckt. Die Unbefangenheit schließlich befreit von einseitigen Sichtweisen und Interpretationen, von dem oftmals lähmenden Wissen um die Prognose und lässt neue Perspektiven und Ziele erkennen. Patient und Therapeut werden in gleicher Weise durch die Entwicklung dieser Fähigkeiten gefördert.

Aber auch für die meditative Praxis bilden diese sechs Eigenschaften eine gesunde Grundlage, in dem sie die Wirksamkeit des Ichs in den Seelenfähigkeiten bewusst machen und fördern. So erfordert die Meditation die Konzentration. Sie entfaltet sich durch den in das Denken getragenen Willen und benötigt die innere Ruhe des Fühlens, um sich ungestört zu entwickeln. Für die meditative Arbeit ist das Gefühl der intellektuellen Überheblichkeit zu überwinden: Kaum haben wir etwas verstanden, entwickelt sich schnell das Gefühl, über den nun verstandenen Dingen und den anderen Menschen zu stehen, die diese noch nicht begriffen haben. Intellektualität und eine mehr oder weniger leichte Form der Überheblichkeit sind sehr eng miteinander verbunden. Auf der anderen Seite weckt jedes – oftmals nur vorläufige – Verständnis eines Zusammenhanges nicht nur einen subtilen Hochmut, sondern erstickt weiterführende Fragen. Schließlich sei doch alles geklärt. Insofern braucht es als Grundstimmung der Erkenntnissuche Verehrungskräfte, die den Blick weiterführen und nicht in der Freude, aber auch Überheblichkeit dem Erreichten gegenüber, verkürzen und für weitere Perspektiven verschließen. Deswegen führt der meditative Erkenntnisweg der Anthroposophie durch das Tor der Demut auf den Pfad der Verehrung.[7] Diese Seelenkräfte der Positivität und Anerkennung beziehen sich nicht auf Menschen, sondern sollen sich insbesondere gegenüber Wahrheit und Erkenntnis entwickeln. Schließlich lebt in der Meditation ein inneres Erwarten. Unbefangenheit und Offenheit sind hierfür die notwendigen Befähigungen und verdeutlichen damit die Bedeutung der „Sechs Eigenschaften“ für die meditative Praxis.

Meditation als geistige Aktivität

In der Meditation entwickelt sich eine besondere geistige Aktivität des Menschen.[8] Sie unterscheidet sich von der nachdenklichen Seelenhaltung und von der kontemplativen Gedankenarbeit. Gedanken und Vorstellungen gehen aus der Denktätigkeit hervor. Oftmals kommen sie ohne Mühe und assoziativ in das Bewusstsein, manchmal bedarf es intensiven und anstrengenden Denkens, bis ein Problem gelöst oder eine Frage beantwortet ist. Eine für die Anthroposophische Medizin zentrale Meditation lautet:[9]

„Schau in deiner Seele
Leuchtekraft
Fühl in deinem Körper
Schweremacht
In der Leuchtekraft
Strahlet Geistes-Ich

In der Schweremacht
Kraftet Gottes-Geist
Doch darf nicht
Leuchtekraft
Ergreifen
Schweremacht
Und auch nicht
Schweremacht
Durchdringen
Leuchtekraft

Denn fasset Leuchtekraft
Die Schweremacht
Und dringet Schweremacht
In Leuchtekraft
So binden in Welten-Irre
Seele und Körper
In Verderbnis sich."

Was beinhalten diese Worte? Wir unterscheiden das äußere Licht der Welt von dem inneren Licht, das in der Seele leuchtet. Das eine macht die Welt für unsere Augen sichtbar, das andere erleuchtet die Sinnbezüge, macht die wahrgenommene Welt verständlich. „Es geht ein Licht auf", heißt es oft. Ohne dieses innere Licht bleiben das Verständnis aus und die Welt dunkel. Vor dem Leuchten des Lichtes unseres Denkens besteht demzufolge eine geistige Finsternis, die sich erst durch das innere Licht erhellt, das dem äußeren entgegenleuchtet. Nun entsteht durch diese oder andere „Herleitungen" schnell die Überzeugung: Dieser Satz hat also „diese Bedeutung". Er wird als „erklärt" angesehen und abgelegt. Mit dem fertigen Inhalt und dem erklärenden Gedanken ist die Erkenntnissuche scheinbar abgeschlossen. Die Bemühungen um das Verständnis führten zu einer „Erklärung" und die geistige Tätigkeit des Menschen erlischt. In den Gedanken kommt die geistige Aktivität des Menschen zur Ruhe, schließt sich ab, ihr Produkt liegt vor. Der Weg der Meditation bleibt nicht auf der Stufe dieses Sich-Gedanken-Machens stehen. Die ständig sich bildenden Gedanken müssen schweigen, zur „Gedankenruhe" führen. Nur so kann man sich auf die Denktätigkeit besinnen. Vielleicht geht einem erst dann auf, dass in diesem Meditationssatz überhaupt nicht von dem „Licht" der Seele gesprochen wird, sondern von der „Leuchtekraft". Beim „Licht" haben wir oftmals die Vorstellung von „hell" und bilden uns auch innerlich die Vorstellung einer Helligkeit. Die Kraft des Leuchtens zeigt demgegenüber eine andere Qualität. Sie ist andauernd im Prozess, nie fertig. Die Aktivität konzentriert sich nun ganz auf den Sinn des Satzes und lebt im Sinn. Dieser ist nie abgeschlossen und „erfasst", sondern ist immer gegenwärtig zu erfahren. Das innere Erleben des Sinnes ist auch nicht erinnerbar, sondern nur neu nachvollziehbar. Ähnlich verhält es sich mit der Begegnung mit einem Menschen. Sie ist den äußeren Geschehnissen nach erinnerbar, ihrem Wesen nach bleibt sie einmalig und auf den unmittelbaren Augenblick beschränkt. Es muss zum erneuten Kontakt kommen, um die Wesensbegegnung wiederum gegenwärtig zu erfahren. Entsprechend wird ein Gedanke erinnert, die Erkenntnis und Evidenz als Begegnung und Berührung mit der geistigen Welt, aus der sich der Gedanke als „Erinnerung" bildet, muss dagegen immer wieder neu erfahren werden. So ist der Satz von der Konstanz der Winkelsumme im Dreieck seit der Schulzeit „erinnerbar", er muss aber stets erneut verstanden werden. Erkennen bedeutet geistige Aktivität und Geistesgegenwart, die Gedankenwelt bildet lediglich den Inhalt ab, ist gewissermaßen nur die „Anatomie" des Geistigen, dem der Mensch durch sein Erkennen teilhaftig wird. In der Meditation lebt die geistige Aktivität in diesem Sinn, wandelt den abstrakten Inhalt in lebendig erfahrenen Sinn und Geschehen.

In dieser geistigen Aktivität sind nun weitere Qualitäten zu entdecken. So ist diese nicht mehr abstrakt, intellektuell, sondern in ihr lebt ein Fühlen. Das Wort „Leuchtekraft" hat eine innere Bedeutung, aber auch einen „Empfindungswert". Dieser wäre ganz anders, wenn wir an seiner Stelle das Wort „Lichtkraft" fänden. Leuchten und Licht sind nicht dasselbe. Es ist aber nicht nur ein begrifflicher Unterschied, sondern auch ein anderer Gefühlswert. Wir empfinden „Licht" anders als „Leuchten". Diese Empfindungen werden nicht von uns erzeugt, sondern stehen in direktem Zusammenhang mit dem Meditationsinhalt und offenbaren dessen geistiges Wesen. Sobald wir die Ebene des abstrakten Denkens verlassen, „entdecken" wir das Fühlen im Denken. Das Denken ist nur auf der Ebene der Gedanken abstrakt und „intellektuell". Es „scheint das Seelenleben auszutrocknen. Doch dies ist eben nur der stark sich geltend machende Schatten seiner lichtdurchwobenen, warm in die Welterscheinungen untertauchenden Wirklichkeit", so formulierte es Rudolf Steiner.[10] Das Fühlen im Denken ist nun von ganz anderer Qualität als das gewohnte Fühlen im alltäglichen Leben. Hier finden wir das eine schön, das andere ist uns unsympathisch. Im Denken jedoch befreit sich das Fühlen aus dem persönlichen und nähert sich dem Geistigen. Das „Wahrheitsgefühl" im Augenblick der Erkenntnis verbürgt uns sogar die Richtigkeit einer Schlussfolgerung. Die in der Erkenntnis aufleuchtende Wahrheit ist nicht von dem Menschen selber „geschaffen" worden, sondern hat sich ihm offenbart. In jedem Erkennen verbindet sich der Mensch mit der geistigen Welt. Sie leuchtet in sein Bewusstsein und beantwortet oftmals nach langem inneren Bemühen gnadevoll den gesuchten Zusammenhang oder sie gibt Antwort auf eine lange bewegte Frage. Der Weg führt also von dem Leben in den Gedanken zu einem Leben in geistiger Wesenheit.[11] Auf diesen Weg wies Schiller mit den folgenden Worten hin: „Das Universum ist ein Gedanke Gottes. Nachdem dieses idealische Geistesbild in die Wirklichkeit hinübertrat und die geborene Welt den (Grund-)Riss ihres Schöpfers erfüllte – erlaube mir diese menschliche Vorstellung – so ist der Beruf aller denkenden Wesen, in diesem vorhandenen Ganzen die erste Zeichnung wieder zu finden".[12] Die meditative Tätigkeit möchte schrittweise von der Erscheinungswelt zu dieser „ersten Zeichnung" führen, also zu dem der Welt zugrundeliegenden „Gedanken Gottes", der im Johannesevangelium als das die Welt erzeugende Wort, das Weltenwort benannt wird.

Vier Bewusstseinsstufen

Wenn wir eine einfache Bildmeditation versuchen, so entdecken wir vier Stufen in der Bewusstseinswelt. Lassen wir zum Beispiel in der Vorstellung einen Kreis größer und dann wieder kleiner und zum Punkt werden, so haben wir es zunächst mit Vorstellungen zu tun, die wir innerlich „auf der Bühne unseres Bewusstseins" vor uns in Bewegung bringen. Die verwandelnde Bewegung, mit welcher der Kreis seine Größe verändert, weist auf die schöpferische und lebendige Denktätigkeit hin. Diese folgt nun einem inneren Gesetz, nämlich dem Begriff des Kreises. Sie hätte auch ein Dreieck größer und kleiner werden lassen oder sich andere Inhalte für die Verwandlungsübung auswählen können. Trotz aller Vorstellungsverwandlungen bleibt es also in unserem Fall beim Kreis, den die Denktätigkeit schöpferisch aufgreift. Dabei erlebt man deutlich, dass der Begriff unabhängig von einer bestimmten Vorstellungsform des Kreises ist. Es ist reine schöpferisch-gesetzeshafte, präzise „Vorstellungsmöglichkeit" aller nur denkbaren Kreise. Dadurch erhebt sich der Vorgang aus allem mit der Sinnes- und Vorstellungswelt verbundenen Denken heraus und man erlebt sich in seinem Ich ganz wach und im real Geistigen tätig. Dieses Gewahr-Werden der Aktivität des Ichs entspricht der vierten Bewusstseinsstufe. So lassen sich vier unterschiedliche Qualitäten in den Bewusstseinsprozessen des Menschen erkennen. Die Welt der gewohnten Gedanken konstituiert das wache Gegenstandsbewusstsein. Seine Gedanken und Vorstellungen sind das Ergebnis einer vorausgehenden Tätigkeit, die einzelne Gedanken formt und verbindet. Dieses lebendige Denken kann sich zum Erfühlen des Geistigen steigern und schließlich in geistiger Wesenheit leben:

- Gedankenwelt
- Prozessuale Denktätigkeit
- Erfühlter Geist
- Leben im Geistigen

Die meditative Tätigkeit erhebt sich aus der Welt abstrakter Gedanken und verbindet sich mit dem lebendigen Denken, dem Erfühlen des begrifflich gefassten geistigen Inhalts und schließlich mit der geistigen Wesenswelt. Dabei sind diese Qualitäten in der denkenden Tätigkeit nicht scharf getrennt, sondern miteinander verwoben. Sie entwickeln sich während des Denkvorgangs.

Damit ist einerseits eine Perspektive geistiger Entwicklung beschrieben, andererseits aber auch das Wesen des gewohnten Erkennens bestimmt. In diesem verbindet sich der Mensch im kurzen Augenblick des Aufleuchtens der Erkenntnis, indem also „ein Licht" aufgeht, bereits mit der geistigen Welt. Der Weg führt von der äußerlichen Beschreibung durch die Erscheinungswelt zum Inneren der Wesenswelt. Die inflationär und abwertend gebrauchte Bezeichnung „esoterisch" bekommt unter diesem Aspekt ihre eigentliche Begriffsbestimmung: Exoterisch weist auf das Äußere, also die sichtbare Erscheinungswelt, esoterisch hingegen meint den Weg, der von dieser nach innen führt, zur Wesenswelt, die den äußeren Erscheinungen als „Gedanke Gottes" zugrunde liegt.

Die beschriebenen Stufen der Meditation lassen sich auch qualitativ charakterisieren. Die Gedanken zeigen Kontur und Form. Sie sind abgeschlossen und haben ihre jeweilige Gestaltung erfahren. Es ist eine gewordene Welt, eine Vergangenheitswelt, aus der sich das Werden zurückgezogen hat. Demgegenüber ist das Denken immer in Bewegung: Es verwandelt Gedanken, bildet neue Vorstellungen, schafft neue Bezüge. Kommt es zur Ruhe, erscheint der „fertige“ Gedanke. Wie fließendes Wasser bei Kälte in Eis erstarrt, so ist aus tätigem Denken im abgeschlossenen Gedanken aus fließender Bewegung eine konturierte Form entstanden.

Im aktiven Denken lebt eine umfassende Weisheit. Begriffe und Ideen werden dadurch aufgegriffen, in Beziehung gebracht und schließlich zu fertigen Gedanken kristallisiert. Die Denktätigkeit kann sich mit unterschiedlichen Begriffen verbinden. Sie kann, wie in unserem Beispiel, den Kreis größer und kleiner werden lassen. Alles ist dann in Bewegung, lediglich der jeweils zugrundeliegende Begriff Kreis bleibt gleich. Die fließende Denkbewegung folgt also den Begriffen, Weisheit lebt im Licht des Denkens.

Alle aktiven Übungen im Bewusstsein geschehen nicht von selbst, sondern setzen ein willensaktives Ich voraus. Insofern unterscheiden wir bei den vier Stufen der Meditation die Qualitäten dieser Ich-Tätigkeit in:

• Form	Gedankenwelt
• Bewegung	Denktätigkeit
• Weisheit	Erfühlter Geist
• Wille	Leben im Geistigen

Der inneren Beobachtung wird es nicht entgehen, wie bereits in jeder Gedankenbildung diese vier Stufen durchlaufen werden: Es bedarf zunächst der inneren Aktivität, des Willens, um beispielsweise ein Problem oder eine Aufgabe zu lösen. Dieser erfasst einen Begriffszusammenhang und bildet daraus durch die lebendige Aktivität des Denkens die Vorstellungen und Gedanken. Gewöhnlicherweise werden wir erst auf den entstandenen Gedanken aufmerksam. Uns entgeht die vorbewusste geistige Aktivität, die den im Bewusstsein erscheinenden Gedanken zugrunde liegt. Diese führt über den Willen, die Weisheit, die Bewegung zur Form des Gedankens. Umgekehrt besteht die Aufgabe der Meditation darin, diesen Weg im Schiller'schen Sinne wieder „rückwärts“ zu gehen, nämlich ausgehend von der wachbewussten Gedankenwelt bis zum „Gedanken Gottes“, um zum „Leben in geistiger Wesenheit“ zu kommen. Wille muss in die konturierte und geformte Gedankenwelt einstrahlen, diese beleben und aus der Abstraktion, also dem Abgezogensein vom Geistigen, wiederum zum geistig Wesenhaften führen. In diesen vier Stufen wirken Qualitäten, die mit den hierarchischen Wesenheiten der geistigen Welt in Beziehung stehen.

Die oben genannten vier Stufen sind nicht nur Stufen des individuellen menschlichen Bewusstseins, sondern verbinden den Menschen mit der Welt. In jeder Erkenntnis leuchtet eine Qualität der geistigen Wesenswelt auf. Wir sind nur im Räumlichen getrennte Wesen, in der Wahrheitswelt sind wir miteinander verbunden. Wenn wir den anderen Menschen verstehen, sind wir mit seinem Wesen vereint. Auch in jedem Verstehen der Welt verbinden wir uns mit ihrem Wesen. Wir können nur das wirklich verstehen, mit dem wir uns geistig vereinen. Anderenfalls bleibt es außer uns und unverstanden.

Im Erfühlen des Geistigen entwickelt sich die Beziehung zur seelischen Welt. Im Fühlen ahnen wir oftmals schon das Geistige: Aus der klinischen Praxis kennen wir das „Bauchgefühl", das uns zu einer bestimmten Vorgehensweise leitet und der späteren Diagnose vorausgeht. Wir sind von vielem schon innerlich überzeugt, bevor wir es tatsächlich bewiesen und verstanden haben. Mathematiker „ahnen" die Lösung eines Problems und richten ihre Beweisführung oftmals nach dieser Ahnung aus. Steiner sprach in diesem Zusammenhang von der „Aufmerksamkeit" und der „gesunden Ahnung", die bereits das Geistige offenbart, bevor es direkt erkannt worden ist. Das ahnende Fühlen kann so zum Sinnesorgan werden. Wir sprechen dann von Inspiration, durch die Geistiges unmittelbar zugänglich wird. Als Fühlen gehört es zur seelischen Welt und öffnet sich sinnesorganartig dem Geist. Das Fühlen steht mit den rhythmischen Prozessen von Atmung und Herzschlag in Zusammenhang, die den Menschen auch mit den biologischen Rhythmen und Zeitgebern von Sonne, Mond und Planeten verbinden.

Das Denken ist verwandelte Lebenskraft. Rudolf Steiner wies in eindrücklichen Worten auf den Zusammenhang von Denk- und Lebenskräften hin: „Es ist von der allergrößten Bedeutung zu wissen, dass die gewöhnlichen Denkkräfte des Menschen die verfeinerten Gestaltungs- und Wachstumskräfte sind. Im Gestalten und Wachsen des menschlichen Organismus offenbart sich ein Geistiges. Denn dieses Geistige erscheint dann im Lebensverlaufe als die geistige Denkkraft."[13]

Die Denktätigkeit ist demnach eine aus der organischen und aufbauenden Wirksamkeit befreite Lebenskraft. In der aufbauenden, vor allem embryonalen Organogenese des Nervensystems etwa ist diese Lebenskraft noch organbildend tätig – ein Bewusstsein entwickelt sich in dieser Phase noch nicht. Mit dem Erwachen des Bewusstseins nimmt sich umgekehrt die regenerative Potenz des Nervensystems zurück, indem sich Lebenskräfte in diejenigen des Denkens metamorphosieren. Auf diesen augenfälligen Zusammenhang von Leben und Bewusstsein wies bereits Arnold Rudolf Carl Fortlage (1806–1881) hin.[14] Rudolf Steiner beschrieb die Wesensentsprechung und Metamorphose von Lebens- und Denkkräften. Das Denken steht so gesehen in einem direkten Zusammenhang mit der Welt des Lebendigen, der ätherischen Welt. Beim Meditieren kann man diesen Zusammenhang unmittelbar erleben. Sich mit Wahrem verbinden, gute Gedanken hegen – das stärkt auch unmittelbar das Lebensgefühl.

• Form	Gedankenwelt	Gegenstandswelt
• Bewegung	Denktätigkeit	Ätherische Welt
• Weisheit	Erfühlter Geist	Seelische Welt
• Wille	Leben im Geistigen	Geistige Welt

Der Mensch bleibt also in der Meditation nicht „in sich". Diese ist keine subjektive Tätigkeit im umgrenzten Bewusstsein des Menschen, sondern verbindet sich in diesen vier Stufen der Meditation mit der ätherischen, seelischen und geistigen Welt. Insofern öffnet sich der Mensch in der Meditation dem Makrokosmos, je nachdem, wie gut sie gelingt. Es sind dieselben Bereiche, die der Mensch sonst während des Schlafes unterbewusst erfährt. In gleicher Weise führt die Meditation zu den Verstorbenen, die ihren nachtodlichen Weg in diesen übersinnlichen Welten gestalten. Insofern hat die meditative Tätigkeit des Menschen, genauso wie das Gebet, eine Bedeutung für die Welt der Verstorbenen. Wir brauchen wieder eine Bewusstseinskultur, die diese Dimensionen aufnimmt. Meditation dient nicht nur als Entspannungstechnik für den Organismus. Sie ist ein Weg, der den Mikrokosmos Mensch in seinem Zusammenhang mit den Weltgesetzen des Makrokosmos und dem beide Welten zugrunde liegenden Geistigen bewusst machen möchte.

Die vier Stufen der Meditation in den Darstellungen Steiners

Diese genannten Stufen charakterisierte Rudolf Steiner verschiedentlich und beschrieb sie als wesentliche Qualitäten der anthroposophischen Meditation. Eine ausführlich entwickelte und zentrale Meditation des meditativen Erkenntnisweges der Anthroposophie ist die sogenannte „Rosenkreuzmeditation". Auch hier gibt es vier Stufen. Jörgen Smit (1916–1991) stellte sie ausführlich dar.[15] Eine weitere zentrale Wort-Meditation, „Die Weisheit lebt im Licht", wird sogar diesen Stufen entsprechend sprachlich umgestaltet.[16] Eine erste Kontemplation, die noch nicht zur Meditation dieses Inhaltes gehört, sondern eine Vorstufe darstellt, bezieht sich auf ihr Verständnis. Es wird auf dieser Stufe deutlich, wie in jeder Sinneswahrnehmung eine Lichtqualität lebt, die unser Bewusstsein erhellt. Das Wesen des Lichtes ist also weiterzufassen und nicht auf die Lichtwahrnehmung einzuengen. Wir können lebendig wirksames Licht, seelisches Hell und Dunkel und auch geistiges Licht unterscheiden. In dem Licht kann nun das Denken leben. Es erhellt den Wahrnehmungszusammenhang und weist auf die „Gedanken Gottes" als Weisheit in den Sinneserfahrungen. Sie sind schaffend, lebendig wirksam, die göttliche „Weisheit lebt im Licht".

Auf einer ersten Stufe der Meditation verinnerlicht man diesen Inhalt beim Denken. Dabei werden wir anschließend auf das Fühlen aufmerksam, das den Sinn des Gedachten erfühlt und dadurch offenbart. Der von Rudolf Steiner nun umgeformte Satz verändert das Verb: aus „leben" wird „erstrahlen". Eine ganz andere – im denkenden Fühlen lebende – Bedeutung wird nun erfahren: „Die Weisheit erstrahlt in dem Licht".[17] Schließlich wird mit einer dritten Umformulierung das Substantiv „Welt" eingeführt: „Die Weisheit der Welt erstrahlet im Lichte".[18]

Der meditative Inhalt ist nicht „Privatsache", sondern objektiv, zum geistigen Wesen der Welt gehörend. In meditativer Tätigkeit verbindet sich der Mensch mit der geistigen Wesenswelt. Gedanken spiegeln sich in unserer Nervenorganisation und werden durch diese Reflexion zum „Gedankenlicht" erweckt. Durch Beeinflussung des Nervensystems – durch Narkose, Hypnotika und Sedativa, zentralnervöse Arzneimittelnebenwirkungen – wird dieser „Spiegel" verändert und in der Narkose sogar weitestgehend ausgeschaltet. In den Vorstellungen und Gedanken unseres alltäglichen Bewusstseins leben dabei zahlreiche Elemente der Sinneswahrnehmungen: Wir können uns den Begriff „Baum" innerlich vornehmen und werden ihn durch Vorstellungen von Bäumen verdinglichen. Das gelingt uns bei einem Begriff wie „nur" oder „es" nicht. Diese „bildlosen" Begriffe machen uns auf die Denktätigkeit aufmerksam: sie sind nicht als Vorstellungen innerlich anzuschauen, ihre Vergegenwärtigung setzt immer Aktivität und Tätigkeit voraus. Diese Welt der alltäglichen Gedanken und Vorstellungen ist also sehr weitgehend mit dem „Licht der Sinne" verbunden, verdankt ihr Dasein der Nerven- und Sinnesorganisation. In der meditativen Arbeit leuchtet dann der Sinn auf als sinnlichkeitsfreies, lebendiges und „warm in die Welterscheinungen eintauchendes" Denken. Die meditative Arbeit verlässt also den Boden der abgeschlossenen Gedanken und Vorstellungen, braucht „Gedankenruhe", um nach und nach vom gespiegelten Bewusstsein mit der Wesenswelt zusammenzufinden.

Praktische Gesichtspunkte für die Charakterschulung

Die Entwicklung von Fähigkeiten braucht Zeit und ist ebenso wenig zu erzwingen und zu beschleunigen wie die Organbildung in der Embryogenese. Rudolf Steiner nannte wesentliche praktische Gesichtspunkte, die zu den Entwicklungsbedingungen für diese Fähigkeiten gehören. Sie beziehen sich auf den Willen, das Fühlen und das Denken. Für den Willen sind es vor allem die Geduld und das Vermeiden von Beschleunigungsaktivitäten, Neugier und Wünschen, um möglichst schnell übersinnliche Erfahrungen zu haben. Vor Entwicklungswegen, die zu raschen spirituellen Erlebnissen führen und andererseits nicht sicher die notwendige Persönlichkeits- und Fähigkeitsentwicklung erreichen, wird ausdrücklich gewarnt. Sie können zu einer Dissoziation der Wesensgliederung des Menschen führen.

Beim Fühlen kommt es darauf an, unkontrollierte emotionale Dynamiken wie Zorn und Ärger, aber auch „Furchtsamkeit, Aberglaube und Vorurteilssucht, Eitelkeit, Ehrgeiz, Neugierde und unnötige Mitteilungssucht, das Unterschied machen in Bezug auf Menschen nach äußerlichen Rang-, Geschlechts-, Stammeskennzeichen und so weiter" zu überwinden.[19] Diese negativen Seeleneigenschaften werden oftmals ungebremst in der therapeutischen Beziehung wirksam: Wer hat sich noch nicht über einen Patienten geärgert, von gelungenen Diagnosen, Therapieverläufen oder gut platzierten Publikationen mit dem Anflug der Eitelkeit berichtet oder doch „statusbedingte" Unterschiede in der Patientenbehandlung gemacht? Diese Arbeit an der inneren Entwicklung wird oftmals unterschätzt und der „eigentlichen" meditativen Erkenntnis nachgeordnet. Ganz anders die Darstellung Steiners: „In unserer Zeit wird man recht schwer begreifen, dass die Bekämpfung solcher Eigenschaften etwas zu tun habe mit der Erhöhung der Erkenntnisfähigkeit. Aber jeder Geheimwissenschaftler weiß, dass von solchen Dingen viel mehr abhängt als von der Erweiterung der Intelligenz und von dem Anstellen künstlicher Übungen."[20] Der Weg für derartige Veränderungen beginnt unspektakulär mit der Aufmerksamkeit auf solche seelischen Dynamiken. Werden wir nicht nur von Ärger oder Eitelkeit unreflektiert mitgerissen, sondern schaffen wir für einen kurzen Augenblick Distanz zu diesen astralischen Dynamiken, so gewinnen wir einen neuen Freiheitsgrad und eine wachsende Autonomie. Bei häufiger Wiederholung können wir besser mit unserer charakterlichen Anlage umgehen.

Hinsichtlich der Gedankenwelt ergeben sich ähnliche Notwendigkeiten für die Entwicklung. Wir sind gewohnt, bei einer Meinungsverschiedenheit sofort unsere Position darzustellen. So können sich unterschiedliche Sichtweisen im Patientengespräch ergeben. Dieser hat etwas im „Internet" gefunden, die ärztliche Einschätzung geht von einer anderen Sichtweise aus. Eine neue Qualität entsteht, wenn wir nun innehalten, so genau wie möglich auf den anderen hören, seine Position verstehen und die Antwort so formulieren, dass der andere aus sich heraus zu einer zutreffenden Sichtweise kommt. Rudolf Steiner formulierte hierzu prägnant: „Nicht darauf kommt es an, dass ich etwas anderes meine als der andere, sondern darauf, dass der andere das Richtige aus Eigenem finden wird, wenn ich etwas dazu beitrage".[21]

Diese Übungen machen deutlich, dass der Erkenntnisweg des Therapeuten nicht ausschließlich in der inneren meditativen Arbeit besteht, sondern ausnahmslos die Veränderungsbereitschaft seelischer Reaktionsformen und Verhaltensweisen braucht, die nicht durch das Ich geführt und geleitet sind. In der ehrlichen Selbsteinschätzung kann man sich schnell von der damit umrissenen Herkules-Arbeit überzeugen. Wie schwer ist es, Gewohnheiten und seit Jahrzehnten praktizierte Reaktionsformen zu verändern! Und dennoch scheint hier, wie auch auf dem gesamten Erkenntnisweg, nicht das erreichte Ergebnis, sondern bereits das Bemühen um Entwicklung zu zählen.

Die Bedeutung der Meditation für die therapeutische Befähigung und die Heilungsprozesse

Für die gegenwärtige Medizin ist der Zusammenhang zwischen innerer Entwicklung und medizinischer Praxis ungewohnt. Das eine scheint möglicherweise hilfreich für das eigene Wohlbefinden, das andere braucht Professionalisierung und technisches Können. Beide können sich sogar gegenseitig behindern: So ist die meditative Versenkung kontraproduktiv bei gleichzeitiger medizinischer Intervention oder gar bei einem chirurgischen Eingriff. Wie wirken nun diese beiden „getrennten" Welten zusammen? Welche Bedeutung hat der meditative Erkenntnisweg für die therapeutische Praxis?

Die Diagnose

Eine erste Antwort ergibt sich durch die Begegnung mit dem Patienten. Oftmals empfinden wir eine Art Ohnmacht, wenn sich ein Patient mit komplexer Erkrankung vorstellt und sich nicht der richtige, zur Diagnose oder Therapie führende Gedanke einstellt. Umgekehrt erfüllt es uns mit Freude und Dankbarkeit, wenn wir mit der richtigen Inspiration die nächsten diagnostischen und therapeutischen Schritte gestalten. Wie werden wir nun für die alltäglichen Entscheidungen inspiriert? Oftmals lassen sich notwendige Erkenntnisse nicht „erzwingen". Vielmehr bedarf es eines intensiven Bemühens, aber auch Loslassen-Könnens, damit sich der gesuchte Gedanke einstellt. Lösungen kommen überraschend und nicht unbedingt in demjenigen Augenblick, wo wir sie mit aller Kraft suchen. Erkennen verlangt eine geistige Aktivität, hat aber auf der anderen Seite mit Gnade zu tun. Wir müssen innerlich zur Ruhe kommen, von uns absehen lernen, die Seele verehrungsvoll öffnen und hören lernen, damit sich die Inspiration einstellt. Es ist eine gnadenvolle Erlösung aus dem bedrückenden Suchen nach einer Lösung, wenn der erhoffte Gedanke erscheint. Wie werden wir also inspirationsfähig in der therapeutischen Beziehung zum Patienten? Ist diese Eignung in unterschiedlichem Grade einfach gegeben oder lässt sie sich entwickeln?

In diesem Zusammenhang steht eine erste Frucht meditativer Arbeit: Die Öffnung des Bewusstseins zur geistigen Wesenswelt befähigt den Menschen für den richtigen Einfall zur richtigen Zeit. Rudolf Steiner beschrieb in den Darstellungen für die Lehrer der Waldorfschule, wie sich durch die abendliche meditative Vertiefung am nächsten Tag der hilfreiche Gedanke für die pädagogische Förderung der Schüler einstellt.

Therapeutische Beziehung

Wenn wir uns nur auf das besinnen, was eine wirksame und evidenzbasierte therapeutische Maßnahme bei der diagnostizierten Erkrankung darstellt, so haben wir sicher etwas medizinisch Sinnvolles und Leitlinienkonformes empfohlen, allerdings ohne genaue Kenntnis der Patienten. Diese empfinden eine so gestaltete Patienten-Arzt-Beziehung als „Medizin ohne Ansehen der Person". Die Frage bezieht sich also nicht nur auf das medizinisch Wirksame, sondern auch auf das für den Patienten „Gute". Vieles, was medizinisch wirkt, ist für den Patienten nicht unbedingt gut. So werden viele Therapien sicher von einem 90-jährigen Patienten anders bewertet als von einem 35-jährigen. Eine für die Anthroposophische Medizin zentrale Meditation bezieht sich deswegen auf diese Thematik und trägt in ihrer ersten Zeile die Frage: „Wie finde ich das Gute?"[22] In dieser Meditation steht die Wärme im Mittelpunkt. Sie wird deswegen auch oftmals als die „Wärme-Meditation" bezeichnet.

Die Antwort auf diese Frage verlangt eine intensive Beziehung zum Patienten, der sich in seinem Wesen wahrgenommen fühlen sollte. Die spirituelle Substanz dieser Wesensbegegnung ist die Liebe, die sehend macht für das Wesen des anderen. Aus dieser Begegnungsqualität kann sich das allgemein Gültige einer medizinischen Maßnahme an die individuellen Erfahrungen, Sichtweisen, Werte und Bedürfnisse des Patienten

„anverwandeln“ (Matthiessen). Ein solcher Weg braucht Mut. Man muss oftmals den sicheren Boden des „Üblichen“ verlassen und einen individuellen Weg finden und gehen. Auch hier stellt sich die Frage: Lassen sich die Begegnungsfähigkeit mit dem Patienten und der Heilermut ausbilden, entwickeln und steigern? Oder ist letzterer bis zu einem gewissen Grad „angeboren“?

Hier zeigt sich eine weitere Frucht der meditativen Arbeit. Sie kann die Beziehungskultur erheblich vertiefen, indem die Aufmerksamkeit nicht nur an äußerlichen Befunden haften bleibt, sondern sich auf das seelisch-geistige Wesen richten lernt. Manchmal erscheint dann während der Patientenbegegnung ein vollständig neuer Aspekt, der sowohl für den Patienten als auch den therapeutisch Tätigen eine unmittelbare und gemeinsame Evidenz gewinnt. Auch hier brauchen wir die Fähigkeit, von uns abzusehen und den anderen Menschen wahrzunehmen. Besonders herausfordernd ist hier die Begleitung des bewusstseinsmäßig eingeschränkten Patienten. Wie finde ich hier die richtige, ethisch begründete Entscheidung? Wie komme ich zu dem Satz „Dein Wille geschehe“?

Es bieten sich unterschiedliche Stufen in der ethischen Entscheidungsfindung an. Auf einer ersten stehen bekannte Leitlinien, Regeln und das medizinische Fachwissen. Diese haben oftmals eine große suggestive, normative Macht und drängen zu Entscheidungen, die nicht immer das für den Patienten in dieser Situation Gute darstellen. Deswegen kommt es darauf an, auf einer zweiten Stufe der Entscheidungsfindung in eine „Bildgestaltung“ der therapeutischen Möglichkeiten überzugehen. Was ist alles an Möglichkeiten und Alternativen denkbar? Der Vorteil dieses Schrittes ist die Lösung aus einer vorbestehenden kanalisierten Urteilsbildung. Der Nachteil ist, dass damit noch keine Entscheidung gefunden ist.

Nun kommt eine dritte, in der klinischen Praxis sehr wesentliche Ebene, die – wie oben erwähnt – Rudolf Steiner in anderem Zusammenhang die „gesunde Ahnung“ nennt. Wir können inspirationsfähig werden für eine bestimmte Lösung und Entscheidung und haben ein gewisses Evidenzgefühl für die Richtigkeit. Allerdings ist dieses ahnende Fühlen „störanfällig“. Angst, Sorge vor möglichen juristischen Konsequenzen, aber auch Illusionen führen zu Verzerrungen. Deswegen nannte Steiner dieses Fühlen die „gesunde“ Ahnung. Es bedarf auch hier eines meditativen Entwicklungswegs, der das Fühlen zum Sinnesorgan im Sinne der gesunden Ahnung werden lässt. Diese kann dann aus der Inspiration der Lösung zur anfänglichen inspirativen Erkenntnis führen, in der die aufgenommene Lösungsoption geprüft und schließlich – auf der vierten Stufe – „anerkannt“ wird. Dann wird sie eine ethisch begründete Entscheidung. Diese mag selbstverständlich falsch und zu kurzsichtig getroffen sein. Sie entstammt allerdings einem Suchen, welches sich um das für den Patienten Gute bemüht. Wie jede Entscheidung schafft sie Schicksal, indem sich das Tun des Therapeuten mit dem Schicksal des Patienten im guten oder hinderlichen Sinne eng verbindet. Wir brauchen als Therapeuten ein Bewusstsein von diesen Konsequenzen unseres Tuns und die Kraft, mit ihnen umzugehen. Mit der Bezeichnung „Karmawille“ wies Rudolf Steiner auf diese umfassend zu denkende Dimension hin.

Der Wille zum Heilen: Meditation und Arzneisubstanz

Eine weitere Wirksamkeit der Meditation bezieht sich auf die therapeutische Praxis: Welche Bedeutung hat meine Einstellung zum Arzneimittel für dessen Wirksamkeit? Hier kommen einige zwischenzeitlich gut dokumentierte Kontexteffekte in Betracht. Sie werden oftmals als Placebowirkungen diskriminiert, sind allerdings kein unspezifisches Wirkprinzip im Sinne von „es möge gefallen", sondern ein spezifisches – nämlich die therapeutische Einstellung des Arztes oder Therapeuten. Gerade in der Schmerztherapie ist der Anteil der inneren Einstellung von Patient und Therapeut an der Wirksamkeit eines Analgetikums überraschend groß. Wir sollten also keine Pharmakotherapie betreiben, ohne eine Kultur der therapeutischen Einstellung zu den Arzneimitteln zu entwickeln. Arzneimittel dürfen dabei nicht abstrakte molekulare Wirkprinzipien bleiben, sondern wir brauchen zu ihnen eine „freundschaftliche" Wesensbeziehung. Hierzu müssen wir nicht nur ihre stofflichen Charakteristika kennen, sondern die mit ihnen verbundenen Prozesse und schließlich das sich in ihnen aussprechende Wesen der Substanz. Im Sinne der Schrift „Warum es um das Ganze geht" von Hans-Peter Dürr (1929–2014) müssen wir feststellen, dass Materie eben nicht aus „Materie" besteht.[23] Substanz als das „darunter Stehende" hat mehrere Dimensionen,[24] die „darüber stehen" und denen sich der therapeutisch Tätige durch die innere meditative Arbeit verbindet. Wir haben in der Arzneitherapie nicht nur eine äußere, sondern auch eine innere Galenik zu beachten. Wie die erstere offenkundig für die Wirksamkeit entscheidend ist, so auch die zweite. Es macht eben einen Unterschied, ob Pflegende und Ärzte sich mit den Substanzen verbinden, sie zu ihren verlängerten „Händen" machen, mit und durch sie therapeutisch wirken, oder ob diese distanziert als „Wirkstoffe" eingesetzt werden. Die meditative Arbeit steht also in einem direkten Zusammenhang selbst mit der arzneilichen Wirksamkeit. Durch sie entstehen erst diejenigen Kräfte, die medizinisch hilfreich sein können – so beschrieb es Rudolf Steiner in den grundlegenden Darstellungen zur inneren Entwicklung des Arztes.[25]

Damit sind drei Ebenen benannt, die sich in einen direkten Zusammenhang mit der meditativen Arbeit stellen. Will man sie nicht nur inhaltlich, sondern qualitativ beschreiben, so stehen sie mit drei zentralen Dimensionen in Verbindung. Die erste Ebene bezieht sich auf die richtige Diagnose. Durch diese lässt sich ein vorher unklarer Symptomenkomplex „erhellen" und verstehen. Es ist eine Qualität von Licht, die sich in der therapeutischen Beziehung zum Patienten entwickelt. Auf der zweiten Ebene der therapeutischen Beziehung bedarf es der Wärme und einer Befähigung zur Liebe, um das Wesen des erkrankten Menschen umfassend wahrzunehmen und die Entscheidungen gemeinsam zu finden, die in dieser Situation „gut" und nicht nur wirkungsvoll sind. Durch die dritte Ebene wirkt man therapeutisch in die Sphäre des Lebens und der heilenden Lebensprozesse hinein. Insofern stehen die drei Qualitäten von Licht, Liebe und Leben wie die „heiligen drei Könige" der Patienten-Therapeut-Beziehung vor uns, um einen neuen Schritt des Gesundens – also der Menschwerdung oder Autogenese – möglich zu machen.

Diese drei Qualitäten sind nicht nur leitend für die therapeutische Arbeit, sondern zugleich wesentlich für die meditative Tätigkeit. Auch hier geht es in dem lebendigen Denken um ein Lichtelement, das Sinnzusammenhänge verdeutlicht und erfahrbar werden lässt. Dieses Licht darf aber nicht ein kaltes, intellektuelles und abstraktes Licht sein, sondern soll sich dem geistig Wesenhaften nähern. In ihm leben das oben beschriebene Fühlen, die Wärme und die Qualität der Liebe. Die Verbindung der geistigen Wesenswelt, also der „Gedanke Gottes" oder der Kosmos des Weltenwortes im Sinne des Johannes-Evangeliums, führt in das schaffende geistige Lebensprinzip, das aus dem Geistigen seine äußere Wirklichkeit in der Erscheinungswelt schafft.

In der meditativen Tätigkeit und der therapeutischen Arbeit begegnen uns also diese drei Qualitäten von Licht, Liebe und Leben. Sie bilden die Brücke, wie das Geistige im Menschenwesen sich mit der nach außen gerichteten therapeutischen Arbeit verbindet. Meditation soll zum Praktischen befähigen, keine abgesonderte Seligkeitssuche sein, sondern unmittelbar dem erkrankten Menschen helfen. Aus diesem Grunde haben die durch die Anthroposophie geschaffenen Berufe ihre spezifische „Berufsesoterik", damit der Geist in der Welt schaffend wirksam werden kann. Für die Medizin liegt eine Gesamtdarstellung bereits vor.[26]

Therapeutische Gemeinschaftsbildung

Welche Bedeutung hat die therapeutische Arbeit in der Gemeinschaft gegenüber der individuellen Befähigung und Wirksamkeit des Einzelnen? Ein Patient merkt sofort, ob in einem Stationszusammenhang „die eine Hand weiß, was die andere tut". Geht die Wirksamkeit der Gemeinschaft über diese Ebene der Absprache- und Kommunikationskultur hinaus?

Wesen und Formen der Gemeinschaftsbildung

Zunächst können wir unterschiedliche Gemeinschaftsformen unterscheiden. Eine erste ist die vorhandene Form eines Arbeitszusammenhangs, gewissermaßen die „gegebene Familie", in der sich die Arbeit des einzelnen verwirklicht und in die er mit dem Tätigkeitsbeginn „hereingeboren" wird. Wie die verwandtschaftlichen Verhältnisse Zusammengehörigkeit erzeugen, so auch diese vorgegebenen sozialen Formen. Es sind hier nicht frei gewählte, sondern „gesetzte" Formen der Zusammenarbeit. Eine weitere Form der Gemeinschaftsbildung entsteht durch das seelische Miteinander: Das Team ist angenehm, man kann sich austauschen und vieles miteinander teilen. Über diese seelische Form der Zusammengehörigkeit geht die geistige hinaus. Sie orientiert sich an einem gemeinsamen Ziel. Weil der Blick in die gleiche Richtung geht, entsteht eine geistige Qualität, die verbindend wirkt.

Die einzelnen Mitglieder der Gemeinschaft verstehen diese geistige Qualität der Gemeinschaftsbildung. Ohne dieses Erkennen wäre der Einzelne noch nicht Teil der Gemeinschaft. In jedem Begreifen lösen sich nun die Grenzen zwischen den Menschen auf.

Während wir in der räumlichen Welt getrennte Wesen sind und nicht der eine an dem Platz des anderen zu gleicher Zeit sein kann, leben wir in und miteinander im Erkennen: Es ist *eine* Wahrheit, *ein* geistiges Ziel, das die einzelnen Mitglieder der Gemeinschaft verbindet. Wahrheit eint Menschen. In diesem Fall haben wir es nicht mehr nur mit äußeren Faktoren oder seelischer Zusammengehörigkeit zu tun, sondern mit einer geistigen Qualität, die zur Substanz der Gemeinschaft wird. In dieser entwickelt sich aus den unterschiedlichen Blickrichtungen ein Bemühen um das Verstehen des Patienten. Es ist erst dann ein wirkliches Verstehen seines Wesens, wenn der Patient sich in diesem wiederfindet, also mit der Gemeinschaft in Beziehung steht. Aus dem Heilbedarf entwickeln sich dann die Tätigkeiten und Hilfestellungen. Dabei lebt in dem einzelnen Therapeuten immer das Ganze, nicht nur sein individueller Blickwinkel auf den Patienten. Das Individuelle steigert sich zum Gemeinschaftlichen, seine Substanz ist der gemeinsame Wille zum Heilen, der sich in jedem einzelnen auswirkt und das individuelle Tun verbessert. Für diesen Zusammenhang verfasste Rudolf Steiner das Motto der Sozialethik: „Heilsam ist nur, wenn im Spiegel der Menschenseele sich bildet die ganze Gemeinschaft und in der Gemeinschaft lebet der Einzelseele Kraft."[27]

Durch die einzelnen Therapeuten wirkt nicht nur die individuelle Absicht und Handlungsvorstellung, sondern darüber hinaus das gemeinschaftlich geistig Erfahrene, was zum Beispiel in einer Stations- oder Therapiebesprechung erarbeitet wurde. Was der Einzelne eingesehen hat, verbindet und wirkt gemeinschaftsbildend. Darüber hinaus wird aber auch deutlich, dass dieser Inhalt nicht „produziert" wurde, sondern sich erst nach längerem Ringen ergeben hat, also ein „Fund" war. Wer inspiriert die Gemeinschaft, so dass Inhalte und Zielsetzungen zu finden sind, die der einzelne vorher nicht entdecken konnte?

Das Erkennen des Individuums lässt Licht in einem Zusammenhang entstehen, der vorher noch im Dunkeln lag. Dieses Licht entwickelt sich aus der Tätigkeit des geistigen Menschenwesens, das sich in reiner Form, selbstlos und ohne weitere Ambitionen, eine Lösung sucht. Es ist in gewissem Sinne der idealische höhere Mensch, der Engel des Menschen, der zur Erkenntnis befähigt.

In den Erkenntnisprozessen der Gemeinschaft lebt eine darüber hinaus weisende Qualität. Wenn einzelne Menschen aus ihrem Erkennen heraus unabhängig von der Gemeinschaft handeln, so werden ihre Impulse und Tätigkeit durch den fehlenden Zusammenhang mit der Gemeinschaft geschwächt und sogar verhindert. Umgekehrt sind sie effektiver, wenn sie sich in diesen Zusammenhang stellen. Die individuelle Wirksamkeit steht also in Zusammenhang mit der Gemeinschaft, die sich fördernd, aber auch hinderlich auswirkt. Wir finden in der Geschichte viele Beispiele, wo zielführende Ideen und Impulse aufgrund einer unreifen Gesellschaft nicht verwirklicht werden konnten. Oftmals erkennt man erst später deren Notwendigkeit.

Durch die gemeinsame Erkenntnisarbeit entsteht also eine höhere Ordnung von Wirksamkeit, die über die individuelle hinausweist. Das die Menschen geistig Verbindende ist mit der Wirkung der Erzengel verbunden.[28] Sie bilden die geistige Substanz der Gemeinschaft. Diese wirkt in den Tätigkeiten der Einzelnen und in den therapeutischen

Zusammenhängen einer Station oder einer anderen therapeutischen Gemeinschaft (Pflegeeinrichtung, Therapeutikum, Altenheim, heilpädagogische Einrichtung).

Schließlich kann sich jede Erkenntnis zu früh oder zu spät einstellen. Die zu frühe Erkenntnis wirkt manchmal nicht, weil ihre Relevanz und Bedeutung noch nicht verständlich sind. Umgekehrt macht die zu späte Erkenntnis lediglich plausibel, warum etwas hätte anders bearbeitet werden müssen und impulsiert dann nicht mehr die inzwischen geschehenen Dinge. Insofern gibt es den rechten Augenblick, die richtige Zeit für die Wirksamkeit der Erkenntnis und damit eine Qualität des Zeitgeistes.

Gemeinschaftsbildung entsteht also aus unterschiedlichen Bemühungen: Der Einzelne entwickelt sich individuell, um sich durch Professionalisierung und Können kompetent in der Gemeinschaft zu positionieren. Die gemeinsame Arbeit führt dann zu Erkenntnissen und Einsichten als geistige Qualitäten, welche das Tun der Gemeinschaft impulsieren und – die individuelle Tätigkeit verstärkend – in jedem Mitglied der therapeutischen Gemeinschaft wirken.

Das Bemühen um das Erkennen des Heilbedarfs und der therapeutischen Maßnahmen schafft eine geistige Substanz der Gemeinschaft. Diese wird nicht nur als besondere Qualität in der Begegnung mit dem Patienten, sondern auch als Atmosphäre einer Station, Praxis oder einer heilpädagogischen Einrichtung erlebt. Im wechselseitigen Austausch kommt es zu einem „Erwachen" an dem Seelisch-Geistigen des anderen Menschen, das die gemeinsame Erkenntnisarbeit auf eine neue Stufe erhebt. Aus dieser Nähe zu dem Geistigen entstehen dann eine vertiefte therapeutische Gesinnung und neue Kräfte für die Verwirklichung. Die Gemeinschaft wirkt also in den Alltag mit seinen Herausforderungen hinein.

Gemeinschaftsbildung ist ein Übungsweg und geht über eine Verabredungskultur hinaus. Auch beim gemeinsamen Ringen um Erkenntnis gibt es das Gefühl von Ohnmacht, wenn es nicht gelingt, einen lösenden Gedanken zu finden. Schließlich ist das in dieser Weise geistig Gefundene nicht beliebig produzierbar oder phantasievoll auszugestalten, sondern entspricht einer Handlungsnotwendigkeit im Sinne des Heilbedarfs des Patienten. Eine durch das Erkennen motivierte Handlung ist niemals beliebig, sondern zeigt im Erkennen zu gleicher Zeit ihre unbedingte Notwendigkeit. Ein geistig Wesenhaftes, das mit dem Schicksal des Patienten, aber auch der therapeutisch Tätigen zusammenhängt, lebt in der Gemeinschaft. Diese kann sich also nach „oben" öffnen, einen gemeinschaftlichen Zusammenhang bilden und im Alltag „nach unten" wirken.

Übungen der Gemeinschaftsbildung

Was sind nun die Übungen, die eine therapeutische Gemeinschaftsbildung fördern? Rudolf Steiner beschrieb sieben Bedingungen für die individuelle innere Entwicklung, die eine fördernde Auswirkung auf die Gemeinschaftsbildung haben.[29] Sie lassen sich aber auch auf die Pflege von Gemeinschaften anwenden.

Die *erste Bedingung* bezieht sich auf die körperliche und geistige Gesundheit. Sie weist auf die Verantwortung des Einzelnen für sich selbst und das Achten auf die Lebenshygiene. Probleme sind hier berufliche Belastung und Überforderung, welche die

Gesundheit ruinieren. Selbstbestimmte Aufgaben und Pflichten müssen in einem gesunden Verhältnis zu den Erholungszeiten stehen. Nur so sind übernommene Aufgaben langfristig zu leisten.

Die *zweite Bedingung* weist über den einzelnen Menschen hinaus. Dieser ist Glied einer Gemeinschaft, in der er wirken möchte. Umgekehrt ist die Gemeinschaft aber auch auf seine verantwortungsvolle Mitarbeit angewiesen. Dabei unterscheiden sich die Formen der Zusammenarbeit erheblich: Dem hierarchisch strukturierten Unternehmen mit pyramidaler Sozialstruktur steht das prozessorientierte Wirken gegenüber. Das erste führt zu statischen Verantwortungsstrukturen mit einer Führungsspitze und nachgeordneten Mitarbeitern, das zweite orientiert sich am Prozess der Patientenversorgung. Individuelle Verantwortung begreift sich als kooperative Führungskultur mit Dienstleistungscharakter für das Gelingen des Ganzen. Jede auch noch so kleine und scheinbar unbedeutende Tätigkeit eines Mitarbeiters ist dabei unverzichtbar und bekommt Wert und Bedeutung durch diesen Bezug zum Ganzen. Sich als Glied des gesamten Lebens zu fühlen und eine Verantwortung für das gemeinschaftliche Zusammenwirken zu übernehmen, sind wesentliche Lebensbedingungen der Gemeinschaftsbildung.

Die *dritte Bedingung* bezieht sich auf das Seelische: Gedanken und Gefühle bilden ebenso reale Wirksamkeiten wie die äußeren Taten des Menschen. Es ist nicht einerlei für die Welt, welche Gedanken und Gefühle wir in unserer Seele entwickeln. Diese sind nicht „Privatsache“ und in unserem umgrenzten Innenleben versteckt. Im Seelischen leben wir zusammen, es bildet sich eine Stimmung aus, in der das seelische Empfinden der Einzelnen wirkt und das Ganze prägt. Man kann es sich zur Angewohnheit machen, positive Gedanken und Gefühle an eine Einrichtung zu senden, sie innerlich positiv mitzutragen. Die manchmal so beeindruckende Positivität und Liebe älterer Mitarbeiter, die nicht mehr im aktiven Berufsleben stehen, zu „ihrer“ Einrichtung geben dieser eine fruchtbare und tragende Grundlage. Es kann aber auch bedeuten, dass sich Ärzte und Therapeuten dazu entschließen, an ihre Patienten vor dem Einschlafen bildhaft zu denken, wie eine kleine imaginative „Visite“. Durch die liebevolle Hinwendung an das geistige Wesen der erkrankten Menschen wird die therapeutische Arbeit vertieft.

Die *vierte Bedingung* weist auf die „geistige Waage“ und damit auf das richtige Verhältnis von Innenwelt zu Außenwelt. Das geistige Wesen des Menschen steht im Wechselverhältnis zum Umkreis: Welche Anforderungen stellt die Umwelt an mich, welche Bedürfnisse und Lebensbedingungen habe ich? In der Gemeinschaft ist das Gleichgewicht zwischen den Anforderungen des Umkreises und denjenigen des eigenen Wesens anzustreben.

Durch die *fünfte Bedingung* übt man die Entschlusstreue. Eine einmal getroffene Entscheidung wird nur dann nicht ausgeführt, wenn sie sich im nachherein als irrtümlich oder falsch erweist. Viele Kräfte gehen durch nicht eingehaltene Absprachen oder ein Wünschen und Wollen verloren, das nicht zur Tat führt. Wenn es sich um die geistige Aufgabe einer therapeutischen Gemeinschaft handelt, ist die Verlässlichkeit und Treue zu einem einmal gefassten Entschluss entscheidend.

Die *sechste Bedingung* bezieht sich auf die Dankbarkeit gegenüber allem, was uns durch andere zuteil wird. Durch Dankbarkeit und Anerkennung entsteht in einer therapeutischen Gemeinschaft eine starke Kraft, die der Erfüllung ihrer Aufgaben zugute kommt. Oftmals werden neue Entwicklungsschritte durch Schmerz geboren. Die Dankbarkeit lässt das Errungene wachsen und verstärkt seine Wirksamkeit in der Gemeinschaft. Gerade die Dankbarkeit für den verstorbenen Patienten bildet eine Brücke über die Schwelle und erzeugt eine beidseits helfende Kraft.

Die *siebte Bedingung* fasst die vorangehenden Übungen zusammen. Dadurch bildet sich aus der arbeitsteiligen Kooperation einzelner Berufsgruppen die therapeutische Gemeinschaft. Diese sieben Übungen lassen einen Organismus von Befähigungen entstehen, der Wesen, Arbeitsatmosphäre und Wirksamkeit einer Gemeinschaft entfaltet.

Erkennen und Heilen

Wenn die innere Entwicklung des Therapeuten für seine Arbeit von Bedeutung ist, so ergibt sich die Frage nach dem zugrundeliegenden Zusammenhang. In welcher Beziehung stehen Erkennen und Heilen? Allen Heilungsvorgängen im menschlichen Organismus liegt die Lebensorganisation zugrunde. Wir sind derzeit gewöhnt, von reparativen Prozessen, Reparatur-Genen etc. zu sprechen und mechanisieren dadurch das Heilen. In jedem Heilungsprozess wirken leibbildende Kräfte, die eine höhere Ordnung gestaltet. Diese stellt die regenerativen Lebensprozesse in den Zusammenhang des Gewebes, des Organs und schließlich des gesamten Organismus. Die nicht ganz sachgemäße Bezeichnung der „Restitutio ad integrum" für die Heilungsphase der Entzündung weist auf diese Ordnungszusammenhänge hin, indem sich die Regeneration nach „ortstypischen" Gesetzmäßigkeiten vollzieht. Umgekehrt fällt eine chronische Entzündung aus diesen Ordnungszusammenhängen heraus und zerstört die Gewebe- und Organarchitektur. Heilen ist also nicht nur lokale Reparatur, sondern ein organismisch geordneter Prozess. Dieser verläuft „überzellulär", betrifft eine Vielzahl unterschiedlicher Zellen gleichzeitig und folgt einem immateriellen, gestaltenden geistigen Prinzip. Würde man diese Lebensprozesse im Zeitraffer betrachten, so erschienen sie als „organische", zielgerichtete Bewegungen von Zellwanderungen und Formverwandlungen, gelenkt von einem Ordnungsprinzip. Diese Bewegung führt schließlich zur Wiederherstellung der Form. Die Weisheit des Organismus, die sich in diesen Heilungsprozessen zeigt, ruft immer wieder unser Erstaunen hervor. Will man sie nicht auf eine mutagene Daseinsoptimierung der Lebewesen und letztlich den Zufall zurückführen, sondern diese immaterielle „Weisheit" des Organismus im Sinne des Schiller-Zitates als idealischen Gedanken begreifen, der im Organischen in die Wirklichkeit tritt, so erkennt man die spirituelle Dimension des Heilens. Heilen hängt mit dem göttlich-geistigen Ursprung der Leibbildung zusammen. Wie sich in jeder Embryonalentwicklung aus einer Zelle die gesamte Leibesgestalt entwickelt und dadurch sichtbar macht, was dieser Leibbildung als „Baugedanke" geistig zugrunde liegt, so ist jedes organische Heilen eine kleine Erinnerung an die aufbauenden Kräfte der embryonalen Leibbildung und schließt sich an dieses Mysterium an. Somit liegen den Lebens- und Heilungsprozessen Weisheit, Bewegung und Form zugrunde. Befreien sich diese aus ihrer organischen Wirksamkeit, so erscheinen sie – wie oben ausgeführt – als die Denkkräfte des Menschen. Auch in diesen finden sich diese drei Qualitäten von Weisheit, Bewegung und Form wieder. Die Denktätigkeit hat also eine doppelte Funktion, gewissermaßen eine Tages- und eine Nachtseite: Sie führt auf der Grundlage des Nerven-Sinnes-Systems zu den wachbewussten Gedanken und konstituiert damit das alltägliche Bewusstsein. Auf der anderen Seite verbindet sie sich mit den Lebensprozessen und unterstützt die heilenden Prozesse. Während die einseitige Bewusstseinsentwicklung Lebenskräfte „verbraucht" und organisch abbaut, so stärkt das lebendige Denken den Leib.

In diesem Zusammenhang sind Untersuchungen aufschlussreich, die sich auf den Zusammenhang zwischen Meditation und spezifischen Lebensprozessen beziehen. So zeigen einige Studien den Effekt von Meditation, aber auch Lebensstilveränderung und Ernährung auf die sogenannte Telomerase-Aktivität, die chromosomalen Alterungsprozessen entgegenwirkt und für das Tumorwachstum bedeutsam ist.[30] Damit wirkt die geistige Tätigkeit bis auf die genomische Ebene. Es macht keinen Sinn, „Geist" und „Materie" abstrakt als Gegensätze gegenüberzustellen, vielmehr verbinden sich die leiblich wirksamen Lebensprozesse mit den geistigen über die zentrale Metamorphose von Denk- und Lebenskräften. Das Sinn- und Urbild dieser für die Heilkunst so wesentlichen Metamorphose ist der Merkurstab: Seine Linien entwickeln sich in ihrer Bewegung von unten nach oben aus den Lebenskräften in die Denkkräfte. Umgekehrt werden aus den Kräften des lebendigen Denkens heilende Lebenskräfte. Der Tagesseite der Metamorphose stellt sich ihre aufbauende und heilende Nachtseite gegenüber. Die heilende Wirksamkeit ist in der Mysteriengeschichte der Menschheit mit Raphael verbunden, der besonders in der Tobias-Legende seine Verbindung mit den gesundenden Kräften offenbart. Die Verbindung des Erkennens mit dem Heilen ist der Raphael-Aspekt des Merkurstabs. In der Denktätigkeit metamorphosieren sich die Lebenskräfte in Denkkräfte und bilden die Grundlage für die erkennende Tätigkeit des Menschen. Diese steht mit der Michaelwesenheit als dem „feurigen Gedankenfürsten" in Verbindung.[31] Der Merkurstab verbindet beide Ausrichtungen, die für die Heilkunst von grundlegender Bedeutung sind.

Durch die Verbindung der geistigen Tätigkeit mit dem Heilen eröffnet sich eine entscheidende Dimension der Medizin: Durch geeignete Meditationen, aber auch durch das schöpferisch-gestaltende Prinzip der Kunsttherapie und die Bewegungsmeditationen der Heileurythmie entstehen fördernde Kräfte für die Lebensprozesse des Heilens. Dafür ist es offenbar nicht unbedeutend, mit welchen Inhalten sich der Patient verbindet. In einem umfassenden Sinne führt das Erkennen nicht nur zur Wahrheit und damit zu neuen Einsichten, sondern die Wahrheit hängt unmittelbar mit den Gesundungskräften zusammen. Die Lüge kränkt, die Wahrheit unterstützt Heilungskräfte. Wenn sich der Patient mit dem Wesenhaften der Welt, dem „Gedanken Gottes" verbindet, also geisteswissenschaftlich arbeitet, so können daraus fördernde Kräfte für sein geistiges Wesen, Reifungsprozesse in seiner Seele und leibliche Gesundungsprozesse entstehen. Selbstlosigkeit als Wesenszug des erkennenden Menschen, dem es nicht um das egoistische „Rechthaben", sondern um die Wahrheitsfindung geht, geisteswissenschaftliche Erkenntnisarbeit und ein moralisches Empfinden für das Wahre sind wesentliche Kraft- und Heilungsquellen. In diesem Sinne hat die Anthroposophie nicht nur eine Bedeutung für das Erkennen, sondern ist eine unerschöpfliche Quelle innerer Kraft und wirkt fördernd in den Heilungsprozessen.

Literatur

1 Kienle, G. S.: Der sogenannte Placebo-Effekt. Illusion – Fakten – Realität. Schattauer Verlag Stuttgart 1995.

2 Bauer, J.: Selbststeuerung: Die Wiederentdeckung des freien Willens. Karl Blessing Verlag München 2015.

3 Steiner, R.: Wie erlangt man Erkenntnisse der höheren Welten? (GA 10). Rudolf Steiner Verlag Dornach 1993.

4 Steiner, R.: Anthroposophische Leitsätze (GA 26). Rudolf Steiner Verlag Dornach 1998. S. 14.

5 Steiner, R.: Wie erlangt man Erkenntnisse der höheren Welten? (GA 10). Rudolf Steiner Verlag Dornach 1993.

6 Steiner, R.: Die Geheimwissenschaft im Umriss (GA 13). Rudolf Steiner Verlag Dornach 1989. S. 329–336.

7 Steiner, R.: Wie erlangt man Erkenntnisse der höheren Welten? (GA 10). Rudolf Steiner Verlag Dornach 1993.

8 Zajonc, A.: Aufbruch ins Unerwartete. Verlag Freies Geistesleben Stuttgart 2014.
Girke, M.: Innere Medizin. Grundlagen und therapeutische Konzepte der Anthroposophischen Medizin. Salumed Verlag Berlin 2012. S. 1085–1106.

9 Steiner, R.: Mantrische Sprüche. Seelenübungen II (GA 268). Rudolf Steiner Verlag Dornach 1999. S. 303.

10 Steiner, R.: Die Philosophie der Freiheit (GA 4). Rudolf Steiner Verlag Dornach 1995. S. 137–144.

11 Steiner, R.: Wie erlangt man Erkenntnisse der höheren Welten? (GA 10). Rudolf Steiner Verlag Dornach 1993.

12 Schiller, F.: Schillers Werke. Nationalausgabe. Philosophische Schriften, Band 1. Hermann Böhlaus Nachfolger Weimar 1962. Erstes Kapitel.

13 Steiner, R., Wegman, I.: Grundlegendes für eine Erweiterung der Heilkunst (GA 27). Rudolf Steiner Verlag Dornach 1991. S. 12.

14 Fortlage, A. R. C., zitiert nach Steiner, R.: Die Ergänzung heutiger Wissenschaften durch Anthroposophie (GA 73). Rudolf Steiner Verlag Dornach 1987.

15 Vgl. Smit, J.: Meditation und Christus-Erfahrung. Verlag Freies Geistesleben Stuttgart 2008.

16 Steiner, R.: Vorstufen zum Mysterium von Golgatha (GA 152). Rudolf Steiner Verlag Dornach 1990. S. 25 ff.

17 Ebd.

18 Ebd.

19 Steiner, R.: Wie erlangt man Erkenntnisse der höheren Welten? (GA 10). Rudolf Steiner Verlag Dornach 1993. S. 95.

20 Ebd.

21 Ebd. S. 97.

22 Selg, P.: Die „Wärme-Meditation". Geschichtlicher Hintergrund und ideelle Beziehungen. Verlag am Goetheanum Dornach 2013.

23 Dürr, H. P.: Warum es ums Ganze geht: Neues Denken für eine Welt im Umbruch. oekom verlag München 2009.

24 Girke, M.: Innere Medizin. Grundlagen und therapeutische Konzepte der Anthroposophischen Medizin. Salumed Verlag Berlin 2012. S. 91–132.

25 Steiner, R.: Meditative Betrachtungen und Anleitungen zur Vertiefung der Heilkunst (GA 316). Rudolf Steiner Verlag Dornach 2008.

26 Glöckler, M., Heine, R. (Hrsg.): Führungsfragen und Arbeitsformen in der anthroposophisch-medizinischen Bewegung. Verlag am Goetheanum Dornach 2015.

27 Steiner, R., Maryon, E.: Briefwechsel 1912–1924. (GA 263/1). Rudolf Steiner Verlag Dornach 1990. S. 182.

28 Smit, J.: Das Aufwachen zum wirkenden Geist in der Gemeinschaft. Vortrag zur Einweihung des Rudolf Steiner Hauses in Frankfurt/Main 1986. Download über http://www.joergensmit.org/de/pdf/das_aufwachen_zum.pdf. (Abfrage Juni 2016)

29 Steiner, R.: Wie erlangt man Erkenntnisse der höheren Welten? (GA 10). Rudolf Steiner Verlag Dornach 1993.

30 Ornish, D., Lin, J., Daubenmier, J., et al.: Increased telomerase activity and comprehensive lifestyle changes: a pilot study. The Lancet Oncology 2008; 9 (11). S. 1048–1057.
Jacobs, T. L., Epel, E. S., Lin, J., et al.: Intensive meditation training, immune cell telomerase activity, and psychological mediators. Psychoneuroendocrinology 2011; 36 (5), S. 664–681.
Lavretsky, H., Epel, E. S., Siddarth, P., et al.: A pilot study of yogic meditation for family dementia caregivers with depressive symptoms: effects on mental health, cognition, and telomerase activity. International Journal of Geriatric Psychiatry 2012; 28 (1). S. 57–65.

31 Steiner, R.: Anthroposophische Leitsätze (GA 26). Rudolf Steiner Verlag Dornach 1998. S. 62.

Der Begleiter

GEORG SOLDNER

Lukasevangelium und Apostelgeschichte

Dem Patienten ein helfender Begleiter zu werden, so lange und in dem Maße, wie er seiner bedarf, ist unsere Profession, unser Versprechen – als Pflegender, als Arzt. Dieses Versprechen fordert von uns manchmal innere Überwindung, wenn im Zug, im Theater der Ruf ertönt: „Ein Arzt bitte!" Und der Ruf kann sehr leise sein, wenn ein Mensch im Mittelmeer zu ertrinken droht ... Lukas, der Arzt aus Antiochia, einer Metropole des römischen Reiches an der Ostküste des Mittelmeeres, wurde Begleiter des Paulus. Sein Evangelium – darauf wies Rudolf Steiner eindringlich hin – kann für jeden Arzt und Pflegenden ein Begleiter werden auf dem äußeren wie dem inneren Weg.[1]

Viele kennen diesen Begleiter nur zur Hälfte. Der Evangelist selbst schrieb gemäß seiner Vorrede (Lk. 1,1-4) für den „Gottesfreund" ein Evangelium, das er „dem inneren Zusammenhang" nach „in bestimmter Anordnung" in zwei Teilen ordnete, die wir Lukasevangelium und Apostelgeschichte nennen. Letztere ist heute fast zum unerkannten Begleiter des Evangeliums geworden.

Das Lukasevangelium beginnt mit der Konzeption von Johannes dem Täufer und im zweiten Kapitel mit der Geburt Jesu in der Nacht, außerhalb der Herberge. Die Jordantaufe, die Geburt Christi und der – vom Matthäusevangelium abweichende – Stammbaum Jesu werden im dritten Kapitel geschildert. Es folgen die drei Jahre, der Weg von Galiläa nach Jerusalem, Tod und Auferstehung sowie das Erscheinen Christi während der Wanderung des Kleophas und seines nicht namentlich genannten Begleiters nach Emmaus und anschließend im Kreise der Jünger.

Der zweite Teil, die Apostelgeschichte, beginnt mit der Himmelfahrt des Auferstandenen, schildert im zweiten Kapitel das Pfingsterlebnis der Apostel und die Geburt der christlichen Gemeinde. Zu Beginn des dritten Kapitels heilt Petrus im Beisein des Johannes (letzteres scheint hier wichtig zu sein) einen „vom Mutterleibe an gelähmten" Mann am „Tempeltor". An der Schwelle des Tempels beginnt damit die eigenständige Wirksamkeit der Apostel, die Lukas wiederholt als eine heilende Tätigkeit schildert, und gipfelt in der Reise des zum Paulus gewandelten Saulus nach Rom, der von Lukas begleitet wird, wie wir indirekt erfahren. Hier gelingt es Paulus, in einem vierzehntägigen Sturmerlebnis die Seelen von Passagieren und Mannschaft zu beruhigen und mit einem gemeinsamen Mahl zum Tagesanbruch des vierzehnten Tages zum Leiter ihrer Rettung auf der Insel Malta zu werden. Dort schüttelt er die aus dem frisch entfachten Feuer aufschnellende Schlange ab und heilt anschließend die Einheimischen von der Ruhr. Das Geisterleben Petri zu Pfingsten und das – in der Apostelgeschichte dreimal geschilderte – Erlebnis des Saulus vor Damaskus wandelte beide Protagonisten in Menschen, die fähig wurden zu heilen und ihren innersten Werten die Treue zu halten. [→ Farbabb. S. 104 oben]

Die Trinität

Die Trinität von Vater, Sohn und Geist in Gestalt von Advent und Weihnachten, Karfreitag und Ostern, Himmelfahrt und Pfingsten stellt nur das Lukasevangelium dar. Rudolf Steiner wies in seinem Vortrag vom 24. April 1924 die jungen anthroposophischen Ärzte eindringlich auf diese Qualität der Dreigliederung im Lukasevangelium hin und vertiefte diesen Aspekt.[2] Bereits die erste Meditation im Weihnachtskurs für die jungen Ärzte zu Beginn des Jahres 1924 beginnt mit dem Anruf „Ihr heilenden Geister!" Diese Worte lassen den „Heiligen = heilenden Geist" anklingen, dessen zentrales Fest das Pfingstfest ist. In meiner Seele stellt die Pfingstgemeinschaft das Urbild einer therapeutischen Gemeinschaft dar. Nur im Lukasevangelium erfahren wir von dem innerlich erfüllten Wirken der Apostel und der Pfingstgemeinschaft.

Der heilende Geist

Zwölf Heilungen in Galiläa schildern die Kapitel 4–9 des Lukasevangeliums, zuletzt die miteinander verknüpften Heilungen der seit zwölf Jahren blutflüssigen Frau und der zwölfjährigen Tochter des Jairus sowie die Heilung des epilepsiekranken Knaben – die Abhandlung des Corpus hippocraticum zur Epilepsie ist betitelt „Über die heilige Krankheit". Das neunte Kapitel des Lukasevangeliums beginnt damit, dass Christus seinen Jüngern, zunächst den zwölf Aposteln, „Vollmacht über alle Dämonen und zum Heilen von Krankheiten" verleiht und sie aussendet. Es folgt das Urbild der Kommunion, die Speisung der Fünftausend mit zwei Fischen und fünf Broten (man mag an Sonne, Mond und Planeten denken) – indem jeder der Jünger von Christus lernt, den Menschen das ihnen Fehlende zu geben, kehrt zu jedem von ihnen ein voller Korb mit Brocken zurück. Der Bezug zur Bahn der Sonne und den zwölf Bildern des Tierkreises leuchtet als Urbild hinter den Aposteln auf. Die Verklärung auf dem Berge lässt die Sonnenwesenheit Christi sichtbar werden, die sich frei im Zeitlichen bewegt (Moses und Elias erscheinen). Noch sind die Jünger aber nicht fähig, die Schwere zu überwinden, wollen sie „Hütten bauen", und vermögen die Anfallskrankheit des epileptischen Knaben selbst nicht zu heilen. Am Ende dieses dramatischen Kapitels tritt Christus mit herben Worten den Weg nach Jerusalem an: „Wer die Hand an den Pflug legt und dabei nach hinten blickt, taugt nicht für das Gottesreich". Der Arzt muss in seinem Beruf jeden anderen Bezug vergessen können.

Das zehnte Kapitel beginnt mit der Aussendung der 70, und dieses Mal bemerkenswerter Weise zu zweit. Das Geheimnis des Heilens ist ein Geheimnis des Begleitens, des Mitgehens im Genesungsprozess, das sich in diesem Augenblick ganz auf diese Aufgabe konzentriert. Und: zu heilen vermögen wir im Grunde nie alleine. Es ist das Wesen Raphaels, das hier aufleuchtet, wie es das Alte Testament bei Tobias schildert und Rembrandt (1606–1669) es so ergreifend gemalt hat. Christus ruft in der Mitte des 10. Kapitels „im heiligen Geiste jubelnd" (Lk. 10,21) aus und spricht in den gleichen Worten wie in Johannes 14 seine Beziehung zum Vater aus. Auch heilte er nie alleine, sondern immer in tiefster Verbindung. Die Trinität ist anwesend. Und die vollendete Heilung kommentiert Christus oft mit den Worten: „Steh auf und gehe hin, dein Vertrauen hat dich gerettet" (Lk. 17,19). Das sagt er zu demjenigen der von ihm geheilten zehn Aussätzigen, der umkehrte, um zu danken. „Vertrauen". Das griechische Wort „pistis" bedeutet auf Deutsch Vertrauen und Glaube. Der von Christus gemeinte Glaube ist Vertrauen, ist die tiefstmögliche Form der Beziehung, ist Dankbarkeit.

Wer ist ihm der Nächste geworden?

Das Lukasevangelium wurde mit seinem zehnten Kapitel weltweit zur wichtigsten Quelle medizinischer Moral.[3] Soeben hörten wir noch von dem Jubel Christi „im heiligen [heilenden] Geiste", „da stand ein Gesetzeslehrer auf, und um Jesus auf die Probe zu stellen, fragte er ihn: Meister, was muss ich tun, um das ewige Leben zu gewinnen?" (Lk. 10,25). Das „ewige Leben" – ist es nicht eine tiefe Frage, was wir darunter verstehen? Ist dies eine Frage der kalendarischen Dauer oder letztlich des ewigen, ja unsterblichen Augenblicks, in dem wir in die uns zeugende, liebende und leitende Beziehung zu unserem Ursprung, unserer wahren Heimat und Zukunft treten? Und worauf kommt es in dieser Beziehung an? Das Kapitel gibt darauf zwei Antworten. Eine davon wurde weltberühmt. Die andere schildert Lukas „seinem inneren Zusammenhange nach" unmittelbar im Anschluss, ohne dass sie den meisten Zeitgenossen präsent wäre. Und doch ist sie essentieller Begleiter der ersten Antwort.

Christus lässt zunächst den Gesetzeslehrer „das Gesetz" referieren, das da lautet: „Lieben sollst du den Herrn, deinen Gott, aus deinem ganzen Herzen und mit deiner ganzen Seele und mit deiner ganzen Willenskraft und mit deinen Gedanken" – welch umfassende Darstellung! – „und deinen Nächsten wie dich selbst". Und jetzt folgt nach der Bestätigung dieses Gesetzes durch Christus die Frage des Gesetzeslehrers, „um sich zu vergewissern": „Wer ist denn mein Nächster?" Eine Frage, die im Jahre 2016 so brennend aktuell ist wie zur Zeit des Evangelisten. Es folgt nun die Geschichte vom barmherzigen Samariter. Sie ereignet sich in der wüstenhaften, steil abfallenden Landschaft östlich von Jerusalem, die wir uns meditierend vor das innere Auge rufen können. Wir erinnern uns: Auch die Geburt Jesu schilderte Lukas draußen, in der Landschaft Judäas: Maria „wickelte ihn in Windeln und bettete ihn in eine Krippe; denn in der Herberge selbst war für sie kein Raum" (Lk. 2,7). Maria und ihr Kind sind außerhalb des Hauses, des Oikos, des Zentrums begrifflich-abendländischen Denkens, außerhalb des Habens. Was aber ist eine Krippe? Eine Krippe dient der Ernährung von Tieren, der Ernährung beseelten Lebens. Wird es nicht der zentrale Kultus des Christentums werden – schwer verständlich oft für Angehörige anderer Religionen – dass wir Leib und Blut Christi in Gestalt von Brot und Wein in der Kommunion zu uns nehmen? Dass sich Brot und Wein wandeln in der Messe/Weihehandlung? Wir erleben schon in der Speisung der Fünftausend ebenso wie während des Sturms vor der Insel Melite die Bedeutung, Christus zu verinnerlichen, aus seiner Kraft im Innern zu wirken, damit der „heilende Geist" durch uns wirksam werden kann. Immer wieder schildert Lukas diese entscheidenden Momente leiblicher Durchdringung mit dem heilenden Geist, beschreibt die Schutzlosigkeit außerhalb des Hauses, und Christus sagt (Lk. 9,58): „Die Füchse haben ihre Höhlen und die Vögel des Himmels haben Nester; doch der Menschensohn hat nichts, worauf er sein Haupt betten kann." Dem nachzufolgen, ist uns aufgegeben, wenn wir im Heilberuf tätig sind. Byung-Chul Han publizierte das Büchlein „Philosophie des Zen-Buddhismus".[4] Darin findet sich ein Kapitel „Nirgends wohnen", ein wichtiges Motiv im Leben Christi. „Das Nirgends-Wohnen als Wandern setzt einen radikalen Verzicht auf den Besitz, das Meine voraus", so der Zen-Philosoph.[5] Gibt es einen radikaleren Verzicht auf das „nur mein Ich" als in der Biographie des von Lukas geschilderten (nathanischen) Jesusknaben, als das Leben Christi? Erwacht nicht die heilende Kraft in Petrus und Paulus, als sie beginnen, dem „Nicht ich, sondern Christus in mir" mit aller Konsequenz nachzufolgen?

Der barmherzige Samariter

„Ein Mann ging von Jerusalem nach Jericho hinab und wurde von Räubern überfallen. Sie plünderten ihn aus und schlugen ihn nieder; dann gingen sie weg und ließen ihn halbtot liegen" (Lk. 10,30). Der Mann kommt aus Jerusalem, um nach Jericho zu laufen, eine der ältesten Städte der Welt, einem Ursprung der Getreidezucht, einer grünen Oase. Das Neue Testament ist geprägt von diesem Gegensatz: Im grünen Galiläa wird Jesus geboren, im fruchtbaren Jordantal getauft. Im Garten Gethsemane, der letzten Oase im Leben Jesu, von der man auf die pyramidenhaft anmutende, gewaltige Tempelmauer steil nach oben blickt, wird er gefangen genommen. Jerusalem und Judäa stehen für den Ort des Todes. Auf dem Steinpflaster Gabbatha fällt das Urteil von Pilatus, im felsigen Judäa auf der Schädelstätte Golgatha wird Jesus gekreuzigt und sein Leichnam in ein Grab gelegt, vor das man einen Stein wälzt. Im Jahre 70 machen dann die Römer die Stadt dem Erdboden gleich und hauen im Umkreis von 18 Kilometern jeden Baum ab. Das trägt der Evangelist im Bewusstsein.

Der Mann wird halb totgeschlagen: Wir begegnen dem Kausalprinzip in Reinkultur, die Verletzungen können wir entsprechend erklären. Dass die Räuber dabei eine finale Absicht hegen, nämlich sich zu bereichern, wird gar nicht erwähnt. Und wie so oft bei Kausalursachen, sind die Räuber längst verschwunden, erscheinen sie im Text nicht mehr, während ihre Folgen in Gestalt des hilflosen Verletzten vor unseren Augen liegen. Die neuzeitliche Naturwissenschaft ist auf das Durchdringen von Kausalursachen gebaut, so auch die Medizin, die wir an der Universität lernen. Hier fühlen wir uns zu Hause.

Nirgends ist die Medizin heute leistungsfähiger als in der Versorgung physischer Traumata. Woher kennen wir den Typus der kausalen Ursachebeziehung? Gerade eine

Natur wie Judäa, in der Wüste, Felsen, Unbelebtes so stark hervortreten, akzentuiert, dass Prozesse in der anorganischen Welt als kausale Folge physisch-chemischer Kräfte zu begreifen sind. Der Sturz eines Felsens lehrt uns, dass die Schwerkraft von überragender Bedeutung ist.

„Zufällig kam ein Priester denselben Weg herab; er sah ihn und ging weiter. Auch ein Levit kam zu der Stelle; er sah ihn und ging weiter" (Lk. 10,31). Der Begriff des Zufalls hat naturwissenschaftlich nahezu die Bedeutung eines Glaubensbekenntnisses, Randomisierung ist für jeden von uns ein selbstverständlicher Begriff, dabei kann aber auch das meinen: Was mir zufällt. Jetzt ist nicht mehr von Räubern, von kausalen Folgen die Rede, sondern von sozial hochstehenden Personen, die des Weges kommen. Leviten, Nachkommen des 3. Sohnes Jakobs, waren allein zum Tempeldienst bestimmt und tragen bis heute oft das Wort Levi im Nachnamen. Wir haben es also mit Würdenträgern im religiösen Bereich zu tun, und damit der Region, von der bereits im Gesetz die Rede war und in der es zentral um die Frage von Gut und Böse geht. Es ist sehr wahrscheinlich, dass beide Wichtiges vorhaben, dass sie den Weg zurücklegen, um ein Ziel zu erreichen, das gesellschaftlich in hohem Ansehen steht, das im religiösen Leben wichtig ist. Das finale Ursacheprinzip, dass ich etwas um der Zukunft willen tue, erscheint in ihnen personifiziert. [→ Farbabb. S. 104 unten]

Jeder von uns kann sich in ihre Lage versetzen. Ja, der Arzt ist heute zum Inbegriff dessen geworden, der eigentlich immer schon zu spät dran ist und noch so vieles zu erledigen hat. Wie leicht kann es passieren, dass man Ampullen verwechselt, wenn man in Eile ist, weil man einen Kongress oder eine Verabredung erreichen oder sein Kind von der Kita abholen will. Mein verehrter erster, tief christlicher Chefarzt Prof. Dr. med. Johannes G. Schöber zeichnete sich dadurch aus, gerade solche Ziele stets vergessen zu können, wenn er zum Patienten gerufen wurde. Er lehrte uns Assistenzärzte, nicht von den eigenen finalen Absichten beherrscht zu sein, wenn ein Kranker unserer bedarf (und wurde gleichwohl von seiner Familie tief geliebt).

Bei den (bereits verschwundenen) Räubern, wie auch bei Priester und Levit begegnen wir dem finalen Ursacheprinzip. Alle drei folgen Intentionen, die in der Zukunft liegen. Die Ziele von Levit und Priester – wie die des Arztes – stehen vermutlich in hohem gesellschaftlichen Ansehen, während die Räuber – was hat das mit unserem Thema zu tun? – sich bereicherten und vermutlich, sobald gefasst, schwer bestraft würden. Therapeutisch wie moralisch ist es entscheidend, sich als Arzt, als Pflegender, als Mitmensch von der Einseitigkeit zu lösen, mit der man bestimmte Zwecke so verfolgt, dass man an den entscheidenden Herausforderungen der Gegenwart blind vorbeieilt. Es ist bemerkenswert, dass gerade diese Qualität an der Wiege medizinischer Moral in unserem Kulturraum betont wird. Wir können den bekannten Text einmal mit der Frage lesen: Welches Ursachenprinzip wirkt hier?[6] Haben wir das im Medizinstudium gelernt? Hören wir von ihm, seiner Bedeutung für den Arztberuf und seiner Wirksamkeit?

„Dann kam ein Mann aus Samarien, der auf der Reise war. Als er ihn sah, hatte er Mitleid, ging zu ihm hin, goss Öl und Wein auf seine Wunden und verband sie" (Lk 10,33–34).

Ein Mann aus Samarien: ein Ausländer, ein Verachteter damals in der judäischen Gesellschaft. Samariter galten in Judäa als fehlgeleitete Abtrünnige, als Mitglieder des einstigen jüdischen Nordreiches, die sich im 8. Jahrhundert vor Christus mit den assyrischen Eroberern eingelassen hatten und einem Glauben anhingen, der nur die fünf Bücher Mose anerkannte. Der Samariter auf dem Weg von Jerusalem nach Jericho war selbst so ein Außenseiter. Als er den Verletzten sah, bekam er Mitleid.

Was ist Mitleid? Bedeutet es, dass der Samariter seine Wahrnehmungen kognitiv analysierte, den Fremden am Wegrand als halbtot einschätzte und sich aus einem Kalkül heraus sagte: Geh hin und verbinde ihn? Tat er es aufgrund einer Leitlinie? Nein, es bedeutet, dass der Samariter begann, selbst Leid zu empfinden, sich ein wenig wie halbtot geprügelt zu empfinden, dass er seelisch-leiblich anfing, sich dem Verletzten ähnlich zu fühlen, mit ihm zu fühlen. Jetzt spürte er, wie es wohl für einen anderen Menschen sich anfühlen mag, allein halbtot am Wegrand zu liegen, während andere, gesunde Menschen an ihm vorübereilten. Wir verstehen auch sofort, dass diejenigen die Aufnahme von Flüchtlingen in Europa am meisten ablehnen, die ihnen nie leibhaftig begegnet sind.

Es tritt im Innern des Samariters ein Zustand der Korrespondenz, einer feinen seelisch-leiblichen Entsprechung zum Verletzten auf. Dieser Zustand entsteht, weil er weder unter einer ihn bestimmenden kausalen Einwirkung (etwa ein Alkoholrausch) noch unter einer ihn dominierenden finalen Zwecksetzung (wie Levit und Priester) steht, weil er die Entsprechung zulässt. Es ist wesentlich, dass diese Korrespondenz (hier Mitleid genannt) bedeutet, dass er selbst andeutungsweise mitleidet – und jetzt physisch aktiv wird: Er geht hin. Was verwendet er, um zu heilen? Pflanzliche Substanzen, Öl und Wein, Stoffe, die eine intensivste Assimilation von Sonnenlicht erfordern, wie es der Wein und Ölfrucht bildende Pflanzen vermögen; Substanzen, die der Mensch selbst gewandelt hat, verwandelte Stofflichkeit. Sie werden leiblich wirksam. Im Verband schafft der Samariter dem Verletzten eine neue Haut, in der er weiterleben kann.

Nur für den Samariter wird der verletzte Mensch wirklich und damit im Sinne einer Ursache wirksam, denn der Verletzte verändert den Samariter, wie wiederum dieser ihm das Weiterleben ermöglicht. Der Verletzte ist selbst nicht mehr fähig, intentional zu handeln, sich selbst den Weg in die Zukunft zu eröffnen – aber er wirkt im Sinne dessen, was wir hier Korrespondenzursache nennen wollen, im Sinne einer menschlich wirksamen Gegenwart, in der der eine den anderen verändert und gleichzeitig umgekehrt, ja, in dem es kein getrennt betrachtbares A und B mehr gibt, sondern ein gegenseitiges Wirksamwerden im Anderen. So dürfen wir sicher sein, dass bereits mit dem Innehalten des Samariters auf seinem Weg der Verletzte beginnt, sich innerlich zu verändern, sich nicht mehr allein dem Tode preisgegeben zu fühlen – es gibt keine Korrespondenzbeziehung, in der sich nicht Ich und Du unmittelbar gegenseitig wandeln. Im Verletzten regt sich Hoffnung, er gewinnt wieder Anschluss an die Zukunft seines Lebens durch die Gegenwart des auf ihn zugehenden Samariters.

Rudolf Steiner beschloss seinen leidenschaftlichen Vortrag vom 24. April 1924 über den Heilungsimpuls des Lukasevangeliums mit harten Worten gegen das „Heilgewerbe": „Es ist eigentlich nach unserer heutigen materialistischen Kultur der heilende Mensch außerordentlich scharf getrennt von dem Menschen, der das Heilen sucht. Er kommt nicht heran, weil man mehr braucht zum Herankommen, weil man ein Gefühl haben muss für dasjenige, was als Ewiges im Menschen lebt. Und aus diesem Gefühl heraus entwickelt sich das rechte Verhältnis zwischen dem Heiler und dem zu Heilenden".[7] Der Mensch ist vielleicht seiner innersten, spirituell erfassbaren Bestimmung nach das Wesen, das sich darin erfüllt, den Anderen achtsam wahrzunehmen, im Anderen wirksam zu werden und gleichzeitig dieser in ihm. Der Zusammenhang von Liebe und Leben erscheint unmittelbar evident.

„Dann hob er ihn auf sein Reittier, brachte ihn zu einer Herberge und sorgte für ihn" (Lk. 10,34). Der Weg begann außen und führt jetzt ins Innere: in der Korrespondenz ist beides nicht zu trennen, werden beide Partner in Resonanz aufeinander wirksam, die seelisch-geistig und leiblich zugleich ist. Als Mensch für einen Menschen zu sorgen, ist die ursprünglichste Form der Liebe: In der stillenden Mutter mit ihrem Säugling korrespondieren die Blicke und Gefühle miteinander und ebenso die Milch in ihrer Zusammensetzung mit den Erfordernissen des wachsenden kindlichen Organismus. Auf solche Hilfe ist jetzt auch der Verletzte angewiesen. Ehe ihn nun der Samariter als Begleiter verlässt, übergibt er die Verantwortung dem Nächsten: „Am anderen Morgen holte er zwei Denare hervor, gab sie dem Wirt und sagte: Sorge für ihn, und wenn du mehr für ihn brauchst, werde ich es dir bezahlen, wenn ich wiederkomme" (Lk. 10,35). Medizin braucht einen ganz eigenen Umgang mit dem Geld, das wir als Menschen geschaffen haben und das wir nicht nur technisch, sondern spirituell meistern müssen.

So endet dieser Text, der in vielen Ländern die Grundlage medizinischer Ethik bildet, der uns von einem Arzt – und nur von ihm – überliefert wurde, in einer apokalyptischen Perspektive. In dieser Perspektive kreuzen sich alle Wege zweimal, wissen sich Vergangenes und Künftiges geborgen in einer ewigen Gegenwart, von der unser Bewusstsein, unser Mitgefühl, unser Handeln Zeuge wird und deren Funke in jedem von uns leuchtet.

Maria und Martha

Dem Text folgt nun der letzte Absatz des 10. Kapitels, in dem wir von den Schwestern Maria und Martha im Innern eines Hauses hören – es sind die Schwestern des Lazarus.[8] Martha (deren hinreißendster Verteidiger Meister Eckhart (1260–1328) wurde)[9] übernimmt nun eine Haltung, die uns als Medizinern sehr geläufig ist: Sie kümmert sich um alles. Ihre Schwester Maria aber „setzte sich zu den Füßen des Herrn und hörte seinem Worte zu" (Lk. 10,39). Martha bittet Christus, Maria zu ermahnen, sie in ihrer

Geschäftigkeit nicht allein zu lassen, doch „der Herr gab ihr zu Antwort: Martha, Martha, um vieles machst du dir Sorge und Unruhe; wenig ist nötig, oder nur eines. Maria hat den guten Teil erwählt; der soll ihr nicht genommen werden" (Lk. 10,42). Wer kennt nicht die innere Unruhe, mit der man vom Nachtdienst, von einem Notfalleinsatz, von einer harten Arbeitswoche nach Hause zurückkehrt? Wie schwer ist es manchmal, gerade als Arzt zur meditativen Ruhe zu finden!

Lukas, der Arzt, Begleiter, Seelenkenner beschrieb es in einer wunderbar zarten und doch ganz eindeutigen Weise, was uns medizinisch Tätigen aufgegeben ist: unbehaust, außen ganz da zu sein für den Patienten, aber im Tempel des eigenen Leibes zur Ruhe zu finden, hörend zu werden, still zu verweilen, uns meditativ mit den heilenden Geistern zu verbinden. Die Geschichte vom barmherzigen Samariter ist eine Männergeschichte, spielt draußen, und es ist die Rede davon: „Wer von diesen Dreien ist nach deiner Ansicht der Nächste geworden für den, der den Räubern in die Hände gefallen war?" (Lk. 10, 37). Im Hause von Martha und Maria begegnen wir zwei Frauen, treten wir ins Innere der Seele ein, und es gilt, die eigene Haltung zu wandeln. Wie unsere Lunge sich gliedert in drei rechte und zwei linke Lungenlappen, wie Nervus medianus und ulnaris die Finger 1–3 und 4–5 versorgen und die Hand des Christus eine so bedeutende Geste aufweist, in der sich die Haltung dieser Finger unterscheidet, so findet der Meditierende im Durchschreiten des 10. Kapitels für seine Profession und sein Versprechen, das unserem Beruf zugrunde liegt, immer wieder Nahrung für den Weg, auf dem ihn Lukas begleitet, wie er Paulus begleitete. Darin scheint das Geheimnis Raphaels auf, des Begleiters, der uns im Augenblick der wahren Begegnung und Heilung einen Moment aufleuchtet, ehe er sich wieder entzieht.

Danksagung

Mein Dank gilt zunächst Friedwart Husemann, der sich in seinem Werk zur Anthroposophischen Medizin ausführlich mit dem Lukasevangelium befasst.[10] Lukasevangelium und Apostelgeschichte begleiten seit zwanzig Jahren die Arbeit unserer Praxisgemeinschaft, der ich entscheidende Anregungen verdanke. Ebenso gilt mein Dank der Zusammenarbeit in der Initiativgruppe „Vertrauen in der Medizin" der Akademie Anthroposophische Medizin (GAÄD). Zu der Unterscheidung Kausal-/Final-/Korrespondenzursache danke ich Wesentliches der Zusammenarbeit mit Thomas Fuchs in der Zeit des Medizinstudiums.

Literatur

1 Steiner, R.: Meditative Betrachtungen und Anleitungen zur Vertiefung der Heilkunst (GA 316). Rudolf Steiner Verlag Dornach 2008. S. 192–207.

2 Ebd.

3 Vgl. Husemann, F.: Der Heilungsimpuls des Lukas-Evangeliums. In: Anthroposophische Medizin. Ein Weg zu den heilenden Kräften. Verlag am Goetheanum Dornach 2011. S. 275–298.

4 Han, B-C.: Philosophie des Zen-Buddhismus. Reclam Verlag Stuttgart 2014. Den Hinweis auf dieses Werk verdankt der Autor Thomas Breitkreuz.

5 Ebd., S. 89.

6 Vgl. Soldner, G.: Spirituelle Aspekte der Individualität im Kontext der modernen Medizin. In: Weinzierl, J., Heusser, P. (Hrsg.): Die menschliche Individualität – verloren und neu gesucht. Verlag Königshausen und Neumann Würzburg 2015. S. 159–172.

7 Steiner, R.: Medizinische Betrachtungen und Anleitungen zur Vertiefung der Heilkunst (GA 316). Rudolf Steiner Verlag Dornach 2008. S. 202.

8 Vgl. Husemann, F.: Der Heilungsimpuls des Lukas-Evangeliums. In: Anthroposophische Medizin. Ein Weg zu den heilenden Kräften. Verlag am Goetheanum Dornach 2011. S. 281.

9 Meister Eckehart: Deutsche Predigten und Traktate. Predigt 28: Intravit Jesus in quoddam castellum, et mulier quaedam, Matha nomine excepit illum (Lk. 10,38). Diogenes Verlag Zürich 1979. S. 280–289.

10 Husemann, F.: Der Heilungsimpuls des Lukas-Evangeliums. In: Anthroposophische Medizin. Ein Weg zu den heilenden Kräften. Verlag am Goetheanum Dornach 2011.

Anthropsophische Kliniken als Ausdruck wirksamer Ethik

ROLAND BERSDORF · ANDREAS JÄSCHKE

Patientenzufriedenheit

Positive Erfahrungen im Krankenhaus gibt es überall auf der Welt. Solche Erfahrungen sind bei PatientInnen unter anderem geprägt vom Erleben menschlicher Zuwendung, fachlicher Kompetenz, stimmigen Abläufen, Sauberkeit und gutem Essen. Es überrascht kaum, dass nicht in allen Kliniken zu jeder Zeit diese positiven Qualitäten umfassend zu erleben sind. Es ist eine spannende Frage, wovon es abhängt, dass MitarbeiterInnen von Krankenhäusern es schaffen, in einem hohen Maß und möglichst regelmäßig eine gute Arbeit zu leisten und somit auch ihrem eigenen Anspruch zu genügen. Welche Ansätze wir bei der Arbeit in anthroposophischen Krankenhäusern in dieser Hinsicht für bedeutsam halten, möchten wir in diesem Beitrag darstellen.

Am Anfang steht der Eindruck, dass die Zufriedenheit von Patienten mit der Behandlung in einem Krankenhaus, das den Arbeitsansatz der Anthroposophischen Medizin zugrunde legt, überdurchschnittlich hoch ist. So gibt es zum einen viele positive, aber auch einzelne negative Berichte von Patienten, von deren Angehörigen und weiteren Besuchern. Stützen lässt sich dieser Eindruck durch standardisierte Befragungen zur Patientenzufriedenheit, die zur Qualitätssicherung in den Kliniken gehören. Noch in den 1990er Jahren war es üblich, dass jedes Haus seinen eigenen Fragebogen entwarf und einsetzte. Damit war zwar eine Verlaufsbetrachtung möglich, nicht jedoch der Vergleich verschiedener Kliniken. Einige Institute haben dann national – zum Teil auch international – verwendete Instrumente entwickelt, die eine gute Vergleichbarkeit und auch eine Beurteilung des Verlaufs ermöglichen. Krankenkassen bemühen sich zunehmend, ihren Versicherten als Service eine solche Orientierungshilfe anzubieten. Schaut man solche Befragungen der Patientenzufriedenheit an, dann ist tatsächlich festzustellen, dass anthroposophische Kliniken regelmäßig überdurchschnittlich gute Umfrageergebnisse erzielen:

- In Deutschland liegen die von Krankenkassen erhobenen Befragungsergebnisse bei den anthroposophischen Kliniken zur „Allgemeinen Zufriedenheit mit dem Krankenhaus" bei Werten um 87 %, im Vergleich dazu liegt der Deutschland-Durchschnitt bei 77 %.[1] Sucht man regional in der vergleichenden Betrachtung die Ergebnisse der anderen Kliniken einer Stadt heraus, dann überraschen durchaus große Kliniken mit deutlich unterdurchschnittlichen Ergebnissen um 65 %. Teilauswertungen zu den Behandlungsergebnissen, der medizinisch-pflegerischen Versorgung, zu Information und Kommunikation und zu Organisation und Unterbringung zeigen eine ähnlich hohe Differenz zugunsten der anthroposophischen Kliniken.

- In der Schweiz wurde zwischen 2012 und 2014 erstmals landesweit eine nationale Qualitätsmessung zu Behandlungen in psychiatrischen Kliniken durchgeführt.[2] Von den 64 teilnehmenden Kliniken erreichte die anthroposophische Klinik Arlesheim bei der Patientenbeurteilung hinsichtlich der Verbesserung der Symptombelastung deutlich die besten Resultate.

Es gelingt anthroposophischen Kliniken offenbar, nicht nur den Eindruck „Hier ist etwas anders!" hervorzurufen, sondern dieses „Andere" führt immer wieder zu überdurchschnittlich guten Bewertungen seitens der PatientInnen.

Welche Qualitäten die Patienten in anthroposophischen Kliniken erleben

Patienten oder Besucher äußern beim ersten Aufenthalt in einer unserer Kliniken oft spontan: „Es riecht gar nicht nach Krankenhaus!" – „So viele Farben!" – „Die Blumen, das Gebäude." Dies mag zunächst äußerlich erscheinen. Aber gerade der erste, äußere Eindruck weist auf dahinter und tiefer Liegendes hin. Die einzelnen Kliniken entwickeln ihr Erscheinungsbild äußerst individuell, gleichwohl erscheinen sie in gewisser Hinsicht ähnlich. Bereits 1977 gründeten die verschiedenen Kliniken und Fachabteilungen, die mit dem Ansatz der Anthroposophischen Medizin arbeiten, als gemeinsames Forum für Begegnung und Austausch den „Verband anthroposophischer Kliniken e.V."[3] Dort arbeitet man an den Inhalten und Charakteristika der Anthroposophischen Medizin in Akutkrankenhäusern und Rehakliniken, die seit 2007 in einen gemeinsamen Qualitätsprozess mit Gründung der Marke „AnthroMed® Kliniknetzwerk" einfließen. Wir stellen nachfolgend die grundsätzlichen Aspekte vor, die in der Präambel des in diesem Zusammenhang entstandenen Kriterienkataloges enthalten sind.[4] Nach einer einleitenden Bemerkung, dass die medizinische Diagnostik und Therapie in Kliniken für Anthroposophische Medizin auf den modernen Möglichkeiten der naturwissenschaftlichen Medizin basiert, führen wir dann aus, dass darüber hinaus die Erkenntnismethode und Arbeitsweise der Anthroposophischen Medizin folgende Haltungen fördert:

- **Begegnung:** Im Unterschied zur sonst gängigen Praxis streben wir in der therapeutischen Arbeit eine Begegnung „von Ich zu Ich" an. Das heißt, der Kontakt ist offen, verbindlich und dennoch respektvoll freilassend. Beispielhaft für diese Art von Beziehungs-Erleben ist, wenn aus der Begegnung für die Beteiligten etwas für beide Seiten Neues entsteht. In diesem Sinne ist Anthroposophische Medizin als eine Beziehungs-Dienstleistung zu bezeichnen.
- **Wahrnehmung:** Dieser Aspekt ist umfassend bedeutsam: Für den Patienten, dem wir Räume, Orte, Momente, Begegnungen schaffen, in denen der Patient erlebt, wahrgenommen zu werden; für den Patienten als Hilfe zur Selbstwahrnehmung, aber auch „Wahrnehmung" für die Behandelnden als Grundlage für die Entstehung individueller therapeutischer Intuition.
- **Prozessorientierung:** Charakteristisch für die Anthroposophische Medizin ist die Ansicht, dass der Heilungsprozess weit über Symptomkorrektur hinaus mit der Zukunftsfähigkeit des Menschen rechnet. Das führt zu einer Umkehr im Verständnis,

also weg vom Bekämpfen der Krankheit hin zum Gestalten der Gesundung. Es geht um die Unterstützung der heilenden Eigenkräfte des Körpers. Lebensprozesse – und damit alle Gesundungsprozesse – besitzen eine eigene charakteristische Zeitgestalt, die im Kern rhythmischer Natur ist: Wir rechnen mit dem Rhythmus der Lebensprozesse.

- **Entwicklung:** Dieser Aspekt ist bis heute ein deutliches Unterscheidungsmerkmal zum „Medical Mainstream". Aus der Anthroposophie heraus entsteht das Ziel, durch den Heilungsprozess nicht den alten Zustand wiederherzustellen, sondern neue Fähigkeiten und Erfahrungen zu erlangen. Eine differenzierte Betrachtung der Dimensionen von Zeitraum und Zeitpunkt führt im therapeutischen Prozess (Akut-Chronisch) zu verschiedenen Qualitäten von Entwicklung.
- **Individuelle Medizin:** Durch die differenzierte Betrachtung des Menschen in den verschiedenen Seinsebenen und in seiner Beziehung zu Natur und Kosmos wird jeder Einzelne in seiner Einmaligkeit wahrgenommen. So ist auch die Therapie auf die individuelle Weiterentwicklung gerichtet. Der zentrale Aspekt einer „Individuellen Medizin" steht nicht per se im Widerspruch zu Standards. Es ist vielmehr so, dass jede verallgemeinernde Leitlinie sozusagen durch das Tor der Individualisierung gehen muss, um dem Einzelnen in seiner besonderen Situation gerecht zu werden.

Der Kriterienkatalog des „AnthroMed® Kliniknetzwerk" konkretisiert vielfältig diese grundsätzlichen Überlegungen in den Bereichen der Struktur-, Prozess- und Ergebnisqualität.

Haltung

Die oben dargestellten Qualitäten bilden in Verbindung mit den angedeuteten konkreten Einzelkriterien einen Handlungs-, aber auch Beurteilungsrahmen, der das Spezifische eines anthroposophischen Krankenhauses beschreibt. Für Einrichtungen, die die Qualitätsmarke „AnthroMed®" führen wollen, ist die Einhaltung dieser Kriterien verpflichtend. Um sicherzustellen, dass sie auch umgesetzt werden, sind Maßnahmen organisatorischer und strukturierender Art, aber auch entsprechende Ausbildungs- beziehungsweise Trainingsmaßnahmen bindend. Die Wirksamkeit dieser Handlungen zeigt eine Äußerung, die sich wie ein roter Faden durch die eingangs genannten positiven Patienten-Beurteilungen hindurchzieht: „Man begegnet hier dem Patienten, dem Menschen mit einer anderen Haltung!" Das klingt wenig konkret und man könnte geneigt sein, den Wert solcher Äußerungen aus diesem Grunde zu relativieren. Manchmal ergibt sich aber ein Gespräch, und wenn man dem Ausspruch nachgeht, kommt eine tiefer liegende Dimension zum Vorschein. „Es war sehr menschlich, man hatte das Gefühl, man wird als Mensch wahrgenommen." – „Der Arzt ging wirklich auf meine Fragen ein, ich fühlte mich ernst genommen." – „Schon im Eingangsflur kam mir eine Mitarbeiterin mit einem Lächeln entgegen."

Es ist zweifelsohne richtig, dass hier noch gar kein Spezifikum anthroposophischer Häuser zum Vorschein kommt. Allgemeine Empathiefähigkeit oder eine gute Schulung in Patientenorientierung könnten dieselben Effekte hervorrufen. „Der Mensch wird wirklich ganzheitlich betrachtet" – das ist schon kein Erlebnisurteil mehr, sondern ein reflektiertes Empfinden. „Als Mensch", „als ganzer Mensch" usw. geachtet, respektiert, wahrgenommen zu werden, weist nicht nur auf eine Ebene hin, wo die Art und Weise, *wie* wir dem Patienten begegnen, zum Tragen kommt.

Entscheidend ist etwas anderes: Es macht einen Unterschied, ob ich mein Gegenüber als hochkomplexe biochemische Apparatur betrachte und aus *dieser Haltung* heraus meine Therapien angehe, die unter Umständen mehr einem Reparaturansatz folgen, oder ob ich den mir gegenüberstehenden Menschen als ein autonomes geistiges Wesen betrachte, das sich mit dieser Körperlichkeit umgab, um seiner Lebensaufgabe nachzugehen. Was dann als Krankheit auftritt, kann natürlich äußere Ursachen haben, wird aber immer in einer Verbindung stehen zu diesem Verhältnis wie ein Musiker (geistige Individualität) zu seinem Instrument (Körper).

Wie aber kommt diese Haltung zustande?
Es mag natürlich sein, dass ein Mitarbeiter diese Haltung „mitbringt". Und möglicherweise zieht der anthroposophische Kontext einer Ausbildungsstätte, einer Klinik usw. auch eher solche Menschen an, die sich auf ihrem bisherigen Berufs- und Lebensweg bereits eine gewisse innere Haltung erarbeitet oder sich mit den dazugehörigen Themen auseinandergesetzt haben. Unsere Frage ist hier aber, ob es systemische Aspekte unserer Einrichtungen gibt, die zu einer solchen „Haltung" führen oder sie befördern.
Man kann im Wesentlichen drei Elemente identifizieren, aus denen sich diese „andere Haltung" generiert:

- die Inhalte, mit denen sich ein anthroposophischer Arzt, Pflegender, Therapeut im Laufe seiner anthroposophischen Zusatzausbildung auseinandersetzt,
- die individuelle Übung im Verlauf seines eigenen Berufs- und Lebensweges,
- die Zusammenarbeit und Übung im beruflichen Zusammenhang.

Der erste Zugang bezieht sich auf die anthroposophische Diagnose und den daraus folgenden Therapieansatz gegenüber dem nur schulmedizinischen. Im Laufe der oft mehrjährigen Ausbildungen findet ein intensives geistiges – und immer auch seelisches – Durcharbeiten der ganzheitlichen Menschenkunde statt.*

Bleibt die Auseinandersetzung mit anthroposophischen Inhalten und das Durcharbeiten der beruflich-fachlichen Aspekte zunächst auf der geistig-intellektuellen Ebene, so wird doch in der Regel ein innerer seelischer Entwicklungsweg ausgelöst oder ein bereits begangener verwandelt. Es kann sich dabei für den einzelnen Menschen die innere Notwendigkeit ergeben, diesen seelischen Weg zu systematisieren. Die sogenannten Nebenübungen [→ S. 40 f.] zielen etwa auf die Heranbildung seelischer Fähigkeiten beziehungsweise Eigenschaften. So unscheinbar diese allgemeinen Übungen zunächst sein

---

* Dies wirkt bis hinunter in die Physis, besonders etwa in der Heileurythmie. Wer jahrelang täglich eurythmisch übt, entwickelt eine andere Physis. Das ist auch für die Umgebung als „Haltungsänderung" wahrnehmbar.

mögen, so entfalten sie doch einen Raum auf, in dem weiterführende, seelisch-geistige Entwicklungsschritte zu unternehmen sind.

Das bedeutet keineswegs, dass nicht durch andere Zugangsweisen zur Meditation ein ähnlicher Effekt erzielbar ist. Es gibt heute viele Übungsprogramme, die häufig unter dem Label „Achtsamkeit" (englisch: „Mindfulness") agieren. Man wird auf vergleichbare Inhalte respektive Übungsanlagen stoßen, wenn auch die Wege dahin mannigfaltig sind.

Weitere Übungen hängen mehr mit berufsspezifischen Aspekten zusammen.[5] Immer aber geht es dabei um eine Änderung, um eine (Selbst-)Erziehung der eigenen, individuellen seelischen Konfiguration. Diese Prozesse sind etwa dem Erlernen eines Instruments vergleichbar und brauchen einen ähnlich langen Atem und Kontinuität, wenn sie wirksam werden sollen. Dann entfalten sie aber eine Wirkung nicht nur im Hinblick auf den einzelnen Übenden, sondern auch auf das soziale System, in das der Übende eingebunden ist.

Sozialgestalt

Bezieht sich der erste Zugang [→ S. 125 ff.] mehr auf die Entwicklung der Fähigkeiten und Kenntnisse eines Menschen, auf die Erweiterung seiner Anschauung, so berührt der zweite Aspekt [→ S. 123 f.] die eigene seelische Entwicklung. In einem dritten Schritt kommt nun zum individuellen die soziale, gemeinschaftliche – auch gemeinschaftsbildende – Dimension hinzu. Auf vielen Pflegestationen, aber auch in anderen Teamzusammenkünften anthroposophischer Kliniken hört man etwa morgens den Spruch, der als Motto der Sozialethik bezeichnet wird:[6]

„Heilsam ist nur, wenn
Im Spiegel der Menschenseele
Sich bildet die ganze Gemeinschaft;
Und in der Gemeinschaft
Lebet der Einzelseele Kraft."

Wir wollen an diesem Beispiel exemplarisch aufzeigen, worum es in dieser dritten Dimension geht. Diese Zeilen sprechen die Verschränkung des Einzelnen mit der Gemeinschaft in doppelter Hinsicht an: zunächst erkenntnisbezogen („im Spiegel der Menschenseele"), es liegt also ein Spiegelungs-, ein Bewusstseinsprozess vor. Durch die „Spiegelung" ist auch die Wahrung der Freiheit des Einzelnen sichergestellt. Die Menschenseele dient als Spiegelungsorgan, nicht direkt und unmittelbar als Akteurin für den angesprochenen Bildeprozess. Das ist wichtig, denn es geht überhaupt nicht darum, dass in irgendeiner Weise das Individuum in der Gemeinschaft aufgehen sollte. In dem Ausdruck „die ganze Gemeinschaft" geht es nicht nur um die Gemeinschaft, sondern um die *ganze* Gemeinschaft. Das spricht die Bildung einer neuen Einheit aus der Vielheit an. Es tritt hier die Einheit der einzelnen Menschenseele mit der Einheit der Ganzheit der Gemeinschaft in Beziehung. Nicht Einheit und Vielheit, sondern Einheit und Einheit treffen aufeinander. Dazwischen liegt ein Bildeprozess, den die Menschenseele leisten muss, nämlich aus der Vielheit der Gemeinschaftsmitglieder zur Einheit der Gemeinschaft als Ganzheit zu gelangen. Dies ist die eine Richtung. Die andere zeigt die Qualität der so erreichten Ganzheitlichkeit: in ihr geht das einzelne Mitglied nicht auf. Es ist nicht das berühmte Bild vom Tropfen im Meer, denn im Meer kann ich den Tropfen nicht mehr erkennen. Das Individuum bleibt nicht nur in seinem vollen Recht, sondern ist genuines und konstituierendes Element der Gemeinschaft. Und diese entwickelt Kraft und Leben, insofern die Einzelseele ihre Kraft in ihr entfaltet.

Der Spruch beginnt mit den Worten „Heilsam ist nur“ und deutet damit auf eine, die beiden dargestellten polaren Bewegungen überhöhende, Steigerung hin: Durch diese gedoppelte, ineinander verschränkte Bewegung zwischen Einzelseele und Gemeinschaft entsteht Raum für Entwicklung. Die *ganze Gemeinschaft* wird durch das Ineinander-Verschränken von Individuum und Gemeinschaft zum heilsamen Mittel für den Einzelnen. Damit tritt ein spezieller Aspekt dessen ein, was heute mehr als technischer Begriff im Rahmen von Unternehmensorganisation thematisiert wird: Die Entwicklung der Organisation Klinik zu einem sozialen Gefäß, einer sozialen Einheit. Diesem Entwicklungsaspekt kommt eine zentrale und integrale Bedeutung im Hinblick darauf zu, dass die Klinik eine Einrichtung ist, die dem Patienten auf seinem Weg der Gesundung helfen soll.

Die Klammer zwischen Individuum und sozialem Rahmen findet ihren Ausdruck im praktischen Gestalten des Lebens einer anthroposophischen Klinik. Dazu gehören ganz wesentlich Rituale, die das seelische und soziale Leben impulsieren und gliedern. Ein wichtiges Ritual sind die Jahresfeste, die mit Mitarbeitern und Patienten in unterschiedlichster Art gefeiert werden. Aber auch Treffen und Konferenzen des Klinikalltags sind bedeutsam, wo etwa durch gemeinsames Besinnen auf spirituelle Inhalte, ein Mantram oder ein Spruch die evolutive Verbindung zwischen Einzelnem und sozialer Gemeinschaft immer wieder ins Bewusstsein gehoben und geübt wird.

Nicht zuletzt zählen auch technische Regelungen wie das Gehaltsystem zu diesen Elementen. Dabei spielt die Lohnspanne – das Verhältnis von tiefstem zu höchstem Gehalt – eine nicht unerhebliche Rolle, weil darin wie in einem Brennglas die Solidaritätsfähigkeit des sozialen Organismus zum Ausdruck kommt. Bedingt durch gesetzliche Vorschriften, ist der Gestaltungsspielraum hier zwar gewaltig eingeschränkt – ein Faktum, das auf vieles zutrifft, dem sich Krankenhäuser heute unterziehen müssen, man denke nur an das DRG-System (diagnosebezogene Fallgruppen) und andere ökonomisch motivierte Rahmenbedingungen. Trotzdem kommt es auf die Geste an, und vielfach kann man Solidaritätselemente durch Phantasie und Initiative anders aufgreifen, beispielsweise durch die Bildung entsprechender Fonds.

Aus dieser Verschränkung individueller und gemeinschaftlicher Übungsaspekte unter dem Gesichtspunkt der Entwicklung erwächst die (für den Patienten wahrnehmbare) besondere Haltung. Diese zeigt sich beispielsweise in einem anderen Umgang mit dem Tod, bestimmten Ritualen auf der Station, wenn ein Patient verstorben ist, die würdige Gestaltung eines Aufbahrungsraumes und dem Ablauf der Verabschiedung vom Patienten, in den Mitarbeiter, Angehörige, Freunde einbezogen sind. Der Tod ist so in den

Horizont der Entwicklung aufgenommen, wird Pol zur Geburt, nicht zum Leben, und somit bis in den praktischen Alltag hinein als ein Entwicklungsschritt gestaltet.

Kliniken als Orte einer sich entwickelnden Gemeinschaft

In den vorherigen Ausführungen scheint auf, dass Kliniken Orte von besonderer Intensität sind, der Zusammenarbeit von Menschen verschiedenster Berufe, von Begegnung und Beziehung. Dieses Verständnis umfasst ausdrücklich das Zusammenwirken aller Menschen in einer Klinik, also der professionell dort Tätigen, der PatientInnen sowie deren Freunde und Angehörige, sofern sie dort in Erscheinung treten.

Konkretisieren wir dies am zentralen Aspekt der Entwicklung: Wir muten dem Patienten einen Entwicklungsweg zu. *Entwicklung* ist überhaupt der zentrale Gesichtspunkt eines Heilungsprozesses. Diese Zumutung hat nur dann einen sicheren Boden und darf nur dann dem Patienten gegenüber erhoben werden, wenn sich die Mitarbeiter, insbesondere Ärzte, Pflegende und Therapeuten, als Individuen ebenfalls entwickeln, zumindest dies versuchen. Natürlich werden das nie alle tun, es braucht aber eine genügend große Anzahl von ihnen, damit sich eine entsprechende *Kultur* etablieren und pflegen lässt. Entscheidend ist darüber hinaus, dass auch die ganze Einrichtung als sozialer Organismus einem Entwicklungsweg folgt. Die Entwicklungswege – des Patienten, des einzelnen Mitarbeiters sowie der Organisation – sind miteinander verwoben. Es muss eine Entsprechung zwischen Innen und Außen geben. Dadurch entsteht eine Art Co-Entwicklung von Individuum und Gemeinschaft – in völligem Respekt vor dem Einzelnen, dessen individuellen Entscheidungen, seiner Freiheit, aber gleichzeitig unter dem Streben nach klarer Verbindlichkeit im Aufeinanderbezogensein der individuellen und sozialen Aspekte.

Literatur

1 Vgl. Techniker Krankenkasse: www.tk.de/tk/klinikfuehrer (Abfrage Juni 2016)

2 Vgl. ANQ: www.anq.ch/psychiatrie/akutsomatik-anq-hplus0/ (Abfrage Juni 2016)

3 Vgl. Klinikverband: www.anthro-kliniken.de (Abfrage Juni 2016)

4 Vgl. AnthroMed gGmbH: www.anthromed.net/de/kliniknetzwerk/kriterienkatalog/ (Abfrage Juni 2016)

5 Für einen Überblick über die berufsspezifischen Meditationen siehe Glöckler, M., Heine, R. (Hrsg.): Führungsfragen und Arbeitsformen in der anthroposophisch-medizinischen Bewegung. Verlag am Goetheanum Dornach 2015.

6 Steiner, R., Maryon, E.: Briefwechsel 1914–1924 (GA 263/1). Rudolf Steiner Verlag Dornach 1990. S. 182.

Die gesundheitspolitischen Herausforderungen: Politisch-soziale Arbeit als Schulungsweg

LAURA BORGHI

Überblick

Dieser Beitrag konzentriert sich, weitgehend basierend auf eigener Erfahrung, auf die Beziehung zwischen dem Meditations- und Schulungsweg des Arztes und Therapeuten* einerseits und den sozialen und politischen Herausforderungen für die ärztliche Tätigkeit andererseits. Kennzeichnend für diese Verbindung des individuellen inneren Suchens und der sozialpolitischen Arbeit ist, dass sich das eine in den Dienst des anderen stellt. Therapeut zu sein bedeutet Engagement für das Leben. Das gilt nicht nur, wenn der Arzt unmittelbar dem Patienten gegenübersteht, sondern diesem Engagement fällt eine viel umfassendere Bedeutung zu. Heilen erfordert, sich sowohl um den einzelnen Menschen und zugleich um die Gemeinschaft zu kümmern. Ohne das Streben nach einer gesunden Menschenentwicklung in sozialem Bereich kann die Medizin nur schwer Heilkräfte aktivieren. Anders gesagt: Wer dem Einzelnen heilend helfen will, darf die Gemeinschaft nicht außer Acht lassen.

Dieser Beitrag behandelt vornehmlich Themen der Gesundheitspolitik, fragt aber auch nach deren Gestaltung. In der Politik bewegen wir uns im Bereich des Geistes- und des Rechtslebens, nach deren Gesetzmäßigkeiten sich die Beziehungen zwischen Menschen vollziehen. Die Frage ist nicht einfach zu beantworten, inwieweit das Erstarken des eigenen inneren Weges dazu beiträgt, die notwendige politische Gesundheitskompetenz zu entwickeln, um so die Anerkennung der Anthroposophischen Medizin als System zu fördern. Es soll trotzdem versucht werden. Sich diese Zusammenhänge bewusst zu machen, befördert hoffentlich die Bereitschaft für das erforderliche sozialpolitische Engagement in den nationalen und internationalen Gesundheitssystemen.

1. Das System Anthroposophische Medizin als Herausforderung

Wo stehen wir heute als Ärzte und Therapeuten, die die Geistwissenschaft Rudolf Steiners für die Heilung der kranken Menschen vertiefen und praktizieren? In der modernen Gesundheitspolitik ist nicht nur entscheidend, dass die Anthroposophische Medizin als solche entwicklungsfähig bleibt. Es geht insbesondere darum, dass der Raum entsteht, in dem ihre Anwendung für die heutige Gesamtmedizin befruchtend wirkt.

---

* Im Folgenden werden die Worte Arzt und Therapeut gleichwertig benutzt. Ob eher der Arzt oder der Therapeut gemeint ist, geht aus dem jeweiligen Kontext hervor.

Um als Arzt tätig zu werden, bedarf es der staatlich-öffentlichen Anerkennung in Form der Approbation. Das gesellschaftspolitische Wirken der Anthroposophischen Medizin sollte sich heute aber nicht mehr allein auf das Ziel der Anerkennung des anthroposophisch praktizierenden Arztes in seinem nationalen Gesundheitssystem beschränken, sondern muss sich ebenso der Anerkennung der Anthroposophischen Medizin als „System" in der Gesundheitspolitik zuwenden. Hier sollten Ärzte und Therapeuten ihre Sozialkompetenz dafür einsetzen, die Verfügbarkeit der Anthroposophischen Medizin in den Gesundheitssystemen stetig zu erweitern und ihre Medikamente und Therapien immer mehr Menschen zugänglich zu machen. Diese Anforderung an die Entwicklung der Sozialkompetenz von Arzt und Therapeut ist ein neues Element in der Ausgestaltung der von Rudolf Steiner ins Leben gerufenen Anthroposophischen Medizin.

Der politische Rahmen

Wie in allen gesellschaftlichen Prozessen entdecken wir auch in der Gesundheitspolitik das Zusammenwirken der Elemente der „Dreigliederung" auf den verschiedenen Ebenen gesundheitspolitischen Handelns: Therapieformen (Geistesleben), Pharmaproduktion und -markt (Wirtschaftsleben) sowie die Gesundheitspolitik *per se* (Rechtsleben). Sehr unterschiedliche wissenschaftliche Ansätze und Begründungen gestalten heute Diagnose und Therapieansätze und ihre Realisierung in der Medizin, den Inhalt, das „Geistesleben" der Gesundheitssysteme. Hierfür stehen ihre verschiedenen Interessenvertreter, angefangen von Fachgesellschaften, Verbänden von Pharmaproduzenten und Patienten, Organisationen der Zivilgesellschaft bis hin zu Entscheidungsträgern in den politischen Institutionen. Heute ist die zunehmende Integration ganzheitlicher Medizinrichtungen in die Gesundheitssysteme von zentraler Bedeutung für die Anthroposophische Medizin im „politischen" Geistesleben. Das „Rechtsleben" stellt die Anthroposophische Medizin in Europa und weltweit vor ein komplexes Politikgeflecht: Während die Gesundheitssysteme und die Gesundheitspolitik noch weitgehend auf den nationalen Bezugsrahmen ausgerichtet sind, greift die Europäische Union als harmonisierender Akteur zunehmend ein. Sie setzt Rahmenbedingungen für alle ihre Mitglieder. Es würde hier zu weit führen, auch auf das gesundheitspolitische „Wirtschaftsleben", also auf die Probleme des europäischen und internationalen Pharmamarktes im Einzelnen einzugehen. Die Gesundheitspolitik in den Ländern des Westens stellt aber heute die Komplementärmedizin und die Anthroposophische Medizin (AM) vor erhebliche Herausforderungen. In Lateinamerika und – in geringerem Umfang – Asien ist das Bild positiver. Das Paradigma der westlichen Mainstream-Medizin ist dort nicht (mehr) allein gültig. Integrative Medizin ist für viele Länder der Südhalbkugel und Asiens ein pragmatisches Erfordernis.

CAM und Integrative Medizin

In ihrem Bemühen, als Vermittler der Idee eines integrativen Gesundheitswesens mitzuwirken, steht die Anthroposophische Medizin nicht allein. Inzwischen ist es gelungen, zusammen mit anderen ganzheitlichen Medizinrichtungen, die unter dem Begriff

Complementary and Alternative Medicine (CAM) zusammengefasst werden, Allianzen aufzubauen. Hier wirken anthroposophische und homöopathische Medizin, Akupunktur und Phytotherapie sowie traditionelle asiatische Medizinrichtungen in unterschiedlichen Konfigurationen zusammen. Wir treffen solche Allianzen auf nationaler wie auf internationaler Ebene. Ein weiterer Begriff, die „Integrative Medizin", verbindet diese verschiedenen Aspekte und Richtungen mit der akademischen Medizin. In den Gesundheitssystemen einzelner Länder entwickelt sich ein wachsendes Bedürfnis nach integrativer Medizin. Die Anthroposophische Medizin, die sich als eine Erweiterung der konventionellen Medizin versteht, ist ein Paradebeispiel einer „best practice" integrativen Medizin. Somit scheint es sinnvoll, diese Entwicklung aktiv zu begleiten – zumal sie eine Zusammenführung der Komplexität der verschiedenen Therapierichtungen ermöglicht, also die zersplitternde und damit begrenzende Fachspezialisierung überwindet. So schrieb der Internist Markus Karutz: „Die neuen Mysterien verlangen, dass die Spezialisten zusammenwirken in einer differenzierten Einheit."[1] Weiterhin kommt die Mitarbeit der Patienten zum Tragen sowie – besonders wichtig – die interprofessionelle Arbeit mit den Therapeuten. Die interdisziplinäre Kooperation bildet somit eine Allianz gemeinsamer Werte, die darauf ausgerichtet ist, eine menschliche und gesundende Medizin zu vermitteln.

Regulierung der Anthroposophic Medicinal Products (AMPs)

Im Zentrum der politischen Anerkennung der Anthroposophischen Medizin steht heute das Bemühen um eine angemessene Regelung der Marktzulassung anthroposophischer Arzneimittel (AMPs) in Europa und weltweit. Anthroposophische Arzneimittel, unerlässlich für eine anthroposophische Therapie, werden nach eigenständigen Herstellungsverfahren produziert und können nicht anderen Arzneimitteln gleichgesetzt werden. Die bestehende Rechtsetzung auf europäischer Ebene berücksichtigt jedoch weder die Anthroposophische Medizin noch die spezifischen Aspekte ihrer Arzneimittel in angemessener Weise. Die Situation ist andernorts im Detail beschrieben.[2] Ähnlich unzureichend und unsystematisch sind die Regelungen für homöopathische Arzneien. Noch sind die bestehenden Normen und Kriterien in der europäischen Rechtsetzung vor allem an den allopathischen Medikamenten ausgerichtet, und ein vereinfachtes Registrierungsverfahren besteht nur für einen Teil der homöopathischen Arzneimittel. Angesichts dieser Rechtslage wäre es jetzt wichtig, Regelungen zu finden, welche die Spezifität der AMPs wahren. Gleichzeitig sollte die rechtliche Sicherung der AMPs eingebettet sein in einen generellen Rechtsrahmen für komplementäre Arzneimittel. Dies ist eine besondere Herausforderung angesichts des mehrschichtigen Politikprozesses, der sowohl die Belange der politischen Akteure auf nationaler und europäischer Ebene, als auch die der CAM-Therapierichtungen integrieren muss. Die Gesundheitspolitik in den Ländern des Westens stellt heute aber die Komplementärmedizin und die Anthroposophische Medizin (AM) vor erhebliche Herausforderungen. Eine offizielle Arzneimittelregulation auf EU-Ebene ist nicht in Sicht; die EU hat Harmonisierungen im Bereich der Komplementärmedizin von ihrer Agenda der kommenden Jahre gestrichen. Auf internationaler

Ebene eröffnen sich in verschiedenen Ländern (u. a. Indien und Brasilien) neue Möglichkeiten.

2. Der innere Weg

Wenn Gesundheitspolitik darauf ausgerichtet ist, die Gesundheit des Patienten beziehungsweise Bürgers zu gewährleisten, zu sichern und zu fördern, stellt sich die berechtigte Frage, welchen Beitrag die Anthroposophische Medizin hierzu leistet. Schauen wir zunächst einmal auf die Stellung des Arztes in der Welt: Diese ist zunächst durch ein „Gegenüber" gekennzeichnet. Der Arzt begegnet Patienten und Kollegen. Gleichzeitig steht er in Verbindung mit der materiell-physischen Welt, der Natur, den drei Naturreichen, aus denen die Medikamente stammen. Ebenso braucht der Arzt die Verbindung mit der geistigen Welt, in der die Kräfte walten, welche die Heilung ermöglichen. Das ist das, was jedem Arzt in seinem Alltag begegnet. Was ist aber zu tun, um die ebenfalls erforderliche sozialpolitische Kompetenz des Arztes und Therapeuten zu entfalten?

Die innere Arbeit: Punkt und Kreis, Wochen- und Jahresrhythmus

Jeder Mensch sollte zunächst seinen eigenen inneren Weg finden. Aber wie ist das Verhältnis der Menschen zueinander im sozialen Kontext? Für die Verwirklichung der Dreigliederung gab Rudolf Steiner folgenden Spruch mit auf den Weg: „Heilsam ist nur, wenn im Spiegel der Menschenseele sich bildet die ganze Gemeinschaft und in der Gemeinschaft lebet der Einzelseele Kraft."[3] Dieser Spruch umreißt in wenigen Worten nicht nur das Verhältnis der Einzelindividualität zur Gesellschaft, sondern verweist darüber hinaus auf die lebendige Kraft, die in dieser Beziehung wirken möchte. Wir konfrontieren dies mit dem Zeichen, das Rudolf Steiner für die Heilpädagogik entwarf: Ist der Punkt die innere Arbeit des Einzelnen, gleicht der Kreis den sozialen Verbindungen, die zwischen Menschen existieren. Die Arbeit an der sozialen Dimension, für die der Kreis steht, wird damit zu einer geistigen Herausforderung. Es erwächst die Aufgabe, die Beziehung von Punkt und Kreis, Zentrum und Peripherie, zwischen Individualität und Gemeinschaft in einer lebendigen Weise zu gestalten. Die innere Lebendigkeit, die das ermöglicht, muss stets neu gebildet werden, um diese Verbindung im richtigen Gleichgewicht zu halten. Setzen wir den Kreis, die Peripherie, die Gemeinschaft gleich mit der Forderung nach sozialpolitischer Kompetenz!

Wie kann es nun gelingen, die wache Offenheit für das Verhältnis vom Punkt und Kreis – von Individualität und Gemeinschaft – zu fördern und zu aktivieren? Die Einheit von Punkt und Kreis in der Meditation, um die es hier geht, besitzt noch einen weiteren Aspekt. Betrachten wir den Punkt als Repräsentant für physische Kräfte, für die Erdenkräfte, so steht der Kreis mehr für Licht und Luft im Umkreis, für die kosmischen Kräfte, die die Erde umgeben. Vermittelt wird beides durch die Rhythmen im Jahreslauf. Die anthroposophische Meditationspraxis bietet hier Anregungen zur Arbeit mit diesen Rhythmen. [→ Vgl. S. 45 ff.] Der Schulungsweg beginnt mit der Ausbildung des eigenen

Denkens, was auch eine erste Bedingung für ein lebendiges Seelenleben ist. Gleiches gilt für die Führung des Willens- und Gefühlslebens. Die dem Leben des menschlichen Organismus zur Verfügung stehenden Kräfte, einschließlich Denken und Bewusstsein, lassen sich aber auch durch Wahrnehmungsübungen an der Natur stärken. Wer sich meditativ in die Prozesse der Natur hineinversetzt, gewinnt Anschluss an ihre heilenden Kräfte. In der Natur finden wir neben den Mineralien und dem tierischen Leben auch den Rhythmus der Pflanzenwelt. Wir beobachten das Werden und Vergehen der Pflanzen im Jahreskreislauf, das Keimen, das Wachsen, die Reifung im Blühen und in den Früchten, schließlich das Verwelken. Im Welken aber erscheint als Bild, was der Meditierende seelisch erlebt: Geistiges wird wach und belebt sich, wenn physisch Belebtes welkt und stirbt. So bereitet der Baum im Herbst schon die Blattanlagen (Knospen) für den Frühling vor.

Der Mensch durchläuft zwar den Jahresrhythmus wie die anderen Naturreiche, er ist aber nicht mehr an diese Rhythmen der Natur gebunden und von ihnen äußerlich unabhängig. Umso wichtiger ist aber, sich bewusst und frei zu den Kräften des Jahreslaufes und den geistigen Gesetzen in Beziehung zu setzen, die sich darin offenbaren. Zwei Tätigkeiten aktivieren das Einleben in den Rhythmus: Zum einen die bewusste Wahrnehmung des Wochenrhythmus und zum anderen die Pflege des Rhythmus, den die Jahresfeste bilden.

Das Durchleben des Seelenkalenders, den Rudolf Steiner entwickelte, lässt sich in verschiedener Weise üben. Von Ostern bis Ostern verläuft das Jahr Woche für Woche, über die Kulminationen im Hochsommer und im tiefen Winter, durch die Gleichgewichtspunkte der Herbst- und Frühlingszeit. So gilt für die Menschenseele im Hochsommer:[4]

> „*Und bin ich in den Sinneshöhen,*
> *So flammt in meinen Seelentiefen*
> *Aus Geistes Feuerwelten*
> *Der Götter Wahrheitswort:*
> *In Geistesgründen suche ahnend*
> *Dich geistverwandt zu finden.*“

Im Winterdunkel ertönt:[5]

> „*Und bin ich in den Geistestiefen,*
> *Erfüllt in meinen Seelengründen*
> *Aus Herzens Liebewelten*
> *Der Eigenheiten leerer Wahn*
> *Sich mit des Weltenwortes Feuerkraft.*“

An Ostern klingt es:[6]

„Wenn aus den Weltenweiten
Die Sonne spricht zum Menschensinn
Und Freude aus den Seelentiefen
Dem Licht sich eint im Schauen,
Dann ziehen aus der Selbstheit Hülle
Gedanken in die Raumesfernen
Und binden dumpf
Des Menschen Wesen an des Geistes Sein.“

Als neu gegebene Antwort für die 52. Woche:[7]

„Wenn aus den Seelentiefen
Der Geist sich wendet zu dem Weltensein
Und Schönheit quillt aus Raumesweiten,
Dann zieht aus Himmelsfernen
Des Lebens Kraft in Menschenleiber
Und einet, machtvoll wirkend,
Des Geistes Wesen mit dem Menschensein.“

Die Arbeit mit diesem Kalender und das wiederholte Einleben in seine Sprüche tragen dazu bei, einen Sinn für das Geschehen in der Gemeinschaft, ja in der Welt, zu öffnen, zu aktivieren und zu sensibilisieren. Die Arbeit, die der sozialen Dimension menschlichen Lebens gilt, lässt sich dadurch beleben und eine gesunde Richtung gewinnen. Es entsteht ein Bewusstsein für verschiedene neue Gesichtspunkte wie beispielsweise die Gliederung der kosmischen Peripherie in eine Zwölfheit. Das trägt dazu bei, die unterschiedlichen Nuancen kennen und verstehen zu lernen, die für verschiedene Länder und Kulturen charakteristisch sind.

Eine zweite Übung besteht darin, sich in neuer freier Form mit den christlichen Jahresfesten zu beschäftigen. Gelöst von dem traditionellen Festtagsrummel, kann man sich frei machen und für den Sinn dieser Feste öffnen. Der Jahreskreislauf erscheint als Naturbild des christlichen Heilsgeschehens von Advent bis zur Herbsteszeit mit dem Fest des Erzengels Michael. Hier sind für denjenigen, der nach der inneren Substanz der Jahresfeste einen Wegweiser sucht, die Vorträge von Rudolf Steiner „Das Miterleben des Jahreslaufes in vier kosmischen Imaginationen“ hilfreich.[8] Die plastisch gestalteten Bilder in diesen Vorträgen helfen, das Verhältnis zwischen Erde und Kosmos zu erfahren, und regen zum eigenen Erleben an. Die vier kardinalen Feste lassen sich besonders auf künstlerische Weise erleben. Jedes Fest birgt Eigenschaften, die musikalisch oder bildnerisch erkenntnisfördernd wirken. Wenn man immer wieder neu den Kalk-Stoffwechsel oder die Kraft des Meteoreisens, des Aurums und des Argentums wahrnimmt, so wird die Verbindung mit diesen Substanzen dem Arzt in der klinischen Praxis helfen, zum anderen aber auch die innere Stärke geben, sich für die rechtliche Sicherung dieser Arzneimittel zu engagieren.

Das bewusste Leben im Wochenrhythmus und mit den Jahresfesten trägt dazu bei, die eigene innere Beweglichkeit zu steigern, Zusammenhänge zu erschließen, neue Gesichtspunkte und Nuancen gelten zu lassen und sich gegenüber dem Zeitgeschehen zu öffnen. Wie aber kann der Rhythmus des Jahreskreislaufs Wirkung zeigen, wenn gleichzeitig die Zeitläufe die Globalisierung und viele ungelöste nationale Probleme dominieren? Hier ist der Aufblick zu den Erzengeln Michael und Raphael hilfreich und inspirierend. Es gilt, das besondere Wirken Michaels im Herbst und Raphaels in der Osterzeit wahrzunehmen. Wir sind vor allem dann bereit und haben die Kraft, in Zusammenarbeit mit anderen Menschen zu wirken, wenn die eigene Seele in der Lage ist, erneut Verbindung mit ihrer Ursprungswelt zu gewinnen.

3. Die Verbindung: Der innere Weg und politisches Handeln

Die Fachbücher über erfolgreiche Kommunikationsmethoden, welche die Achtung des „Gegenübers" fordern, füllen ganze Regale. Gleichzeitig aber ist die aktive Interessenvertretung Teil unseres politischen Systems. Die soziale Forderung nach der Achtung der Interessen des *anderen* steht somit die egoistische Forderung der politischen Vertretung der *eigenen* Interessen entgegen. In der Folge erscheint politisches Handeln vor allem als das Durchsetzen eigener Interessen, also als grober Egoismus. Wird in der Politik einem starken „Ich" und einem starken „Wir" das Wort geredet, kommt letzteres meist zu kurz. Wie lässt sich diesem Systemproblem begegnen? Fünf Gesichtspunkte tragen dazu bei, bewusst eine Verbindung zwischen dem eigenen inneren Weg und politischer Aktivität zu schaffen, eine Verbindung, die das lebendige Wirken der „Einzelseele Kraft" in der „Gemeinschaft" ermöglichen sollte.

Richtig verstandene Kommunikation ist eine Grundlage für erfolgreiches politisches Handeln. Sie ist unabdingbar, um Kontakte herzustellen, Beziehungen zu erhalten und gemeinsames Handeln anzuregen. Dabei gilt es, auf die Bedürfnisse des Gegenübers, des anderen zu achten, ohne dabei die eigene Physiognomie, das persönliche Anliegen, das eigene Vorhaben aufzugeben. Hier geht es aber um mehr als nur um eine Optimierung von Kommunikationstechniken. Politisches Handeln sollte gleichzeitig von dem Bewusstsein getragen sein, dass ich mich nicht einsetze, um etwas für mich zu gewinnen oder zu erreichen. Ich arbeite vielmehr, um etwas in der Gesellschaft möglich zu machen. Selbstlose Tätigkeiten im politischen Bereich erfordern, dass ich den anderen dadurch verstehe, dass ich mich in ihn einfühle und ihm seine *eigene* Ideenwelt mitteile. Nicht ich, sondern der Christus in mir. Es regt die Begegnung auf Christusebene an, wenn man sich an den Jahreslauf erinnert, an dem alle Menschen teilhaben, wo zwei Wege einer werden in innerer Resonanz.

Ein zweiter wichtiger Aspekt betrifft den richtigen Zeitpunkt des Handelns, um ein erfolgreiches Zusammenwirken von Menschen zu erreichen. Goethes Märchen von der grünen Schlange und der schönen Lilie bringt dies geradezu exemplarisch mit seinen Bildern und Beispielen zum Ausdruck.[9] Der Tempel, die Brücke, die Verbindung zwischen den zwei Protagonisten entstehen in Goethes Märchen dank der Taten verschiedener Menschen. Jeder wird tätig zur richtigen Zeit im Zusammenwirken mit dem anderen für ein gemeinsames Ziel. Den passenden Zeitpunkt finden und mit Geistesgegenwart sowie im Einklang mit anderen Menschen handeln, ist die Aufgabe.

Drittens gilt es, Form und Inhalt in richtiger Weise zu verbinden. Die erforderlichen Regulierungen und die Normierung der sozialen Beziehungen sollten so gestaltet sein, dass die rechtlichen Regelungen menschlichen Zusammenlebens auch Ausdruck eines ideellen, eines geistigen Inhaltes sind. Wie gewinne ich hier die Fähigkeit, Form und Inhalt so zusammenzuführen, dass eine solche Einheit zu finden ist? Hier ein historisches Beispiel: Die Gründung der Allgemeinen Anthroposophischen Gesellschaft 1923 zeigt geradezu exemplarisch, wie sich hier Inhalt und Form vereinigten. Dies beleuchtet der Grundsteinspruch, den Rudolf Steiner bei ihrer Neubegründung verfasste:[10]

„Menschenseele!
Du lebest in den Gliedern,
Die dich durch die Raumeswelt
In das Geistesmeereswesen tragen:
Übe Geist-Erinnern
In Seelentiefen,
Wo in waltendem
Weltschöpfer-Sein
Das eigne Ich
Im Gottes-Ich
Erweset;
Und du wirst wahrhaft leben
Im Menschen-Welten-Wesen.

Denn es waltet der Vater-Geist der Höhen
In den Weltentiefen Sein-erzeugend:
Seraphim, Cherubim, Throne,
Lasset aus den Höhen erklingen,
Was in den Tiefen das Echo findet;
Dieses spricht:
Ex Deo nascimur.
Das hören die Elementargeister
Im Osten, Westen, Norden, Süden:
Menschen mögen es hören.

Menschenseele!

Du lebest in dem Herzens-Lungen-Schlage,
Der dich durch den Zeitenrhythmus
Ins eigne Seelenwesensfühlen leitet:
Übe Geist-Besinnen
Im Seelengleichgewichte,
Wo die wogenden
Welten-Werde-Taten
Das eigne Ich
Dem Welten-Ich
Vereinen;
Und du wirst wahrhaft fühlen
Im Menschen-Seelen-Wirken.

Denn es waltet der Christus-Wille im Umkreis
In den Weltenrhythmen Seelen-begnadend.
Kyriotetes, Dynamis, Exusiai,
Lasset vom Osten befeuern,
Was durch den Westen sich gestaltet;
Dieses spricht:
In Christo morimur.
Das hören die Elementargeister
Im Osten, Westen, Norden, Süden:
Menschen mögen es hören.

Menschenseele!
Du lebest im ruhenden Haupte,
Das dir aus Ewigkeitsgründen
Die Weltengedanken erschließet:
Übe Geist-Erschauen
In Gedanken-Ruhe,
Wo die ew'gen Götterziele
Welten-Wesens-Licht
Dem eignen Ich
Zu freiem Wollen
Schenken;
Und du wirst wahrhaft denken
In Menschen-Geistes-Gründen.

Denn es walten des Geistes Weltgedanken
Im Weltenwesen Licht-erflehend.
Archai, Archangeloi, Angeloi,
O lasset aus den Tiefen erbitten,
Was in den Höhen erhöret wird:
Dieses spricht:

Per spiritum sanctum reviviscimus.
Das hören die Elementargeister
Im Osten, Westen, Norden, Süden;
Menschen mögen es hören.

In der Zeiten Wende
Trat das Welten-Geistes-Licht
In den irdischen Wesensstrom;
Nacht-Dunkel
Hatte ausgewaltet;
Taghelles Licht
Erstrahlte in Menschenseelen;
Licht,
Das erwärmet
Die armen Hirtenherzen;
Licht,
Das erleuchtet
Die weisen Königshäupter –

Göttliches Licht,
Christus-Sonne,
Erwärme
Unsere Herzen;
Erleuchte
Unsere Häupter;
Dass gut werde,
Was wir aus Herzen
Gründen,
Aus Häuptern
Zielvoll führen wollen."

Eine vierte Anregung betrifft eine subtile Schulung der Sinne, allen voran des Gehörsinns als erster geistiger Sinn, der zusammen mit dem Sprach-, Denk- und Ich-Sinn den Zugang ins Innere anderer Wesen ermöglicht. Der Gehörsinn verliert heute diese Bedeutung und neue geistige Kräfte des Menschen sind erforderlich. Hier sei an die niederen astralischen Kräfte erinnert, die, entsprechend verwandelt, nicht nur zu einer Reaktion, sondern zu einer Aktion führen gegenüber dem, was andere – Kollege, Politiker, Juristen usw. – uns gegenüber äußern und uns nahelegen. Diese Kräfte erfordern, bestehende Gefühle in der Seele nicht zu verhärten, sondern die Beziehungen und Verhältnisse mit und zu anderen Menschen wach zu erleben.

Schließlich sei auf einen fünften Gesichtspunkt hingewiesen, auf die praktische Meditationstätigkeit. Der meditative Übungsweg mit Hilfe von Mantren und Sprüchen ist sicherlich die Leitschnur einer jeden inneren Schulung. Hier soll und kann nicht vorgegeben werden, welche Worte sich am besten zur Konzentration eignen. Es geht vielmehr darum, immer wieder diejenige Grundstimmung zu erreichen, die zum Einklang mit der gegebenen Situation führt. Außerdem empfahl Rudolf Steiner, sich im künstlerischen Bereich zu betätigen, wenn es einem nicht vergönnt ist, in einer reichen Naturumgebung zu leben. Diese Anregungen mögen heilend und gesundend wirken für die Seelen derjenigen, die in der vordersten Linie politisch tätig sind und im rechtlich-institutionellen Bereich wirken. Richtig verstanden bedeutet politische Arbeit aber vor allem, sich stets die „Schuhe" der anderen anzuziehen, verständnisvoll zuzuhören. Dann wird auch der eigene Beitrag konstruktiver wirksam.

Die Anthroposophische Heilkunst leistet einen Beitrag für die heutige Medizin, wenn sie sich mit der heilenden Kraft ihrer spezifischen Arzneimittel und Therapien integrierend betätigt.

Literatur

1 Karutz, M.: Pastoralmedizin – Urbild eines berufsübergreifenden Zusammenwirkens in einer christlichen Medizin. Der Merkurstab 2013; 66. S. 482–488.

2 Zimmermann, P.: Die rechtlich-politische Situation der Anthroposophischen Medizin weltweit – eine Standortbestimmung. Der Merkurstab 2013; 66. S. 96–103.
Schulz, G.: Europäische Herausforderungen für die Anthroposophische Medizin. Der Merkurstab 2013; 66. S. 104–109.
Vgl. die Webseiten von ECHAMP – European Coalition on Homeopathic and Anthroposophic Medicinal Products (www.echamp.eu) und IVAA – Internationale Vereinigung Anthroposophischer Ärztegesellschaften (www.ivaa.info). "The IVAA, or Internationale Vereinigung Anthroposophischer Ärztegesellschaften/ International Federation of Anthroposophic Medical Associations, promotes the recognition of anthroposophic medicine and its implementation in health care systems. Our vision is a world where the benefits of anthroposophic medicine are widely recognized, and where patients and doctors have ready access to complementary anthroposophic medicines and treatments that improve healthcare outcomes." www.ivaa.info

3 Steiner, R.: Wahrspruchworte (GA 40). Rudolf Steiner Verlag Dornach 1998. S. 298.

4 Ebd., S. 29.

5 Ebd., S. 42.

6 Ebd., S. 23.

7 Ebd., S. 48.

8 Steiner, R.: Das Miterleben des Jahreslaufes in vier kosmischen Imaginationen (GA 229). Rudolf Steiner Verlag Dornach 1999.

9 Goethe, J. W.: Das Märchen von der grünen Schlange und der schönen Lilie. Verlag Freies Geistesleben Stuttgart 2006.

10 Steiner, R.: Die Weihnachtstagung zur Begründung der Allgemeinen Anthroposophischen Gesellschaft 1923/1924 (GA 260). Rudolf Steiner Verlag Dornach 1994. S. 281–284.

Das „Irische Kreuz" von Margarethe Hauschka – eine Bildmeditation

DAGMAR BRAUER

Zur Einstimmung eine Farbmeditation von Rudolf Steiner:

„In der Finsternis finde ich Gottes-Sein
Im Rosenrot fühl ich des Lebens Quell
Im Ätherblau ruht des Geistes Sehnsucht
Im Lebensgrün atmet alles Lebens Atem
In Goldgelb leuchtet des Denkens Klarheit
In Feuersrot wurzelt des Willens Stärke
Im Sonnenweiß offenbart sich meines Wesens Kern.“ [1]

Sich einer Bildbetrachtung meditativ hinzugeben, gleicht einem staunenden Wahrnehmen, ist ein Fragen mit den Augen, mit dem Herzen, ein Suchen nach Erkennen und Verstehen, ist ein Zusammentragen von Aufschlüssen und Antworten. Was uns zunächst als ein künstlerischer Gesamteindruck, als ein Hauptmotiv gewahr wird, zerstäubt durch längeres, wiederholtes und genaues Anschauen in einzelne Aspekte. Diese bereichern und vertiefen unsere Wahrnehmung und bringen uns in eine kulturelle und auch persönliche Beziehung zu dem Bildwerk. Manchmal entfaltet ein Bild eine solche Magie, dass es Teil unseres intimen seelisch-geistigen Kompasses wird. Ja, es kann einen derart inspirierenden Eindruck hinterlassen, dass es das Lebens-Leitbild formt. Gemeinsame Betrachtungen von Meisterwerken – insbesondere der christlichen Kunst – werden in der künstlerischen Therapie dann angeboten, wenn der kranke Mensch Interesse äußert. Warum sind es vor allem Bilder aus der christlichen Kunst? Weil schwerkranke Menschen häufiger das Bedürfnis entwickeln, ihrem individuellen Wesentlich-Werden nachzugehen, in Freiheit, künstlerisch, experimentell. Eine als weise und sich offenbarend erlebte Bildsprache ruft Erinnerungen an ein geistiges Heimatgefühl wach. Margarethe Hauschka (1896–1980) formulierte es so: „Wiederholte liebevolle Betrachtung großer Kunstwerke prägt uns kosmische Kräftestrukturen auf, und auch die ‚uns ewig im Gemüte stehenden' Bilder religiösen Inhaltes prägen dem Ätherleib ihren heilenden Bildekraftgehalt auf und machen ihn gesünder.“[2]

Wer war die Malerin des „Irischen Kreuzes"?

Margarethe Hauschka-Stavenhagen – geboren am 6. August 1896 in Hamburg, gestorben am 7. Juli 1980 in Bad Boll – war anthroposophische Ärztin, Masseurin und Heileurythmistin. Sie zeichnete und malte seit Jugendtagen. Ihre Tante Anna May (1864–1954), eine ausgebildete Malerin, förderte ihr künstlerisches Interesse. Schon zwischen 1925 und 1927 malte und plastizierte Margarethe Hauschka neben ihrer ärztlichen Tätigkeit mit den Patienten in der Friedrich Husemann-Klinik im Schwarzwald, ab 1927 im Klinisch-Therapeutischen Institut Arlesheim und seiner Dependance im Tessin unter der Leitung von Ita Wegman (1876–1943). Dort erlebte sie die bekannte russische Malerin Margarita Woloschin (1882–1973) als Patientin und führte mit ihr viele Gespräche über Malerei. Ita Wegman stellte dann die Aufgabe, die bildenden Künste im Hinblick auf eine gezielte Therapie zu erforschen und zu entwickeln. Diese Aufgabe nahm sie mit dem ihr eigenen ernst-heiteren Elan an und legte damit den Grundstein der anthroposophischen Kunsttherapie – noch vor der Kunsttherapie in den USA und England, die aus der Psychotherapie heraus entstand. Später gründete Margarethe Hauschka in Bad Boll eine eigene Ausbildungsstätte und bis wenige Tage vor ihrem Lebensende unterrichtete sie die künftigen künstlerischen Therapeuten.[3]

Das folgende Bild, das wir nun betrachten wollen, ist undatiert, wohl in Bad Boll entstanden und ganz sicher die künstlerisch-hingebungsvolle Wiedergabe eines Themas, dem Hauschka sich in persönlichster Weise verbunden fühlte.* [→ Farbabb. S. 105]

Was können wir auf dem Bild sehen?

Das Aquarellbild zeigt ein irisches Hochkreuz am Rande eines Wäldchens, an dem ein sanft bewegter Pfad vorbeizieht. Helle und warme Farbtöne fluten am Himmel und auf dem Weg – Goldgelb, Gelborange, helles Zinnober und Karmin. Sie weisen auf eine Farbenstimmung, wie sie sich am Spätnachmittag eines Sommertages zeigt. Als flammende Aura umgeben die grünen Farben der Bäume und Büsche das Keltenkreuz, ein strahlendes und strebendes, ein elementarisches Geschehen um die Kreuzesbalken herum.

Bei längerem Hinsehen wirken feine Kontraste: Die nach rechts und oben strebende Dynamik der Umgebung – eine zukunftsgerichtete Bewegung –, die unbedingte Aufrichte des Kreuzes als Besinnung auf die Gegenwart und der malerische Ausdruck eines sakralen Kulturelementes des Frühmittelalters als vergangenheitsbetonte Erinnerung. Auch die wogende Natur, die durchsonnte Luft und das ruhig und fest stehende Kreuz wirken gegensätzlich.

Gibt es farbliche Kontraste? Das Bild ist ganz überwiegend in goldgelben und smaragdgrünen Farbtönen gemalt. Gold und Viridian bilden kein klassisches Farbkomplementär, sondern bergen ein Geheimnis, das wir experimentell nachschaffen können: Halten wir ein Stück Blattgold mit einem Löchlein in das Sonnenlicht, bildet sich an dieser Öffnung ein Smaragdgrün! Kein Blau, wie wir es als Komplementärfarbe von Gelb oder Goldgelb erwartet hätten. Gold und Smaragdgrün haben offenbar eine besondere Beziehung zueinander.

* Eine Reproduktion des „Irischen Kreuzes“ gibt der Marie Steiner Verlag als Kunstkarte im DIN A5-Format heraus: www.haus-der-sprache.org/marie-steiner-verlag-verlagsprogramm.

Das Kreuz steht uns in standhafter Feierlichkeit wie gegenüber. Doch wo befindet sich bei genauerer Wahrnehmung der Betrachtende? Die Bildperspektive weist uns einerseits in die Position, wie von unten auf das Kreuz hinauf zu blicken und andererseits scheint es möglich, von oben auf das Kreuz herabzuschauen. Wie ist das möglich? Es gibt einige Meisterwerke in der klassischen Malerei, deren Schöpfer solch ein perspektivisches Wunder anlegen konnten, wie Hans Holbeins (1497/98–1543) „Darmstädter Madonna".

Das irische Kreuz steht ganz für sich, einsam, und scheint dennoch mit der umgebenden Landschaft in einer Verbindung zu sein, insbesondere mit dem lodernden Blätterwerk der hinter ihm befindlichen Vegetation.[4] In diesem ätherisch-meteorologischen Umraum behauptet das Kreuz wie selbstverständlich seinen Stand. Ein sehr seelenvoller Bildausdruck! Wie auch der Mensch durch den Leib zunächst für sich auf die Erde gestellt ist, sucht er sich in Beziehung zu setzen mit seiner Umwelt und zu den Mitmenschen. Wir sehen hinter dem Kreuzessockel eine leicht geschwungene, grüne Horizontale durch das Bild ziehen, die den goldenen Schnitt des Bildes markiert und es dadurch harmonisch aufteilt. In der künstlerischen Ästhetik wirkt Harmonie als Merkmal des Schönen: Zusammenstimmung der Farben, Maße, Bewegungen.

Welche Empfindungen ruft das Bild hervor?

Das Bild strahlt neben seiner motivischen Schwere auch eine Leichtigkeit aus. Es ist das aufstrebende warme Sonnenlicht, das diese Empfindung unterstützt. Auch die Transparenz der Farben, der sichtbar „atmende Pinselstrich", in dem das Aquarell ausgeführt wurde. Die Kraft der Leichtigkeit ist verknüpft mit der Sonne. Sie bewirkt, dass das Wasser von der Erde aufsteigt und verdunstet. Rudolf Steiner wies darauf hin, dass die Sonnenkräfte mit allem zusammenhängen, was der Mensch in Freiheit aus sich macht.[5] Denn: „Das Sonnenlicht ist nicht nur physisch, es ist auch seelisch-geistig; als letzteres löst es sich los vom Kosmischen und wurde Ich."[6]

Wie lässt sich der Zusammenhang zwischen der Farbe Gold und dem Sonnenlicht wahrnehmen? Indem wir bemerken, wie das Gold im Licht drinnen steht und wie die einzige Lichtquelle für uns auf der Erde im Kosmos die Sonne ist, und wie das Sonnenlicht und das Gold etwas sehr Wertvolles für den Menschen sind. „Beim Golde nimmt man, äußeren Analogien nach, an, dass die Alten [Mysterienlehrer] in dem Golde einen Repräsentanten der Sonne gesehen haben. Das war wahrhaftig nicht bloß ein äußerliches Analogiespiel, dass man die Sonne als etwas Wertvolles am Himmel und das Gold als etwas Wertvolles auf der Erde angesehen hat."[7]

Ein kleiner Exkurs: Der grüne Christus

Marc Chagall (1887–1985) hat für das Zürcher Fraumünster 1970 ein grünes Glasmalerei-Fenster geschaffen, das ein großartiges Schöpfungsbild zeigt: Das Wachstum des Lebens vom göttlichen Ursprung her bis zur höchsten Entwicklung der Evolution, dem

Christus, inmitten der Reiche der Natur.[8] Für Betrachter ist das dominierende Smaragdgrün ungewohnt in solch einem zentralen Kirchen-Chorfenster. In der traditionellen christlichen Ikonographie dominieren andere Farben und auch die Natur steht hier selten im Vordergrund. Bei Chagall ist das Smaragdgrün oder Viridian die Grundfarbe des kosmischen Christus. Er durchströmt das ganze Weltall mit seinem Leben schaffenden, „grünenden" Geist. Der Christus ist der Baum des Lebens, der Weltenbaum, der die grünende Erde mit dem Geist spendenden Kosmos verbindet.

Ganz anders hat 80 Jahre vorher Paul Gauguin (1848–1903) das Grün für ein Christusbild eingesetzt. Er schuf ein Ölbild mit dem Titel „Der grüne Christus", das heute im Brüsseler Musée Royaux des Beaux-Arts anzuschauen ist. In dem fahlen Grün des Hauptmotivs entfaltet es eine eigentümliche Wirkung auf den Betrachter, alles Licht und aller Glanz sind hier erloschen.

Zum Bildmotiv des „Irischen Kreuzes"

Die ursprünglichen irischen Hochkreuze standen nicht auf Grabstätten, sondern markierten ein besonderes Gebiet oder heiliges Land. Sie waren Wegpunkte und sollten die Reisenden beschützen, aber auch regionale gesellschaftliche Orte der Begegnung sein, um die herum Feiern abgehalten wurden. Das ist die eine, mehr äußere Seite ihrer Wirkung. Rudolf Steiner wies auf die verborgene Bedeutung hin, indem er in ihnen die Menschengestalt erblickte: „Man muss selbstverständlich wissen, dass es sich beim Kreuzeszeichen zunächst um nichts anderes handelt, als dass der Mensch sich hinstellt und seine Arme hinstreckt, ausbreitet, und dann ist er das Kreuz. Von oben nach unten geht ein Strom des Daseins, der den Menschen mit dem Makrokosmos verbindet, und durch die ausgestreckten Hände auch. Das Kreuz ist das Zeichen für den Menschen."[9]

Irische Hochkreuze sind eine besondere Form des Kreuzes und symbolisieren die christliche Kultur der Kelten: „Bei den Kelten hat man solche Menschen, die geradeso wussten von der elementarischen Welt, wie wir heute wissen von der physischen Welt, Menschen, denen die elementarische Welt nicht verschlossen war, die von Naturgenien, von Wassergenien, von Erdgenien reden konnten, wie wir von den Bäumen, Pflanzen, Bergen, Wolken reden, die unmittelbaren Umgang hatten mit diesen Naturgenien."[10]

Was kann Farbenwahrnehmung bewirken?

Wenn wir selbst erfahren und erforschen, wie selbstverständlich sich die Seele zu farblichen Geschehnissen hingezogen fühlt, wie sie in solchen Ereignissen ausschwingt und sich verlebendigt, weil Statik und Begrenzung nicht ihrer Natur entsprechen, können wir Farbenwirkungen auf unseren Willen, unser Gefühl und unsere Vorstellung beschreiben. Gelb zum Beispiel wirkt so, dass es den Willen anregt, sich nach außen hin zu betätigen. Eine gelb-rötliche Farbe macht auf uns den Eindruck des Warmen, wir haben das Gefühl des Warmen. Und wir können uns eine Vorstellung bilden, die wir als die Wahrnehmungsqualität „Gelb" oder „Blau" benennen.[11]

Farben nehmen wir durch unsere Augen war, die sich an den Qualitäten des Gesehenen auch als Sinnesorgan entfalten – tastend, Gleichgewicht spürend, Ästhetik erfassend. Unsere Augen führen feinphysiologisch sogar einen Atmungsvorgang aus, wie Rudolf Steiner beschrieb: „Nicht nur in den Lungen haben wir einen Atmungsvorgang, sondern auch in den Augen. Nur dass dort keine Luft ein- und ausgeatmet wird, sondern Wärme. [...] Wird eine kalte Farbe [...] wahrgenommen, dann atmet das Auge ein. Dasjenige, was den Augen ätherisch zugrunde liegt – so wie Luft der physischen Lunge zugrunde liegt –, ist Wärme und wird ein- und ausgeatmet."[12]

Die solcherart atmenden und beseelten Bilder haben eine besondere Stellung in der künstlerischen Therapie.

Literatur

1 Steiner, R.: Mantrische Sprüche. Seelenübungen II (GA 268). Rudolf Steiner Verlag Dornach 1999. S. 34.
2 Hauschka, M.: Zur Künstlerischen Therapie, Band 1. Schule für Künstlerische Therapie und Massage Bad Boll 2000. S. 93.
3 Marbach, I.: Margarethe Hauschka. Ein Lebensbild. Schule für Künstlerische Therapie und Massage Bad Boll 1995.
4 Vgl. Baan, B.: Der Herr der Elemente. Naturwesen in christlicher Sicht. Verlag Urachhaus Stuttgart 2006.
5 Steiner, R.: Esoterische Betrachtungen karmischer Zusammenhänge (GA 239). Rudolf Steiner Verlag Dornach 1983. S. 70.
6 Steiner, R.: Okkulte Untersuchungen über das Leben zwischen Tod und neuer Geburt (GA 140). Rudolf Steiner Verlag Dornach 2003. S. 153.
7 Steiner, R.: Mysteriengestaltungen (GA 232). Rudolf Steiner Verlag Dornach 1998. S. 169.
8 Vgl. Vogelsanger-de Roche, I.: Marc Chagalls Fraumünsterfenster in Zürich. Orell Füssli Verlag Zürich 2007.
9 Steiner, R.: Mysterienwahrheiten und Weihnachtsimpulse (GA 180). Rudolf Steiner Verlag Dornach 1980. S. 168.
10 Steiner, R.: Der Zusammenhang des Menschen mit der elementarischen Welt (GA 158). Rudolf Steiner Verlag Dornach 1993. S. 90.
11 Steiner, R.: Anthroposophische Menschenkunde und Pädagogik (GA 304a). Rudolf Steiner Verlag Dornach 1979. S. 109.
12 Steiner, R.: Zur Geschichte und aus den Inhalten der ersten Abteilung der Esoterischen Schule 1904–1914 (GA 264). Rudolf Steiner Verlag Dornach 1987. S. 360.

Meditationserfahrungen einer Kunsttherapeutin

BERNADETTE GOLLMER

Aufgewachsen in einer römisch-katholischen, traditionellen Familie, habe ich Gebete, Litaneien, Rosenkranz, Vaterunser und das Morgengebet in der Schule wie ein Schwamm aufgesogen. Ohne Bewusstsein bildeten sie Ritual und Gewohnheit. Die Gewissheit blieb, Echtes von Unechtem, innere Wahrheit von Unwahrem zu unterscheiden. Im medizinisch-technischen Beruf erschien wichtig, was reproduzierbar, gezählt, gewogen, gemessen werden konnte. Alles andere galt als Hokuspokus. Als die eigenen kleinen Kinder aufwuchsen, erinnerte ich mich wieder an Kinderverse und Märchen; Jahresfeste und Spiele in der Natur waren wichtig. Als ich die Ausbildung zur Kunsttherapeutin begann, hatte ich von Meditation keine Ahnung.

Das erste Ausbildungsjahr nach der Methode von Margarethe Hauschka (1896–1980) war eine Bereicherung, brachte Talente ans Tageslicht und die Erfahrung, dass das künstlerische Tun „gut tut". Erklären konnte ich es kaum. Nach einem Wechsel in die Schweiz begann ich 1996 die Grundlagenausbildung nach Liane Collot d'Herbois (1907–1999) an der Schule Jackchos in Zürich. Der Satz „Erkenntnis ist die geistigste, Liebe die schönste Form selbstloser Hingabe" von Rudolf Steiner war der Tagesspruch. Dieses Mantra begleitete mich durch viele Jahre der Aus- und Weiterbildung.

Mitstudentinnen schenkten mir den „Seelenkalender" Rudolf Steiners.[1] Seit damals ist er zerfleddert und abgegriffen in meiner Handtasche, bereit, morgens die Wochenstimmung anzuzeigen. Zu Beginn war es oft „chinesisch", was ich da las – heute erlebe ich es als eine hilfreiche Wahrheit. Im Wochenspruch 20 heißt es in der letzten Zeile: „In sich, sich selbst ertöten müsste." Warum soll mein Sein erlöschen, wenn ich auf mich baue, endlich zu mir stehe? Heute erfahre ich immer mehr die Verbindung zu Naturreichen oder Hierarchien und erlebe die Erweiterung meines Seins im Welten-Dasein.

„So fühl' ich erst mein Sein
Das fern vom Welten-Dasein
In sich, sich selbst erlöschen
Und bauend nur auf eignem Grunde
In sich, sich selbst ertöten müsste."[2]

Zur inneren Harmonisierung des Tagesablaufes

Der Tagesrückblick nach anthroposophischer Herangehensweise fiel mir nicht leicht zu, er musste erkämpft werden. Heute schreibe ich kurze Tagebucheinträge. Das hilft mir, besondere Momente zu erkennen, die Aufmerksamkeit und die Wahrnehmung auf verschiedenen Ebenen zu schulen, mich an sie zu erinnern und im passenden Moment das Richtige zu sagen oder zu tun.

Mit diesem Werkzeug begann ich 2001, in meinem Atelier Malkurse und Maltherapie anzubieten. Halt in der Arbeit war die Ausbildung in Licht, Finsternis und Farbe, die ich in allen Texten der Geisteswissenschaft begründet fand und in den Verhältnissen des Wetters, der Biografie und der Erziehung selbst beobachtete. Ein wichtiges Hilfsmittel ist für mich das Protokollieren der Therapiesitzung. Intervention, Verlauf, Nachklang und nächste Schritte zu notieren hilft, hygienisch mit dem Erlebten umzugehen. Seit 2000 nahm ich regelmäßig an den internationalen Kunsttherapietagungen der medizinischen Sektion am Goetheanum teil. Diese Weiterbildungstage füllten meinen unwägbaren Rucksack für das Arbeitsjahr. Hier kaufte ich das Buch „Rudolf Steiner: Meditationen für Tag und Jahr“, herausgegeben von Taja Gut.* Dieses kleine, handliche Buch unterstützt die meditative Praxis, die ich brauche, um mein eigenes Fühlen von dem zu unterscheiden, was mir entgegenkommt. Weg von meinem individuellen Alltag, hin zu übergeordneten Wahrheiten, reinigt sie Seele, Geist und Körper. Indem ich über etwas anders denke, verändert es mein Fühlen und ich vermag anders zu handeln. Das Buch bietet Übungen für Jahresfeste, Monate, Wochen oder Tage an. „Standhaft stell ich mich ins Dasein“ ist meine Lieblingsübung für die Polarität von Abend und Morgen, die zur inneren Harmonisierung des Tagesablaufes beiträgt.

Abends

Sich konzentrieren auf:

Kopf:	*Weisheit* such ich in allem Denken
Herz:	*Ruhe* führte mich ins Dasein
	Ruhe führet mich ans Ziel
rechte Hand:	*Hoffnung* leg ich in alles Tun
linke Hand:	*Liebe* heg ich im Wesenskern
rechten Fuß:	*Sicher* schreit ich die Lebensbahn
linken Fuß:	*Standhaft* stell ich mich ins Dasein
Rückschau	

Morgens

Ruhe

Sich konzentrieren auf:

linken Fuß:	*Standhaft* stell ich mich ins Dasein
rechten Fuß:	*Sicher* schreit ich die Lebensbahn
linke Hand:	*Liebe* heg ich im Wesenskern
rechte Hand:	*Hoffnung* leg ich in alles Tun
Herz:	*Ruhe* führet mich ans Ziel
	Ruhe führte mich ins Dasein
Kopf:	*Weisheit* such ich in allem Denken

* Vgl. die weiterführende Literatur auf S. 261.

Und dieser Satz daraus: „Hoffnung leg ich in alles Tun" gibt jeder Handlung Mut. Gerne kopiere ich die Zeilen und empfehle sie Patienten, die vor neuen Schritten stehen und das Malen annehmen, obwohl die Wirkung nicht zu messen ist.

In einer schwierigen Situation bekam ich Unterstützung durch das „Gebet an den Engel" des Dichters und Schriftstellers Ernst Karl Plachner (1896–1982):

Du, mein himmlischer Freund,
mein Engel,
der du mich zur Erde geleitet hast
und mich geleiten wirst durch die Todespforte
in die Geistheimat der Menschenseele,
Du, der du die Wege kennst seit Jahrtausenden –
Lasse nicht ab
mich zu erhellen,
mich zu durchkraften,
mir zu raten,
dass ich aus dem webenden Schicksalsfeuer
als ein stärkeres Schicksalsgefäß hervorgehe
und mich immer mehr zu erfüllen lerne
mit dem Sinn der göttlichen Weltenziele

Das Gebet, illustriert von Liane Collot d'Herbois, ergänzt mit Erläuterungen von Rudolf Steiner, begleitet mich seit Jahren in die Nacht. Wenn Patienten im Bild Engel gestalten, gebe ich es weiter oder wenn es darum geht, eine Tatsache anzunehmen, etwas aus- oder durchzuhalten.

Andacht zum Kleinen

Während eines Praktikums im Spital – eine Herausforderung für jeden Studenten, Menschen am Spitalbett zu begleiten! – half mir die empfohlene Achtsamkeitsprüfung von Rudolf Steiner „Andacht zum Kleinen. Ja zum Kleinsten", die schwierigen Situationen zu meistern. Im Wortlaut heißt sie:[3]

„Aber es darf eben die Meditation, die in solchen Dingen wirkt, nicht die Stimmung haben, meine lieben Freunde: Ich will mich innerlich in ein warmes Nest legen, es soll mir immer warm und wärmer werden –, sondern es muß die Stimmung vorliegen, daß man in die Wirklichkeit untertaucht, daß man die Wirklichkeit ergreift. Andacht zum Kleinen. Ja zum Kleinsten. Es darf nicht das Interesse für dieses Kleine ausgetrieben werden, meine lieben Freunde. Es muß so sein, daß Sie das Ohrläppchen, der abgeschnittene Fingernagel, ein Stück des menschlichen Haares ebenso interessiert, wie Saturn, Sonne, Mond. Denn schließlich ist in einem solchen menschlichen Haar alles andere darinnen, und derjenige, der kahlköpfig wird, verliert ja tatsächlich einen ganzen Kosmos. Es ist tatsächlich so, daß

innerlich erschaffen werden kann dasjenige, was äußerlich sichtbar ist, wenn man nur jene Überwindung hat, welche im meditativen Leben eben notwendig ist.“

Mein Schicksal hat mit der Patientenbeziehung zu tun. Warum bin ich da, was kann ich beitragen? Eine tragische Begegnung zeigte mir auf, dass ich Mensch bin und nicht zuerst Therapeut, der alles weiß und besser kann! Was sogenannte Patienten mir alles aufgezeigt, geholfen und mich weiterentwickelt haben, ist unschätzbar wertvoll und großartig.

Meditationen zur Hilfe für sich und den anderen

2005 nahm ich an der Arbeitsgruppe mit Kaspar Jaggi und Dagmar Brauer und weiteren KunsttherapeutInnen zu „Pflege, Vor- und Nachbereitung der entstehenden Beziehung zwischen Patient/in – Krankheit – Therapeut/in – Arzt, Ärztin“ teil. Dagmar Brauer gab uns folgende Meditation von Rudolf Steiner weiter:[4]

„Ich versenke mich in die tiefsten Seelenkräfte in mir,
Da lebe ich fühlend in dem Ewigen meiner Seele.
Wie der Punkt ohne Ausdehnung in dem Kreise,
So ist die ewige Seele ohne leibliches Wesen in mir.

Mit diesem leiblosen ewigen Wesen gedenke ich
helfend im Geiste

Die Kraft, Du selbst zu sein, erstarke in Dir
Das Licht, das in deinem eigenen Inneren leuchtet, belebe sich in dir.

Die Seelenwärme, die aus deinem eigenen Geiste strahlt, durchwärme dich.“

Seit 2005 ist die Meditation mein ständiger Begleiter in der Arbeit mit den Kranken. Diese Meditation unterstützt meine therapeutische Beziehung zum Patienten, indem sie die Individualität ganz klar in den Mittelpunkt stellt. Was unterstützt seine Kraft, was belebt sein Licht, was durchwärmt die Seele? Wie oft fallen so die Vorbereitungen zur Therapiestunde und die Anliegen der Patienten vertrauensvoll zusammen.

„Ich trage mein Leid in die sinkende Sonne,
lege all meine Sorgen in ihren leuchtenden Schoß
in Liebe geläutert, im Lichte gewandelt,
kehren sie wieder als helfende Gedanken,
als Kraft zu opferfreudigen Taten.“[5]

Die obigen Zeilen unterstützen eine einfach angeleitete Malübung einer warmen Abendstimmung. Sie kann eine Brücke bilden in den Alltag des Patienten, auf der Suche nach dem inneren Licht. Ich empfehle, sich abends auf eine Bank zu setzen und sich eine Weile dem Sonnenuntergang zu widmen.

Und zur zielgerichteten malerischen Gelbübung begleitet folgende Meditation:

„In meinem Herzen
Strahlt die Kraft der Sonne

In meiner Seele
Wirkt die Wärme der Welt.

Ich will atmen
Die Kraft der Sonne

Ich will fühlen
Die Wärme der Welt.

Sonnenkraft erfüllt mich
Wärme der Welt durchdringt mich." [6]

Farbmeditation von Liane Collot d'Herbois

Seit 2008 arbeite ich in Malkursen und Maltherapien auch mit der Farbmeditation von Liane Collot d'Herbois:

„Sie schweben durch einen endlosen Raum. Um Sie herum breitet sich eine neblige Atmosphäre aus, die dunkel und warm ist. Zuerst nehmen Sie nur Dunkelheit wahr, aber Sie fühlen sich von der Wärme getragen, die da ist und die Sie in sehr langsamen Bewegungen mit sich nimmt. Nach einer gewissen Zeit beginnen Sie zu erkennen, dass Sie sich auf ein Licht zu bewegen, denn vor Ihnen und überall um Sie herum beginnt die Finsternis leicht in einem wundervollen Purpur zu glimmen, den wir Magenta nennen. Das Magenta umhüllt Sie ganz, und noch immer fühlen Sie sich getragen – aber jetzt durch diese Farbe und ihre Wärme. Langsam bewegen Sie sich darin, und die Finsternis nimmt nach und nach etwas ab. Das Magenta scheint nach der Seite zu gleiten, und vor Ihnen erscheint ein tiefes Karmin. Sie beginnen vage, die Bewegung in der dunklen Atmosphäre zu unterscheiden. Sie pulsiert, rollt, sammelt sich und zerstreut sich wieder, alles immer noch kaum wahrnehmbar. Sie werden von diesen Bewegungen getragen. Nun werden die Bewegungen schneller und stärker. Sie finden sich in der Welt des Zinnober wieder. Links und rechts von Ihnen ist die Atmosphäre etwas dichter. Hier verweilt das Karmin noch. Die Bewegungen werden schneller, nehmen eine mehr aufsteigende Richtung ein, und Sie erreichen die Welt des Orange. Das Zinnober tritt auf beiden Seiten zurück. Nun öffnet sich das Orange plötzlich vor Ihnen, und Sie spüren, dass Sie zu dem Gelb hingezogen werden, welches vor Ihnen erstrahlt. Nun werden die Bewegungen fast linear, sie ziehen Sie vorwärts und aufwärts

zu dem Punkt, wo sie sich durch das Licht in kleine, flatternde Flecken aus Gelbgrün aufsplittern. Diese Splitter begleiten Sie, bis Sie vor dem Glanz des Lichtes selbst stehen. Sie fühlen sich zu ihm hingezogen, zu diesem reinen, unverschleierten Licht, das die Farbe des Smaragdes trägt. Es nimmt Sie auf, und Sie können durch es hindurchschauen. Staunend sehen Sie in immer tiefer werdende Räume von Blau. Sie treten aus dem Licht heraus, lassen es hinter sich und finden sich in den geometrischen Bewegungen des Türkis wieder. Auf den Seiten laufen sie in ein weiches Kobaltblau aus. Hier ist die Atmosphäre nicht mehr warm und nebelhaft, sondern klar, lebendig und kristallin. Solange Sie das Licht vor sich hatten, trug Sie die Finsternis ihm entgegen, mit immer aufsteigenderen Bewegungen. Nun, da das Licht hinter Ihnen liegt, fühlen Sie sich von ihm hinweggetragen, die Bewegung geht langsam zurück und abwärts. Die Finsternis gestattet es, sich vom Licht hinwegschieben zu lassen. Sie kommen zum Kobaltblau, das Sie umhüllt und Sie zu den unbestimmten Bewegungen des Indigo trägt. Das Licht wird schwächer, es spiegelt sich ganz weich in den zögerlichen Bewegungen der Finsternis. Dann erreichen Sie das geheimnisvolle Violett, wo die Bewegungen noch langsamer und fast horizontal werden. Sie erkennen, dass Sie, wenn Sie noch weiter gehen würden, die große Grenze erreichen würden, wo das Licht stirbt."[7]

Die Farben sind Bewegungen. Sie nehmen mich mit in ein räumliches Erleben, aus der Wärme mit Sympathie ins Licht und zurück mit der Lichtkraft in die Wärme. So ist die Farbe befreit von subjektivem Fühlen und gewinnt eine objektive Wesenheit. [→ Farbabb. S. 106]

Das Gelassenheitsgebet

Die Gesellschaft fordert den Menschen als Therapeut oder Patient in verschiedenen Bereichen heraus. Beruf- und Krankenkassen-Anerkennung, Komplementär- und Schulmedizin, Team- und Weiterbildung, selbständige oder angestellte Tätigkeit, ambulante oder stationäre Therapie machen die Arbeit und die Behandlung zum Stückwerk. Da hilft dieses Gelassenheitsgebet, zur Ruhe zu kommen und weiterzugehen:[8]

„Es ruhen in der Zukunft Schoß für
meine Seele die guten und die schlimmen Lose.
Was mir Gutes täglich erfließt, will ich
bemerken; an ihm zeigt sich mir, was
Götter aus mir gemacht.
Was mir Schlimmes zuweilen erfließt,
will ich ertragen; an ihm zeigt sich mir,
was ich selber aus mir noch machen kann.
Ich danke meinem guten Geschick, wie
ich j e t z t lebe.
Ich danke meiner Stärke im
schlimmen Geschick die Kraft, die

im Leben mich a u f w ä r t s führen kann.
Wer glaubt, dass gutes Geschick allein
fördert, schlimmes allein niederbeugt,
der sieht nicht das Jahr, sondern allein den Tag."

Die Broschüre von Friedwart Husemann „Lebensberatung beim Hausarzt. Seelische Übungen zur Stärkung der Gesundheit" hilft jedem Therapeuten.[9]

Literatur

1 Steiner, R.: Anthroposophischer Seelenkalender. Rudolf Steiner Verlag Dornach 2015.
2 Steiner, R.: Zwanzigste Woche in: Anthroposophischer Seelenkalender. Rudolf Steiner Verlag Dornach 2015.
3 Steiner, R.: Heilpädagogischer Kurs (GA 317). Rudolf Steiner Verlag Dornach 1995. S. 155.
4 Steiner, R.: Mantrische Sprüche. Seelenübungen II (GA 268). Rudolf Steiner Verlag Dornach 1999. S. 191.
5 Steiner, R.: Sprüche, Dichtungen, Mantren. Ergänzungsband (GA 40a). Rudolf Steiner Verlag Dornach 2002. S. 285.
6 Steiner, R.: Mantrische Sprüche. Seelenübungen II (GA 268). Rudolf Steiner Verlag Dornach 1999. S. 85.
7 Collot, d'Herbois, L.: Licht, Finsternis und Farbe in der Maltherapie. Verlag am Goetheanum Dornach 1993. S. 23 f.
8 Steiner, R.: Mantrische Sprüche. Seelenübungen II (GA 268). Rudolf Steiner Verlag Dornach 1999. S. 134 f.
9 Husemann, F.: Lebensberatung beim Hausarzt. Seelische Übungen zur Stärkung der Gesundheit. Amthor Verlag Heidenheim 2009.

Eine neue Beziehung: Meditation, Patient, Therapeut – Erfahrungen aus der therapeutischen Sprachgestaltung

KIRSTIN KAISER · AGNES ZEHNTER

Eines der großen Geschenke, das der Mensch erhalten hat, ist die Sprache. Sich über Worte äußern zu können, gehört neben dem Gehen, Denken, Lachen und Weinen zu den urmenschlichen Fähigkeiten. Ergreifen wir das Sprechen bewusst und gestalten es, erhöhen wir unser Menschsein und wachsen über den Alltagsmenschen hinaus.

Werte, Ideale und ethische Grundhaltung

Die Meditation wird für einen Sprachgestalter durch den in seinem Beruf angelegten Umgang mit Meditationstexten vorbereitet. Schon in der Ausbildung erlebt und übt man anhand von meditativen Texten die Gesetzmäßigkeit der gesprochenen Sprache. Auf dem Weg in die Meditation tritt die gesprochene Sprache dann wieder zurück und die Gesetzmäßigkeiten werden verinnerlicht.

Es stellen sich folgende Fragen: Warum „brauche" ich die meditative Praxis? Woran erlebe ich die Verbesserung meiner Arbeit durch Meditation? Welche Fähigkeiten benötige ich für die Arbeit mit dem Patienten, für die Therapie, für mich selbst als Therapeut? Durch den meditativen Umgang mit einem Text, den man mit Patienten sprechend erarbeitet, erhebt sich dieser Text aus der einfachen, zielbezogenen Anwendung in die Kräfte seines Urquells. Für den Therapeuten erschließen sich die Welten hinter den Worten, eine Kraft wird erlebbar, die dann die therapeutische Arbeit auf der inhaltlichen, formalen, aber auch zwischenmenschlichen Ebene wärmt, inspiriert und Geistesgegenwart ermöglicht. In der Therapie begegnen sich Patient und Therapeut in dieser Sphäre als Mensch. Der Therapeut entwickelt sich zum „Bruder" in einem Raum, in dem er sich eventuell schon etwas besser auskennt, den aber beide lauschend betreten und der sie inspiriert. Nicht der Therapeut als Vorbild nimmt in der Sprache den Patienten mit in seinen Lebensstrom, sondern beide begegnen sich im Strom der Sprache selbst und werden inspiriert.

Der Umgang mit meditativen Texten in der Therapie ist immer ein vorschlagender: Wie klang der Text in Dir an? Ist er „stimmig"? Nur bei zustimmender Resonanz lässt sich am Text weiter arbeiten. Der Patient kann ihn hörend aufschreiben oder der Therapeut verfasst ihn für den Patienten.

Was würde ohne meditative Arbeit des oder der Therapeuten/in fehlen? Um die Antwort auf diese Frage in Worte zu fassen, führen wir zwei Begegnungen mit Patienten an: Eine Patientin, die kein Vertrauen in die Zukunft aufbauen konnte, sprach die Zeile eines

Spruches von Rudolf Steiner „In den unermesslich weiten Räumen…“[1] Während des gemeinsamen Vor- und Nachsprechens wurde Therapeutin und Patientin plötzlich bewusst: Es gibt ja immer eine Zukunft, der Zeitenstrom nimmt uns mit, und man kann das bejahen.

Ein anderes Erlebnis: Nach der morgendlichen Besinnung auf die „Wärme-Meditation“ von Steiner [→ S. 125] war das Thema der Therapeutin so gegenwärtig, dass im Berühren der kalten Hand einer Krebspatientin beide Menschen im selben Moment einsahen, wie sehr man sich um seine Wärme „kümmern“ muss. Diese Schlüsselerlebnisse sind unvergesslich.

Doch sowohl im künstlerischen Üben als auch im meditativen Leben gibt es Durststrecken und Widerstände: Das Wiederholen droht ins Leere zu laufen, die Inhalte erscheinen abgenutzt, man stellt die Wirksamkeit infrage und Ähnliches. Ein Trost sind hier Worte von Albert Steffen (1884–1963): „Es genügt, beginne vorn, bei der Liebe zu dem Laut“.[2] Jeder Laut hat sein eigenes Wesen, seine Welt. Diese gilt es, mit Interesse und Liebe aufzuspüren und abzutasten. Wenn es gelingt, ersteht der längst bekannte Inhalt auf einer neuen, höheren Stufe. Es ist ein Erkennen und Überwinden von Schwierigkeiten auf dem Weg.

Die Kräfte von Imagination und Inspiration

Im Vergleich zu den anderen Künsten, die wie das Malen mehr aus den imaginativen oder, wie die Musik, mehr aus den inspirativen Kräften zu erleben sind, finden sich in der Sprache Bild und Klangwelt in ewig wechselnden und neu entstehenden Prozessen zusammen. So sagt es Astrid im siebten Bild von Rudolf Steiners Mysteriendrama „Die Pforte der Einweihung“:[3]

„Ich will verweben
Erstrahlend Licht
Mit dämpfender Finsternis,
Ich will verdichten
Das Klangesleben.
Es soll erglitzernd klingen,
Es soll erklingend glitzern,
Dass du, geliebte Schwester,
Die Seelenstrahlen lenken kannst.“

Die Welt des Konsonantisierens führt in die formende Kraft des Bildes bis hin zur Plastik. Im Klang der Vokale höre ich der Seele Eigenton. Die Welt wird im Klang hörend erlebt, so wie es in dieser Meditation angelegt ist:[4]

„Finde dich im Lichte
Mit der Seele Eigenton;

Und Ton zerstäubt,
Wird Farbgebild
Im Lichte –
Licht – Götter – Wesen.
Verschwundner Ton
In ihm wiedererstandener Ton
Spricht aus ihm:
Du bist
Eigenton im Weltenlicht
Töne leuchtend
Leuchte tönend."

So nähert man sich in der Sprache jedem Text in imaginativen, vom Dichter gegebenen Bildern und lauscht auf die – aus der Inspiration geborenen – Motive, die den Text zu einer Ganzheit zusammenklingen lassen.

Beruflicher Entwicklungsweg

Rudolf und Marie Steiner (1867–1948) entwickelten die Sprachgestaltung gemeinsam mit der Eurythmie; sie entspringt also dem Geist der Anthroposophie. Warum muss es gerade die anthroposophische Herangehensweise sein? Nach der Erinnerung des Schauspielers Ilja Duwan (1898–1976) formulierte Marie Steiner in einem intimen Gespräch: „Meine ganze Aufgabe ist, eine Vorstufe zu schaffen zur Meditation."[5] Und an anderer Stelle sagte sie: „Die Gesetze der Sprachgestaltung decken sich mit den Gesetzen der Meditation." Sie pflegte in den Proben auszurufen: „Anschauen – Sich verbinden – Einswerden."

Aus dem Geiste heraus, wie die Meditation auf den Grundlagen der Sprachgestaltung geübt wird, belebt sie auch die Therapie. So wie die meditative Arbeit die Patientenbegegnung erweitert, so wirkt sie zugleich an der Entwicklung der therapeutischen Sprachgestaltung als einer Kunsttherapie mit. Aus der Wärme der Begeisterung entstehen neue Ideen und zugleich die Kraft, sie in die tägliche Wirklichkeit umzusetzen – sei es mit dem Patienten selbst oder auch in Form von Niederschriften, Forschung, Arbeitskreisen, Ausbildungsinitiativen. Befruchtend wirken hier die in der Meditation erfassten Kräfte vom Laut bis zur höchst geistvollen Lyrik.

Sprachgestaltung arbeitet künstlerisch mit dem gesprochenen Wort. In diesem Tun liegt bereits eine mögliche Vorbereitung zur meditativen Praxis. Diese erschließt das Wesen der Sprache täglich neu und ermöglicht es dem Sprachgestalter, aus dem Urquell in eine therapeutische Handlung zu kommen. Diese von Rudolf Steiner verfasste Übung bereitet die Meditation vor:[6]

„*In den unermesslich weiten Räumen,*
In den endenlosen Zeiten,

In der Menschenseele Tiefen,
In der Weltenoffenbarung:
Suche des großen Rätsels Lösung."

Der Weg vom gesprochenen, bewusst gestalteten hin zum meditierten Text beginnt mit der Aktivität.

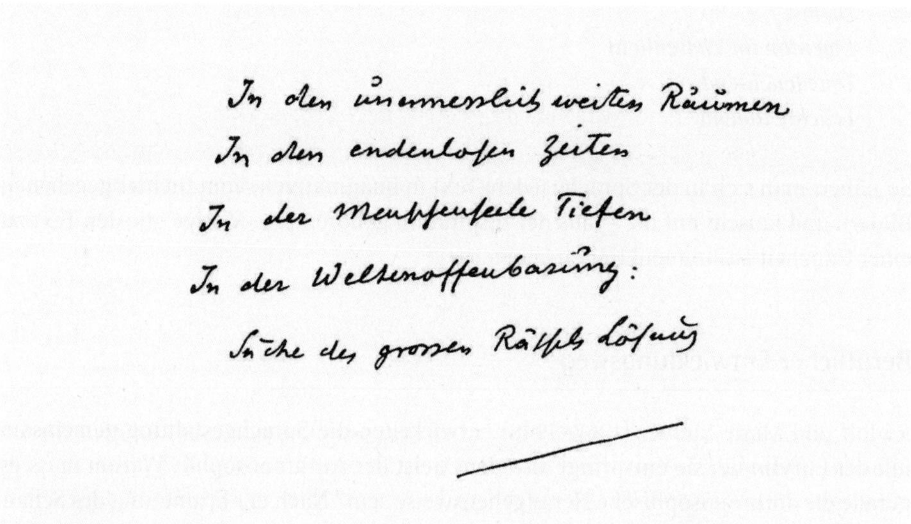
In den unermesslich weiten Räumen
In den endenlosen Zeiten
In der Menschenseele Tiefen
In der Weltenoffenbarung:
Suche des grossen Rätsels Lösung

Abb.: Undatiertes Notizblatt Rudolf Steiners mit der im Text angeführten Meditation "In den unermesslich weiten Räumen"

Silbenschritt-Silbenklang

Die Silbe ist geistiger Art: „... *also in einer Region, wo das Wort noch nicht Wort geworden ist, wo das Wort sich noch dem Musikalisch-Imaginativ-Plastischen des Überwörtlichen, des Geistigen fügt* ..."[7] Um die Wirkung der Silbe bis in die leiblichen Prozesse von Atmung, Wärme und Rhythmus hinein anzuregen, empfiehlt es sich zunächst, sie im Rhythmus des Textes zu laufen.

Das Versmaß in der zuvor erwähnten Übung „In den unermesslich..." ist der Trochäus (griechisch „der Läufer"): lang-kurz. Im Laufen erlebt man die gliedernde Kraft der Silbe differenziert in „schwer" und „leicht". In der Länge kommt die Silbe aus der Weite auf der Erde an und verbindet sich mit ihr in der Gesetzmäßigkeit der Schwere, in der Kürze löst die Silbe sich wieder in die Leichte. Das Ankommen geschieht doppelt so lang wie das Lösen. Seelisch verbindet sich der Schritt mit dem Erlebnis von Weiten und Ankommen, Weiten und Ankommen. Das anschließende silbenbetonte Sprechen bündelt die Sprache in der Länge, löst in der Kürze, um wieder in die Weite zu greifen. Dann beginnt der Prozess von neuem. Aus der Weite spricht man in die geführte Streckung durch vier Zeilen auf die letzte Zeile zu.

Um sich dem Geheimnis der Silbe zu nähern, empfiehlt es sich, große Strecken des Textes wegzulassen und nur die betonten Silben und die Schlussworte der jeweiligen Zeile zum Klingen zu bringen.

In – un – mess – wei – Räumen
In – en – lo – Zeiten
In – Men – See – Tiefen
In – Wel – Of – barung
Su – gro – Rä – Lösung

Dabei mündet beispielsweise bei dem ersten Wort <u>In</u> die helle Qualität des <u>I</u> in das <u>N</u>, und bei der zweiten Silbe <u>un</u> mündet die dunkle Qualität des <u>U</u> in das <u>N</u>. Auch führt in der zweiten Zeile die Silbe <u>lo</u> in die Unendlichkeit, und in der dritten Zeile lässt sich üben, in der Silbe nach unten loszulassen. Diese Art des Umgangs mit dem Text befreit uns vom Verstandesinhalt und eröffnet Wege eines vertieften Erlebens und Von-sich-Wegführens.

Dazu das Ehepaar Steiner: „*Nehmen Sie die eigenen Töne zunächst mit, so daß alles mitklingt und mitschwingt; erleben Sie dann die außerhalb Ihrer tönende Luft, in die Sie sich mit Ihrem Atemstrom hineinlegen; lernen Sie sie hören; lernen Sie sie erkennen als eine Wesenheit; in die Sie Ihren schwachen Ton hineinlegen, der an ihr erstarkt und sich allmählich objektiviert.*“[8]

Klang und Form, Vokale und Konsonanten

Die Welt der Vokale erklingt aus dem Inneren des Menschen heraus. Die Welt der Konsonanten bildet die äußere Welt nach. Dazu ein Beispiel:

<u>I</u>n der W-<u>e</u>-lten-<u>o</u>-ffenb-<u>a</u>-r<u>u</u>ng I – E – O – A – U

Hier erscheinen in einer Zeile alle fünf Hauptvokale A-E-I-O-U in einer besonderen Reihenfolge: vom individuellsten Vokal <u>I</u> über das konsolidierende <u>E</u> zum harmonisierenden, umfassenden <u>O</u> und von dort weiter ins staunende <u>A</u> zum dunklen, ernsten <u>U</u>. Das vokalische Sprechen erwärmt und beruhigt. Das konsonantische Sprechen gibt Form, Stütze und Sicherheit.

Nimmt man nun die auf die Vokale folgenden Konsonanten ins Bewusstsein, so mündet das <u>I</u> im N, das <u>E</u> im L, das <u>O</u> im FF und das <u>U</u> im NG.

Das bewusste Weitergehen vom Vokal in den Konsonanten verstärkt den Ausatmungsstrom und somit das Sich-Einlassen-Können, sich einer anderen, größeren, einer geistigen Kraft hinzugeben. Steiner empfahl hierzu: „*Sie müssen Atembewusstsein erlangen. Sie müssen Bewusstsein davon erlangen, wie Sie den Ton von innen hören, nicht von außen. Lassen Sie frei, los vom Intellekt, dann fällt er in den Atemstrom und wird mitgenommen. Mitgenommen wird das erfühlte wesenhafte Bewusstsein des Lautes; indem man selbst drinsteckt, hört man von innen; dadurch ergründet man die Lautqualitäten des Wortes. Bleibt man an der Oberfläche, streift man nur mit dem Intellekt darüber hin, so hört man nur Geräusche, ergreift nicht das innere Erklingen des Lebens.*"[9]

Wortbewegungen

Die von Rudolf Steiner häufig gebrauchten Doppel- und Dreifach-Substantive ermöglichen eine innere Beweglichkeit und eine feindifferenzierte Nuancierung der Aussage. Im spielerischen Umgang mit solchen Worten erleben wir eine tiefere Schicht der Sprache. Damit bildet sich der Meditierende eine neue Wahrnehmungsfähigkeit.
Exemplarisch sei hier der Begriff „Menschen Seele Tiefen“ erkundet. Was ändert sich, wenn ich sage:
Tiefen der Menschenseele
Tiefen der Seele des Menschen
Menschen Seele Tiefen?

Von der Vorbereitung zur Meditation

Um in die Meditation zu finden, bedarf es einer Umkehr in die Ruhe und einer Lösung aus den physiologischen Prozessen. Ein möglicher Übergang ist, den Text nur noch im Sitzen und immer leiser werdend zu sprechen, bis hin zum innerlich gesprochenen Wort. Das fordert den Meditierenden auf, fragend zu werden, warten zu können.
„*In den unermesslich weiten Räumen* ...“[10] – die Räume weiten sich über den besprochenen Luftraum aus, und dennoch beleben Laut, Silbe und Rhythmus die Gedankentätigkeit und schaffen klingende, strahlende, atmende Räume.

Die Gedanken werden, wie Steiner bei einigen Meditationen anregte, wieder an den Leib gebunden. Die körperlich begrenzten Räume sind zu fühlen und zugleich die unendlichen Räume des Geistes.

„*In den endenlosen Zeiten* ...“[11] – das Erlebnis von „jetzt“ in der momentanen Präsenz weitet sich in das Bewusstsein von Vergangenheit und Zukunft. Der noch strömende Rhythmus der zuvor erklungenen Sprache bringt das Erleben eines Zeitenstromes näher. Körperliche Rückbesinnung ist vom Zwerchfell in den Bauchraum gehend, ähnlich einem Kiel, fühlbar.

„*In der Menschenseele Tiefen* ...“[12] – der Gedankenweg führt nach innen und unten. Die nachklingenden Vokale beleben die seelischen Klangräume, die, wieder an den Leib gebunden, wie ein tiefer Brunnen zu erleben sind.

Es können aber auch einzelne Elemente der Sprache – etwa die Silbe – zum meditativen Inhalt werden. Die Meditation erfasst die Silbe als unbedingte Führung durch den Textinhalt in die Räume, durch die Zeiten. Die Weite des Inhaltes verführt nicht, sondern schließt die Räume, Zeiten, Seelentiefen und die Offenbarung in einem Wunsch zusammen, einer Selbstaufforderung: Suche des großen Rätsels Lösung. Wie aus der

Weite klingt der Aufruf unüberhörbar heran. Das Gesetz des Metrums schafft Dauer und Vertrauen.

Rudolf Steiner drückte das für den sprechenden Menschen folgendermaßen aus: „*Ein langsames Dirigieren des Kahns [...]. Ergreifen Sie zuerst das Steuer, ichbewußt, dann lassen Sie sich gehen, geben Sie sich hin dem Elemente, das Sie trägt. Aber fühlen Sie Ihr Steuer: die Ichkraft.*“[13]

Literatur

1 Steiner, R., Steiner-von Sivers, M.: Methodik und Wesen der Sprachgestaltung (GA 280). Rudolf Steiner Verlag Dornach 1983. S. 18.

2 Steffen, A.: Der Tröster. Gedichte. Verlag für schöne Wissenschaften Dornach 1935.

3 Steiner, R.: Mysteriendramen (GA 14). Rudolf Steiner Verlag Dornach 1981. S. 100.

4 Steiner, R.: Mantrische Sprüche. Seelenübungen II (GA 268). Rudolf Steiner Verlag Dornach 1999. S. 115.

5 Manuskript von Ilja Duwan. Privatarchiv Kirstin Kaiser.

6 Steiner, R., Steiner-von Sivers, M.: Methodik und Wesen der Sprachgestaltung (GA 280). Rudolf Steiner Verlag Dornach 1983. S. 18.

7 Steiner, R., Steiner-von Sivers, M.: Die Kunst der Rezitation und Deklamation (GA 281). Rudolf Steiner Verlag Dornach 1987. S. 138–139.

8 Steiner, R., Steiner-von Sivers, M.: Methodik und Wesen der Sprachgestaltung (GA 280). Rudolf Steiner Verlag Dornach 1983. S. 18.

9 Ebd., S. 20.

10 Ebd., S. 18.

11 Ebd.

12 Ebd.

13 Ebd., S. 20.

Die Entwicklung therapeutischer Fähigkeiten in der Musiktherapie

SIMONE LINDAU

Wie stark Musik auf das seelische Befinden wirkt, haben die meisten Menschen wohl schon erlebt. Ob es sich dabei um klassische, „anspruchsvolle" oder auch stimmungsvolle, tröstliche Musik, Marschmusik, Rock, Kinderlieder, Schlager oder getrommelte Rhythmen handelte: sie haben die „Macht der Musik" und ihre Verwandlungskraft kennengelernt. Sie erlebten, dass Musik in der Seele viel bewegt, dass sie die eigene Stimmung hebt oder besänftigt, mutig oder munter machen kann. Das ist vielen Menschen ebenso vertraut wie eine Beeinflussung der Atmung oder Durchwärmung durch Musik. Und manche erleben vielleicht nach einem Konzert die Stille nach dem letzten Ton, wo der Konzertsaal wie „gefüllt" war. Vielleicht fragte sich manch einer schon einmal, was das war, was er in diesem Augenblick wahrnahm, bevor der Applaus losbrach, etwas, das schwer in Worte zu fassen ist. Diese Beobachtungen sind insofern wichtig, weil sie darauf hindeuten, dass auch ein „ungeschulter" Mensch etwas von der Dimension erlebt, die vom Musikalischen her in unser Leben hereinragt.

Nicht jeder ist ein Bach, Beethoven oder Mozart, die davon berichten, dass sie in der Nacht in die Region der Sphärenmusik gelangten, aus der heraus sie ihre Kompositionen schöpften. Wer den Beruf des Musiktherapeuten ergreift, wird selbst die Verwandlungs- oder sogar Heilkraft, die im Musikalischen liegt, erlebt haben und fühlt den starken Impuls, andere Menschen ebenfalls dorthin zu führen. Daraus ergibt sich die Frage:

Wie kommt man zur Entwicklung musiktherapeutischer Fähigkeiten?

Am Anfang stehen konträre musikalische Erlebnisse. Das sind zum Beispiel die Dur- und Mollstimmungen, die auf der *seelischen Ebene* liegen. Es gibt aber noch eine weitere Ebene, wo man wie staunend erlebt, was sich in einem verändert. Das ist die *ätherische Ebene*, wo man beim Anhören bestimmter therapeutischer Kompositionen etwas in sich spürt, was man noch nie fühlte, etwa im Darm oder in der Leber. Dann gibt es auch die Kontratöne, bei denen man, wenn das Instrument in Kontakt zum Körper steht, das Gefühl hat, dass sie sich durch die Knochen hindurch bewegen (*physische Ebene*). Und zuletzt sei noch auf die *geistige* oder auch *Ich-bin-Ebene* hingewiesen. Hier erlebt der Mensch, wenn er der Musik lauscht, eine Inspiration, die seine Biografie betrifft oder ganz neue Ideen oder Gedanken hervorbringt und wo er sich in seiner Individualität, in seinem Menschsein angesprochen fühlt.

Dabei ist es zunächst hilfreich, wenn die Musik vorgespielt wird, damit man sich auf die Eigenwahrnehmung in leiblicher, seelischer und geistiger Hinsicht konzentrieren kann. Die Fragestellung lässt sich dann weiter verfeinern: Gibt es Unterschiede in den einzelnen Tonarten, erlebe ich zum Beispiel C-Dur anders als A-Dur?

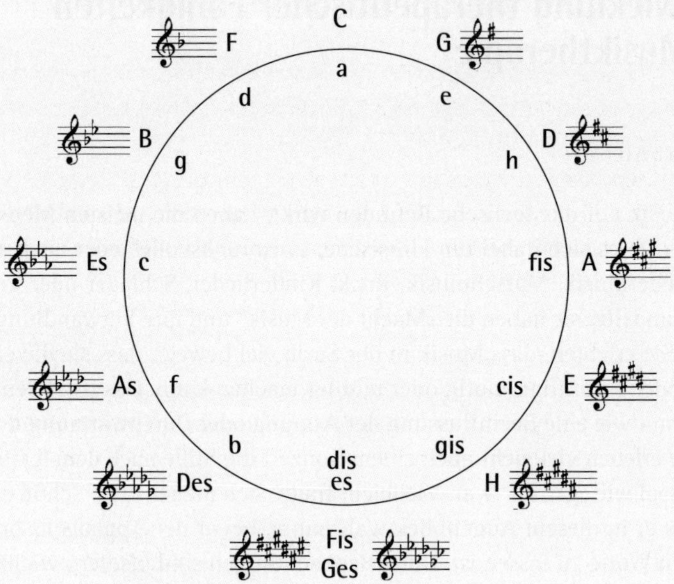

Abb. 1: Quintenzirkel Dur und Moll *

Kann ich einen Unterschied in der Wärme- oder Lichtqualität, in der Beziehung zum Flüssigen oder zur festen Erde finden? Dies zeigt sich, wenn ich ein und dasselbe Musikstück in verschiedenen Tonarten anhöre. Einen weiteren Schritt zur Vertiefung bewirkt das intensive Kennenlernen der Intervalle Prim, Sekund, Terz, Quart, Quint, Sext, Septim und Oktav. Wie fühle ich mich bei einer Septim, wie bei einer Quint, Quart oder kleinen Terz?

Einen nächsten Schritt bildet das Kennenlernen der einzelnen Töne, wie zum Beispiel die der C-Dur-Tonleiter: C-D-E-F-G-A-H-C. Dabei sind folgende Fragen hilfreich: Welcher Ton klingt wie und wo in mir, und auf das Wesen des Tones bezogen: Wer bist Du? Was willst Du mir sagen? Was kannst Du mir schenken? Wo findet der Ton im Menschen seine Resonanz, wohin wandert er, zu welchem anderen Ton tendiert er hin? Hat er einen Geschmack, eine Farbe, löst er eine bestimmte Stimmung aus? Welche inneren Bilder und/oder Empfindungen steigen in mir auf? Kann ich eine „Melodie im Einzelton" erahnen, von der Rudolf Steiner sprach, oder einen „Rhythmus im Einzelton"[1] wie Hans-Heinrich Engel (1921–1973) schrieb? Wie ist es, wenn ich einen Ton in verschiedenen Tonlagen singe?

Des Weiteren gilt es, die Rhythmen genauer kennenzulernen. Wie unterscheidet sich der Rhythmus vom Takt? Letzterer hat etwas Unerbittliches, Mechanisches, Maschinenhaftes, Stereotypes. Die Seele des Menschen ist nicht in dem Maß engagiert – wenn überhaupt – wie bei einem Rhythmus. Dieser ist lebendiger, enthält durch den Wechsel

* An der Außenseite dieses Kreises stehen die Durtonarten (Großbuchstaben) und ihre zugehörigen Vorzeichen; an der Innenseite die zugehörigen (parallelen) Molltonarten (Kleinbuchstaben), welche dieselben Vorzeichen wie ihre parallelen Durtonarten haben.

von Kürzen und Längen Beschleunigung und Verlangsamung und ist damit dem Lebensgefühl des Menschen näher, zeigt etwas Atmendes.

In Bezug auf die Wahl der Therapie-Instrumente kann man sich fragen: Wie klingt eine Piccoloflöte im Gegensatz zu einem Kontrabass? Welche Ebene meines drei- beziehungsweise viergliedrigen Menschen spricht das Instrument an?

An dieser Stelle möchte ich auch Bezug nehmen auf die Ausführungen von Rüdiger Grimm, der in diesem Buch auf Seite 92 über die Punkt-Kreis-Meditation schreibt: Bei jedem Instrument, bei dem auf einen Anschlag ein Nachklang folgt, kann man (ebenfalls) ein Punkt-Kreis-Erleben erüben. Beispielhaft sei hier die englische Handglocke genannt, deren Anschlag uns im Hören zum Punkt-Erleben führt, das uns beim Nachlauschen auf den verklingenden Ton zum (Um-)kreis trägt. Kann der Therapeut diese Gestik von der zentripetalen hin zur zentrifugalen Bewegung in sich verlebendigen? Man kann Improvisationen üben, etwa zu einer Blume, einer Naturstimmung, einem Gemälde: Wie spiele ich „Regen", wie „Sonnenschein"? Wie klingt eine Rose, wie eine Birke oder eine Eiche? Wie tönt eine stürmische oder spiegelglatte See?

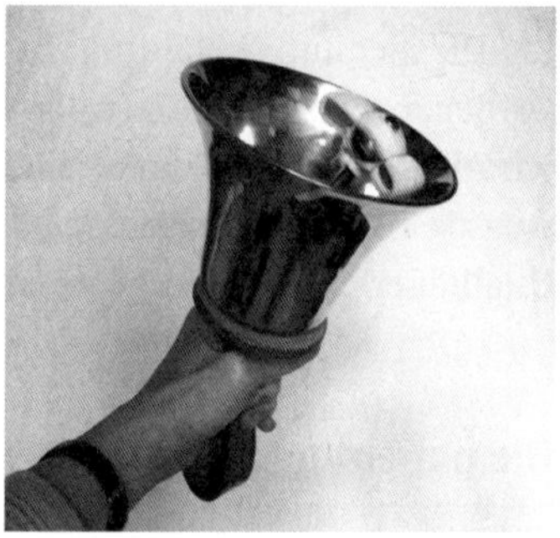

Abb. 2: Englische Handglocke

Mit diesen Übungen erarbeite ich mir einen Teil von meinem „Handwerkszeug".* Damit habe ich die Möglichkeit, die musikalischen Elemente Melodie, Harmonie und Rhythmus einzusetzen sowie therapeutische Kompositionen zu finden, um gezielt die Wesensglieder zu beeinflussen oder einzelnen Krankheitstendenzen entgegenzuwirken. Auch die Harmonisierung im dreigliedrigen Menschen wirkt heilungsfördernd.

Meditation ist für den Therapeuten der Weg vom gelernten und „gewussten" zum verinnerlichten „erlebten" Wissen. Er geht über das Hören nach innen und setzt Stille voraus. Was damit gemeint ist, wird im Folgenden beschrieben.

Die meditative Haltung

Die meditative Haltung ist eine fragende. Das Fragen wirkt wie das Anspannen einer Saite auf einem Instrument. Dann ist es aber notwendig, den Finger zu lösen, damit die Saite erklingen kann. Nur durch das Lauschen ist der Ton – als Antwort – zu vernehmen. Es braucht innere Ruhe, Zeitlosigkeit, ein Loslassen-Können der Frage und eine Empfangsbereitschaft für die Antwort. Je höher meine Ungeduld und Erwartung sind, desto unwahrscheinlicher scheint es, eine Antwort wahrzunehmen. Stille und Lauschen sind die Schlüsselbegriffe in diesem Prozess. Dazu ist es wesentlich, in sich still, aufmerksam und achtsam zu werden.

* Für die Erarbeitung meiner musiktherapeutischen Grundlagen ist die „Musikalische Anthropologie" von Hans-Heinrich Engel wesentlich, die weitere Aspekte zum Finden individueller therapeutischer Musiken aufzeigt (Spalinger, J., Schneider, J., Maurer, M.: Musikalische Anthropologie von Hans-Heinrich Engel. Medizinische Sektion am Goetheanum Dornach 2005).

Wie kann ich zur inneren Ruhe kommen? Vermag ich mich aus meinem Alltag zu lösen? Dazu brauche ich äußerliche und innere Ruhe (stumme Stille), eine reizarme Umgebung, ausreichend Zeit (ein „Ewigkeitsgefühl", auch wenn ich nicht endlos Zeit zur Verfügung habe), ein geordnetes Umfeld. Kann ich alles, was an Alltagsgedanken, Sorgen und Ängsten, Wünschen und Erwartungen in mir lebt, für die Zeit der meditativen Erforschung loslassen? Alles, was mich beschäftigt, belastet, Termine, die noch anstehen, mache ich mir zunächst bewusst, erfasse sie gedanklich und lege sie liebevoll zur Seite, um dann gleichsam „hindurchzuschreiten". Mit dieser Vorbereitung suche ich einen inneren Raum auf.

Die meditative Haltung erscheint als ein „In-der-Mitte-Sein" zwischen Denken und Wollen, beides umfassend – wie eine Waage. Die Willenskräfte sind erforderlich, damit ich nicht abschweife und meine Frage aus den Augen verliere, das Denken ist als Bewusstseinskraft zum Erfassen des Wahrgenommenen wichtig. Das Fühlen lässt mich die Qualität erleben. Mit der Fragehaltung nähere ich mich dem Patienten.

Die patientenbezogene meditative Haltung

Wie finde ich den richtigen therapeutischen Ansatz für den Patienten, also das, was ihm gemäß ist? Ich stelle mir die Frage: Woran möchte ich mit dem Patienten arbeiten? Welche Ziele verfolge ich, in welchem Bereich will ich aktivieren? Wohin will ich ihn führen? *Will* ich oder habe ich das Gefühl, ich *sollte*? Wer gibt mir den Auftrag dazu? Der Arzt mit seiner Diagnose, der Patient oder meine musiktherapeutische Diagnose?

Ich bilde einen von Liebe getragenen Wärmeraum, in dem ich versuche, das Wesen des Patienten zu erspüren. Dann stelle ich mir jeden Patienten innerlich vor Augen: Wie sieht er aus, wie sind seine Bewegungen und Gebärden, wie setzt er seine Füße auf die Erde, wie klingt seine Stimme, was sagen mir seine Augen, wie sind seine Wärmeverhältnisse, wie ist sein Atem – langsam oder schnell, überwiegen Ein- oder Ausatmung? Wie erscheinen sein Herzschlag und Puls? Wenn er deutlich vor mir steht, rufe ich die Erinnerung an die letzte Therapiestunde wach: Wie ist diese verlaufen? Wann und wo hatte ich das Gefühl, dass ich den Patienten erreichte, wann stockte es, wann hatte ich den Eindruck, dass er innerlich „ausstieg"? Woran habe ich das gemerkt? Wo gab es eine unerwartet heftige Gefühlsregung (ist er beispielsweise in Tränen ausgebrochen)? Woran könnte das gelegen haben? Mein Patienten-Bild passe ich an das reale Erleben an – es findet eine „Ent-Täuschung" im positiven Sinne statt, die den Therapieprozess fördert. Bei diesem Prozess sind eine absolute Ehrlichkeit und Wahrhaftigkeit ganz wesentlich. Daraus ergeben sich die weiteren Schritte für die nächste Therapiesitzung. Es ist oft auch eine Hilfe, die Fragen mit in die Nacht zu nehmen.

Diese Fragen stelle ich mir, um mich dem innersten Wesen des Patienten zu nähern und ihm eine Hilfestellung für seinen Entwicklungs- und Gesundungsprozess zu geben. Gelingt es mir, einen inneren Wärmeraum zu schaffen, so vermag darin der Engel des Patienten anwesend zu sein. Vielleicht richte ich die Bitte an ihn: „Hilf mir, Deinen Menschen so zu sehen und mit ihm so zu arbeiten, dass ich ihn in seinem innersten Wesen erreiche!" Dabei bin ich mit meinem Bewusstsein ganz beim Patienten, nicht bei mir.

Eine Stimmung der Selbstlosigkeit lebt dann in mir und ich muss darauf achten, dass ich nicht zuviel *will*. Sonst laufe ich Gefahr, dass es mein Wille ist, der dem Patienten etwas überstülpt, was ihm nicht entspricht. Entscheidend ist die innere Fragehaltung: Was braucht der Patient? Dabei sind die Worte aus dem Vaterunser „Dein Wille geschehe" richtungsweisend. Gerade, wenn ich das Gefühl habe, in das Schicksal des Patienten einzugreifen, erscheint es mir wesentlich, den Christus einzubeziehen. Es gibt Patienten, bei denen man meint, eine „höhere Macht" als Helfer zur Unterstützung zu brauchen, weil man den Patienten als zu schwach erlebt, etwa wegen der Schwere seiner Krankheit oder einer karmischen Blockade, von der man den Eindruck hat, er könne sie aus eigener Kraft nicht lösen.

Meine Willenskraft findet ihren Platz dort, wo ich den Patienten durch den therapeutischen Prozess unterstütze, einen Weg zu gehen. Um den Patienten bei seiner Selbstverwandlung zu begleiten, sind für den Therapeuten das Bemühen um Moralität, Ichhaftigkeit und beständiges Fortschreiten auf dem eigenen Entwicklungsweg unerlässlich.

Die Vorbereitung der Therapie

Bevor die Therapie beginnt, lege ich Wert darauf, dass der Raum mit den Instrumenten, den Sitzgelegenheiten sowie der passenden Temperatur vorbereitet ist und durchklungen wird.

Man kann einen Spruch sprechen, beispielsweise:[2]

„In der Kunst erlöst der Mensch
Den in der Welt gebundenen Geist.
In der musikalischen Kunst erlöst der Mensch
Den in ihm selbst gebundenen Geist."

oder die Instrumente anspielen, die zum Einsatz kommen sollen. Spielt man eine Komposition zum „Tageston" oder zum jeweiligen Tierkreiszeichen? Man kann sich an den Engel des Patienten mit der Bitte um Unterstützung wenden, das zu finden, was für den Patienten eine Hilfe auf seinem Lebensweg und in seiner jetzigen Situation bietet.

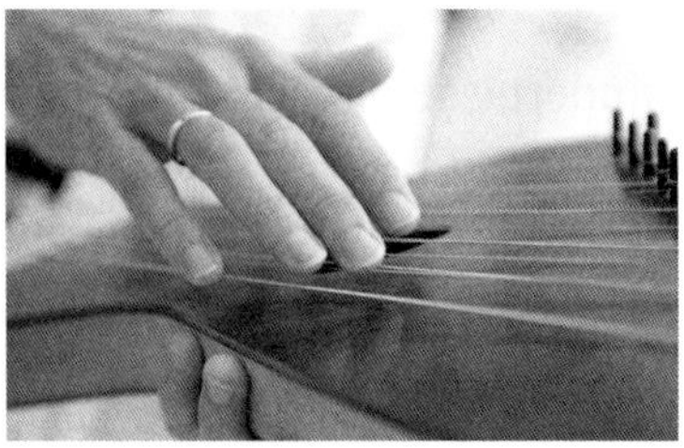

Abb. 3: Bordunleier

Die Durchführung der Therapie

Absolute Geistesgegenwart ist wesentlich! Staunend in jedem Augenblick, ganz wachsam und „neu" in der Situation stehen, nach innen hörend, welches Bild kommt, welche Inspiration, welche Intuition (was ich jetzt tun sollte). Dabei greife ich auf mein „Handwerkszeug" zurück. Wenn ich selbst ein starkes Erleben hatte, zum Beispiel wie eine

Quint auf mich wirkt, wie sie einhüllt, mir das Gefühl gibt, alles sei gut und in guten Händen zu sein, mir zugleich Boden unter den Füßen bietet und einen Schutzmantel um mich legt, kann ich, wenn ich sie für den Patienten spiele oder singe, ihn zu diesem Erleben führen. Mit meinem seelischen Erleben dieses Intervalls wirke ich – gemäß dem „Pädagogischen Gesetz" – damit auf das darunter liegende Wesensglied des Patienten, so dass er, im Fall der Quint, in eine Entspannung, in ein inneres Loslassen kommt. Rudolf Steiner beschrieb dieses Gesetz in seinem „Heilpädagogischen Kurs".[3] Doch es ist nicht nur für die Heilpädagogik, sondern für die Pädagogik und Therapie insgesamt bedeutsam und besagt generell, dass Erzieher, Lehrer oder Therapeut mit dem nächsthöheren auf das darunter liegende Wesensglied des Kindes oder Patienten wirken. So beeinflusst der Ätherleib des Therapeuten den physischen Leib des Patienten, der Astralleib den Ätherleib, das Ich den astralischen Leib und das Geistselbst des Therapeuten das Ich des Patienten.

Wenn die Vorbereitung in der oben beschriebenen Weise ausfällt, habe ich zwar das Gefühl, dass die Therapie „gut lief", aber eine gewisse Ähnlichkeit mit einer Musikstunde hatte. Woran erlebe ich eine mich zufriedenstellende Therapieeinheit? Wenn ich spüre, dass „etwas anderes" anwesend ist, etwas, das ich im Vorfeld nicht geplant hatte. Ein Innehalten des Patienten, ein tief innerliches Berührtsein. Eine Stille, die angefüllt erscheint und mich selber innehalten lässt, um „dem anderen" Raum zu geben, damit es wirkt. Dafür ist es wesentlich, immer wieder Pausen einzulegen. Oft sind diese Erlebnisse mit dem vorangehenden Gefühl der Ratlosigkeit oder Ohnmacht verbunden, nicht den nächsten Schritt zu kennen.

Man erlebt dann, dass die wahren Gestaltungs- und Heilerkräfte in der geistigen Welt liegen – mit ihnen setzen wir uns in Beziehung. Das gelingt nur dann, wenn wir die Verbindung zwischen Mensch und Kosmos erleben und die kosmisch-irdische Entwicklung bejahen.

Hindernisse und Schwierigkeiten

Auf meine meditative Haltung bezogen sind folgende Hindernisse und Schwierigkeiten denkbar:

- Ungeduld
- innere Unruhe
- die Schwierigkeit, loszulassen
- Aktivismus

und patientenbezogen:

- Zweifel, Unsicherheit, ob ich das richtige beziehungsweise das beste therapeutische Angebot gefunden habe
- ein gestörtes soziales Verhältnis zum Patienten
- Furcht vor dem Eingreifen in das Schicksal des Patienten

Zusammenfassung und persönlicher Bezug

Wenn ein alter Mensch etwas erzählt, so schwingt seine ganze Lebenserfahrung mit. Die Worte zeigen meist viel mehr Gehalt als bei einem jungen Menschen. Diese Erfahrung lässt sich auch in der Musiktherapie machen: Habe ich als Therapeut etwas an einem Ton oder Intervall erlebt, so bekommt es für den Patienten ein Gewicht.
Nehme ich eine meditative Haltung ein, geht es um dieses vertiefte Erleben, also um ein Eindringen in die Qualitäten und Wirkkräfte der Grundelemente des Musikalischen, in denen so Geistig-Kosmisches zum Ausdruck kommt. Ich lasse den Patienten dann an dem teilhaben, was ich „aus dem Kosmos auf die Erde, in mein Menschsein geholt“ und mit meiner Erlebnisfülle angereichert habe, weil es in mir lebt und ich mich vom Geist getragen fühle. Damit erklärt sich auch, warum beispielsweise ein Intervall keine Wirkung zeigt, wenn es jemand spielt, der innerlich nichts damit verbindet.

Die Voraussetzung zur meditativen Erarbeitung der musiktherapeutischen Grundlagen liegt in dem Erleben, dass der Mensch eingebunden ist in den großen Weltenkosmos und ihn in sich als Mikrokosmos spiegelt. Zu allem, was sich hier auf Erden an Organprozessen findet, gibt es im Kosmos eine Entsprechung, seien es die Planeten, die Tierkreiskräfte oder die Rhythmen der Erde. Die innere Gewissheit dieser Zusammenhänge führt bei Therapeuten und Patienten zu der Motivation, „abgerissene Fäden“ wieder „anzuknüpfen“, wie das Friedrich Hebbel (1813–1863) in seinem Weihnachtsgedicht so schön beschrieb:[4]

Die Weihe der Nacht

Nächtliche Stille!
Heilige Fülle,
wie von göttlichem Segen schwer,
säuselt aus ewiger Ferne daher.
Was da lebte,
was aus engem Kreise
auf ins Weiteste strebte,
sanft und leise
sank es in sich selbst zurück
und quillt in unbewusstem Glück.
Und von allen Sternen nieder
strömt ein wunderbarer Segen,
dass die müden Kräfte wieder
sich in neuer Frische regen,
und aus seinen Finsternissen
tritt der Herr, soweit er kann,
und die Fäden, die zerrissen,
knüpft er alle wieder an.

Durch das Klangerleben verbindet sich der Patient wieder mit der kosmischen Welt – hierzu regt die Musiktherapie an. Meine meditative Haltung bedeutet für den Patienten, dass ich ihn dieser Welt, in der die gesundenden Kräfte zu finden sind, näherbringe. Eine offene Fragehaltung und die Behutsamkeit dem Patienten gegenüber sind dabei wesentlich. Dank der anthroposophischen Herangehensweise ist der Kranke auf allen vier Ebenen seines Menschseins erreichbar.
Meditieren bedeutet mehr, als darüber nachzudenken, was dem Patienten guttun könnte. Es ist das Ende eines Weges, der mit dem Nachdenken beginnt. Und doch muss man sich eingestehen, dass man wohl nie ans Ende kommt – zu Lebzeiten.

Mein Schlüsselerlebnis am Anfang der musiktherapeutischen Tätigkeit hatte ich mit einem Karzinompatienten. Am Ende einer Therapiestunde spiele ich meist eine Melodie auf der Altleier, die Aspekte von dem zeigt, was ich mit musikalischen Mitteln anregen möchte, wie Intervalle, Tonhöhe, Rhythmuswechsel. Dieser Patient sagte immer: „Schön". Als ich jedoch eine eigens für ihn komponierte Therapiemusik vorspielte, reagierte er erst einmal gar nicht. Er saß lange schweigend, in sich versunken da, und es entstand eine Stille. Nach geraumer Zeit sagte er, er sei richtig „weg" gewesen, habe sich in seine Kindheit versetzt gefühlt und könne nun seinen Entwicklungsweg weitergehen – ein für ihn und mich sehr eindrückliches, ergreifendes Erlebnis. Es ist wichtig, dass der Therapeut in der Lage ist, eine therapeutische Musik ganz individuell für den Patienten zu finden – aufgrund seiner eigenen meditativen Erarbeitung der Grundelemente der Musik.

Literatur

1 Schneider, H., Spalinger, J., Maurer, M.: Musikalische Anthropologie von Hans-Heinrich Engel. Medizinische Sektion am Goetheanum Dornach 2005.

2 Steiner, R.: Wahrspruchworte (GA 40). Rudolf Steiner Verlag Dornach 1998. S. 299.

3 Steiner, R.: Heilpädagogischer Kurs (GA 317). Rudolf Steiner Verlag Dornach 1995. S. 33–34.

4 Hederer, E. (Hrsg.): Das deutsche Gedicht. Fischer-Taschenbuch-Verlag Frankfurt am Main 1985. S. 257.

Die Kraft der Sprachlaute und des Wortes als Urquell heileurythmischen Wirkens

ELKE NEUKIRCH

Mit der Frage nach dem Wesen des Wortes begann Rudolf Steiner am 24.6.1924 seine Ausführungen für alle drei Disziplinen der Eurythmie. Ursprünglich umfasste die „Idee des Wortes" den ganzen Menschen als ätherische Schöpfung und das Alphabet galt in früheren Zeiten als Ausdruck dieser Schöpfung. Das ganze Universum und mit ihm das Menschenwerden ließ sich aus dieser Quelle erfassen und anschauen. Die Eurythmie schuf eine Möglichkeit, wieder tief in die Zusammenhänge von Menschen- und Weltwesen hineinzuschauen.[1]

So ist der Mensch in seiner höchsten Entfaltung wieder als ein reines Abbild des Makrokosmos, d.h. aus den Sternenkräften der kosmischen Wortsubstanz heraus zu begreifen, erschaffen als ein Mikrokosmos, in dem die Bildegesetze des Weltenalls zur sichtbaren Erscheinung gelangen.

Geraten die Beziehungen zwischen den makrokosmischen und mikrokosmischen Bildevorgängen in eine Dissonanz, erkrankt der Mensch. Hier schafft die Heileurythmie, die mit der Substanz der kosmischen Wortkraft arbeitet, die Möglichkeit, die schadhaft gewordenen Form- und Bildeprozesse wieder in Einklang mit den kosmischen Urbildformen zu bringen.

Die Eurythmie offenbart, im Sichtbarwerden des gehörten Wortes, was in der ganzen menschlichen Organisation an geistig-seelisch-leiblichen Gesetzmäßigkeiten übersinnlich wirkt. In der Heileurythmie werden die geistigen Wortkräfte als heilende Prozesse wirksam. Die Eurythmie erfährt dadurch eine wesentliche Vertiefung und Erweiterung. Der Heileurythmist muss sich befähigen, die Naturvorgänge innerhalb des physischen Leibes geistig-seelisch aufzufassen, um entsprechend aus der geistig-seelischen Wortkraft die Heilprozesse für den erkrankten Menschen einzusetzen. Dazu ist notwendig, dass er in besonders inniger Weise mit der geistigen Welt zusammenarbeitet, denn er muss Kenntnis davon gewinnen, wie sich ein Organ aus der Weisheit des Kosmos heraus bildete. Die spirituelle Herausforderung besteht darin, als Heileurythmist sich übend in die objektiven Wortkräfte so hineinzuvertiefen, dass der Weg zu dem verloren gegangenen Urwort sich wieder öffnet – denn der Vollmacht des Wortes liegen die umfassendsten Heilungsgeheimnisse zugrunde. Eurythmisten und die in der Heileurythmie tätigen Therapeuten befinden sich daher bezüglich des anthroposophischen Schulungs- und Erkenntnisweges in einer besonderen Ausgangssituation. Zur Ausbildung des Eurythmisten gehört, sich zum Instrument für die innere Lautkraft heranzubilden, damit das Denken, Fühlen und Wollen des Lautes in Raumesbewegungen übergeht und an Sichtbarkeit gewinnt. Der Heileurythmist muss darüber hinaus sein Leibesinstrument so umformen, dass er den heilenden Geist des Lautes aufnehmen und zur Wirksamkeit bringen kann. Auch wenn dieses Hineinleben in die übersinnliche seelisch-geistige Welt in der Eurythmie zunächst träumend-schlafend bleibt, so kann es doch allmählich bewusster werden. Eine Selbsterziehung auf der Grundlage des anthroposophischen Schulungsweges, der den ganzen Menschen nach Denken, Fühlen und Wollen ausbildet und entwickelt, unterstützt das Aufwachen innerhalb der Seelenkräfte. Das befähigt den Heileurythmisten, sich selbst mit immer tieferen Schichten der Lautsubstanz zu vereinigen, um dann ihre Verwandlungsmacht therapeutisch einzusetzen.

Beispiel: Der eurythmische Laut „M"

Im dreifältigen, farbdynamischen Lauterleben des „M“ lässt sich empfinden, wie durch die Farben ein geistig-seelisch Wesenhaftes ins Innere dringt und dort wirkt [→ Farbabb. S. 107]. In der Farbe berühren sich Seelisches und Schöpferisches. Das Grün, das Lebendige im Physischen abbildend, offenbart das Antlitz des Lebens im Stoff. Kosmischer Seelenglanz ergreift und durchatmet im Blau das innere Leben. Im Violett durchdringen sich Wille und Gedanke zur höchsten Potenz gestaltender Vertiefungskraft, um entgleiste Vorgänge des ätherischen und astralischen Leibes in ein tätiges Gleichgewicht zu bringen. Der zur anschaubaren Form gerinnende Farbdreiklang des „M“ wirkt begrenzend auf sich verselbständigende, vitale Lebensvorgänge innerhalb des physischen Organismus. Gleichzeitig schützt es die Wachstumskräfte davor, einseitig dem instinktiven Willen zu folgen. Durch die Vergeistigung des Stoffes in Verbindung mit der Verleiblichung des Geistigen entsteht eine dritte Kraft, die dem Menschen die Fähigkeit der Selbstverwandlung gibt – insbesondere, wenn die Kraft des Bewusstseins sie durchdringt. Gelingt in der wahrnehmend durchfühlten „M-Bewegung“ – insbesondere durch die Begegnung der Hände – die Verschmelzung geistig hereinströmender Umkreiskräfte mit jenen Kräften, die aus der Ich-Sphäre des Menschen sich mit dem Umkreis vereinen wollen, so spricht das „M“ ein Sternen-Geheimnis des Menschen aus:

„Sich selbst empfangen vom Weltensein
Die Welt erleben als Selbstes-Sein,
Das ist der Weg zum Seherziel“[2]

Von der Grundsubstanz therapeutisch wirksamer Lautkraft

Im Laut ergreift man, was den Menschen aus dem Weltall heraus geschaffen hat. Das dreifältige, farbdynamische Lauterleben, aus dem heraus die Gestalt des Lautes geboren wird, bildet die Brücke, über die der kosmische Weltinhalt in die eigene Seele gelangt. Durch das Tor der Farben treten wir in die moralische Sphäre der Lautkräfte über. Hier bewegen uns die kosmischen Schaffenskräfte innerlich so sehr, dass der durchfühlte Wille sich zu einem Weltvorgang umbildet. Die Seele wandelt sich zur Wohnstätte göttlicher Wortsubstanz. Die von Rudolf Steiner ausgearbeitete differenzierte Methodik der heileurythmischen Anwendung der Laute ruft diese Weltvorgänge in dem erkrankten Menschen wach, um ihre heilenden Kräfte zu entfalten. Die Einpflanzung der Logoskraft im Menschen verändert den Atem und die Substanz des Blutes. Dadurch lässt sich die Heileurythmie gerade bei Krankheiten, die tief mit dem Schicksal des erkrankten Menschen verbunden sind, besonders wirksam einsetzen.

Rudolf Steiner sprach davon, dass in der Eurythmie die redende Seele lebt, die ihre Worte dem Verständnis mitteilen will, das den Raum überwindet[3] – ein Hinweis darauf, dass das auf den Leib gestützte Denken, Fühlen und Wollen überwunden werden muss, um die Kräfte und Gesetze des Unräumlichen, Seelisch-Geistigen im Bewusstsein zu erfassen. Wenn der Heileurythmist zur Wahrnehmung fließender Lebensprozesse gelangen will – aus denen Gesundheit und Krankheit hervorgehen –, muss er über die sinnlich wahrnehmbaren Gesten der menschlichen Raumesgestalt hinauskommen in den Bereich der wirksamen Kräfte. Diese Tatsache tritt in einer besonders deutlichen Weise bereits durch die erste Lautangabe Rudolf Steiners hervor.

„I" – die erste Lautübung

Die erste Lautübung bildet das Eingangstor zur Welt der Wortkräfte. Sie lässt den eurythmisch Übenden unmittelbar eine Schwellensituation erleben:

„*Stellen Sie sich aufrecht hin* [erster Schritt, Anmerkung der Autorin] *und versuchen Sie eine Säule zu empfinden, deren Fußpunkt der Ballen Ihrer Füße und deren Kopfpunkt Ihr eigener Kopf, Ihre Stirn ist* [zweiter Schritt]. *Und diese Säule, diese Aufrechte, lernen Sie empfinden als I.*" [dritter Schritt].[4]

Diese Säule, die frei vom physischen Leib, aber parallel zum Rückgrat entsteht, muss immanent geistig erzeugt werden. Beispielhaft dafür gilt der – die Lilie tragende – Erzengel als Symbol für die Ichheit, welche rein geistig erfasst zum Bewusstsein kommt [→ Farbabb. S. 108]. Das gewöhnliche Selbsterleben des Ich ist an den physischen Leib gebunden und vermittelt zwischen Sinneswelt und Eigenerleben. Das Vordergrat-I entzieht sich einem naturhaften Selbsterleben und erscheint als Ausdruckskraft der Selbstlosigkeit, als zum Weltensein gehörig. Es bildet das Tor, um den kosmischen Wesensinhalt des Lautes gewahr werden zu lassen. Indem das Ich-Erleben von der Geistgestalt des Vordergrats aufgenommen wird und in diese Gestalt übergeht, finden die reinen Kräfte des Lautes Eingang in das Seelenleben und erfüllen es mit ihrem göttlichen Weltinhalt. Erst die von Sinnesinhalten befreite Seele taucht in die Bewegungen, Bewegungsrichtungen und -eigenschaften des Ätherischen und der geistigen Welt wahrnehmend ein. Dieser Vorgang befreit den eurythmischen Wort-Raum vom subjektiven Denken, Fühlen und Wollen der eigenen Seele. Für ein Untertauchen in die übersinnliche Lautwirklichkeit reicht es nicht aus, das Vordergrat nur vorstellungshaft zu bilden. Es muss vom durchfühlten Willen ganz aufgenommen und durch eine auf sich selbst gestützte Ich-Kraft bewusst gemacht werden. Rudolf Steiner beschrieb diesen Vorgang in der „Geisteswissenschaftlichen Menschenkunde" folgendermaßen:

„Fühle stark dieses Ich in dir und fühle es so, dass in diesem Ich ein Göttliches dich durchwebt und durchwallt, das höher ist als alles, was du durch ein Bild ausdrücken kannst; dann hast du in einem solchen Gefühl eine Kraft der Gesundheit, die deinen physischen Leib, deinen Ätherleib und deinen astralischen Leib gesund machen wird."[5] Diese Qualität der überpersönlichen Urbild-Gestalt des Ich, deren reine Wesenheit jeder individuellen, innerlich danach strebenden Person zugänglich ist, entfaltet die heilende Prozesskraft des „I" im erkrankten Menschen. Durch den Ewigkeits-Charakter des „I" kann jedes individuelle Ich die heilende Prozessualität des Lautes empfangen und für den individuellen Heilungsprozess fruchtbar machen.

Im Heileurythmie-Kurs betonte Rudolf Steiner gerade im Hinblick auf das vokalische Arbeiten: *„[...] es handelt sich da sehr darum, dass man sich eine Empfindung von dem erwirbt, was in die Bewegung gewissermaßen hineinfließt. [...] dass man sich ein Anschauungsbewusstsein erwirbt [...].*"[6] Diese Worte verdeutlichen, dass das „I" seine therapeutische Kraft in einem Verzicht auf das subjektive Selbsterleben entfaltet und stattdessen ein Ich-Erleben schult, das aus dem Umkreis hereinkommt, den Menschen in der Gegenwart seines Ich ergreift und den Krankheitsprozess, der Ausdruck der Vergangenheit ist, in einen Heilprozess überführt. Hier gilt es, insbesondere Selbstlosigkeit zu üben, damit der Patient den geistigen Lebensstrom aufnehmen kann. Ein keimhaft neu erstehender Wille erfüllt die Ich-Seele des Menschen und reift zum bedeutsamen Motiv im individuellen und menschheitlichen Heilungsgeschehen heran. Menschheitlich deshalb, weil das „I" im Lichte der Weltenwahrheit steht und jener Wille, der in der „Offenbarung der Persönlichkeit" erstarkt, ist es, an den der Christus appelliert, wenn er dem Erkrankten die Frage stellt: „Willst du gesund werden?"

Der Patient muss der gesundenden Lautgestalt übend entgegenwachsen und sich mit ihr vereinigen, denn erst in der durchfühlten Wahrnehmung des einströmenden Lautes erlangen die göttlichen Weltgedanken und Wortkräfte ein unmittelbares Sein in der eigenen Seele. Von einer solchen Teilhabe am Kosmos strahlen spirituelle Kräfte aus, die heilenden Charakter haben. Je befreiter das Fühlen vom persönlichen Empfinden ist, je selbstloser der göttliche Gemütsinhalt der Laute erlebt wird und in die Bewegungsform gerinnt, umso dichter wird das Walten und Gestalten der Lautwesenheit im erkrankten Organismus.

An diesem Schwellen-Bewusstsein hat der Therapeut selbst intensiv zu arbeiten, um zur Wirklichkeitserfahrung des Lautes zu gelangen. Es erfordert eine radikale Willensumkehr in der übenden Arbeit, damit der Wortinhalt des Lautes sich nicht mit Vorstellungsinhalten aus dem eigenen Selbst erfüllt. Der Heileurythmist muss zur Selbstlosigkeit heranreifen, damit er die Eurythmie zu Heilungszwecken einsetzen kann. Strebt der Therapeut danach, in der Geistsprache des Lautes oder Tones mit seinem Bewusstsein zu erwachen, ist eine strenge, umfassende Schulung unumgänglich. Dieser Schulung liegt ein freier, individueller Entschluss zugrunde. Die Zeitforderung eines solchen Entschlusses wird durch Hinweise Rudolf Steiners im Heileurythmie-Kurs deutlich. Wiederholt sprach er davon, dass man in die geistig-leiblichen Prozesse hineinschauen müsse, um die Physiologie des Eurythmisierens wirklich zu verstehen.[7]

Ein Aspekt des anthroposophischen Schulungsweges als Voraussetzung vertiefter Lauterfahrung

Der anthroposophische Schulungsweg beginnt mit der Verehrung von Wahrheit und Erkenntnis und der devotionellen Grundstimmung gegenüber allem wahrhaft Verehrungswürdigen.[8] Die Erfahrung zeigt, dass eine selbstlose Ergebenheit an die Wortkräfte das Geistige im Fühlen heranbildet. Dieses öffnet das innere Gehör für die tiefer liegenden Lautkräfte. Reift die innere Moralität der Seele allmählich heran, gewinnt der Übende zunehmend die Fähigkeit, sich an der geistigen Wortkraft selbst zu erwecken und sein Zentrum in ihr wahrzunehmen. Die Ergebenheit öffnet die Seele für den Empfang kosmischer Kräfte – eine Vorbedingung dafür, dass das höhere Ich die Seele bewegt. Andacht und Verehrung weiten das Bewusstsein und bereiten es vor, die Wesens-, Lebens- und Wirkens-Kräfte der Laute dem inneren Menschen zugänglich zu machen. In der reinen, verehrenden Hingabe erkraftet das Ich, sodass die Lautwesenheit in ihrer schaffenden Dynamik in der eigenen Seele offenbar wird. Das sind Momente der Gnade, weil dadurch das Erleben des Eingefügt-Seins in die kosmischen Weltzusammenhänge und die Ahnung von der idealen Ich-Gestalt des Menschen aufleuchten, die erkenntnis- und leitbildend auch für den therapeutischen Prozess in der Heileurythmie sind.

Das Transparent-Werden und die Verwandlung der eigenen Wesensschichten ermöglichen eine vertiefte Wahrnehmung der Gestalt des Patienten. In dem zum inneren Bild erhobenen Krankheitsgeschehen, das sich durch die Kraft der Empathie verdichtet, zeigt sich eine fehlgeleitete seelisch-geistige Entwicklung. Im tieferen, erkennenden Mitvollzug erscheint im Wesensbild der Krankheit eine Entfremdung des Menschen von seiner kosmischen Urbildgestalt, die mit der Sehnsucht des Erkrankten, ein „ganzer" Mensch zu werden, verbunden ist. Hier vereinen sich der Heilermut des Therapeuten und der Gesundungswille des Patienten. Indem dieser sich mit der moralischen Grundsubstanz des Lautes durchdringt, schafft er einen neuen Zusammenklang mit dem Kosmos. Der Patient ist auf dem Weg, seine Heilung zu verwirklichen. Auf die Tiefe des Leidens antwortet die heilende Kraft des Wortes. Keimhaft leuchtet hier die Geist-Erinnerung an die himmlische Idealgestalt des Menschen auf und wird zum Seelenantrieb einer Entwicklung.

Die Eurythmie-Meditation

Die Berufsgemeinschaft der Eurythmisten erhielt Rudolf Steiner eine spezielle Meditation. Sie dient nicht nur der spirituellen Entwicklung jedes Einzelnen, sondern auch der Gemeinschaft, die sich durch die Meditation stärker und bewusster zum Diener der wortgebundenen Heilkräfte machen möchte. Rudolf Steiner wies darauf hin, dass diese Meditation die Geheimnisse der menschlichen Organisation in sich trägt.[9]

„Ich suche im Innern
Der schaffenden Kräfte Wirken,
Der schaffenden Mächte Leben.

Es sagt mir
Der Erde Schweremacht
Durch meiner Füße Wort,

Es sagt mir
Der Lüfte Formgewalt
Durch meiner Hände Singen,

Es sagt mir
Des Himmels Lichteskraft
Durch meines Hauptes Sinnen,

Wie die Welt im Menschen
Spricht, singt und sinnt."

In der Ruhe der zunächst suchenden und dann lauschenden Innerlichkeit entwickelt sich ein Geistgespräch zwischen den schöpferisch sprechenden, tönenden und gestaltbildenden Wesenheiten und dem Meditierenden. Die Meditation beginnt mit einer suchenden Geste des Ich nach dem Wirken schaffender Kräfte und Mächte des Lebens. Es ist die Suche nach den schöpferischen Kräften des Kosmos, die im Menschen walten und die für das gewöhnliche Bewusstsein verborgen bleiben. Die Suche des Ich mündet in ein tiefes Schweigen der Seele. In der Stille öffnet sich die hingebende Seelenaufmerksamkeit für die Sprache der schöpferischen Mächte.

Im dreimalig wiederholten „*Es sagt mir*" erfährt der Meditierende eine dreifache Hinlenkung seines Ich zu den schaffenden Weltwesenheiten. Die Naturstufe des Hörens wird hier überwunden und muss sich zur Inspirationsstufe entwickeln. Im „*ES*" spricht eine einheitliche Macht, die sich in drei Wesensformen gliedert: in die Schweremacht der Erde, in die Formgewalt der Lüfte und in die Lichteskraft des Himmels. Die Sprache der kosmischen Außenwelt wird durch die drei Organe Füße, Hände und Haupt empfangen und bewegt. Sie wandeln sich zu geistigen Wahrnehmungs- und Tätigkeitsorganen, um für die Sprache der geistigen Wirkens-Macht, -Gewalt und -Kraft durchlässig zu werden.

Die Sprache des „*ES*" beginnt mit der Gewahrwerdung derjenigen göttlich-geistigen Kräfte, die in Zusammenhang mit der Schweremacht der Erde den Menschen gestalten. In ihr hat sich das kosmische Licht des Weltenwortes bis zur Erscheinung des Stoffes verdichtet, der „*Erde Schweremacht*".

Unsere Füße, angesprochen in der Eurythmie-Meditation, sind den Erdenverhältnissen angepasst. d.h. sie sind verbunden mit der Schweremacht, der Erdenverdunkelung und -verfestigung. Sie müssen befähigt werden, sich zum Ausdrucksorgan kosmischer Wortkraft umzubilden. Sie haben ihren einseitigen Dienst in Zusammenhang mit der Erde aufzugeben, um sich von den moralisch-kosmischen Kräften des Wortes durchdringen zu lassen und um die Erde mit Erneuerungssubstanz zu durchleuchten. In jedem eurythmischen Schritt offenbaren die Füße im „Heben" einen aus dem Umkreis hereinwirkenden Willensimpuls, der den Menschen aus der Schwerkraft herauslöst, diesen Impuls im „Tragen" mit dem Gedankenhaften des Kosmos in Beziehung bringt, um ihn dann tatkräftig im „Stellen" wieder mit der Erde zu verbinden. Wille und Gedanke verschmelzen zur einheitlichen Gestalt des Schrittes, in der das Ich des Menschen nicht nur seinen irdischen Ausdruck findet, sondern zugleich seine himmlische Orientierung.

Kosmischer Wille und Weltgedanken bilden die göttlichen Schaffensbewegungen. Diese zur Weltensprache vereinte Prozessualität formt die Geistgestalt des Menschen im Gewand des Irdischen. Durch die Aufrechte der menschlichen Gestalt steigt die Wortwesenheit bis zum tiefsten Punkt des irdischen Menschseins herab, welches in den Füßen seinen Abschluss findet. In diesem tiefsten Punkt verschmilzt der göttliche Wille raum- und zeitlos mit dem des Menschen. Der eurythmische Schritt offenbart diese Vereinigung wiederum in Raum und Zeit.

Die Sternenschrift des Kosmos ist als Weltensprache in die Schweremacht der Erde eingeschrieben. Werden die Füße ein Werkzeug kosmischer Weltensprache, so vernehmen sie in den von der Schweremacht der Erde ausstrahlenden Kräften die Sternenschrift. Die Füße bilden somit ein Organ, in dem der Wille durch die Kraft des Wortes lebendig wird. Dadurch ist der Wille nicht mehr nur dumpf mit den Erdenkräften verbunden, sondern vergeistigt sich und gewinnt an Transparenz und Tiefenbewusstsein. Je stärker die durchdringende Bewusstseinskraft im Willen anwesend wird, umso mehr dringt er in das Zusammenwirken kosmischer Kräftegestaltung innerhalb der Schweremacht ein. Der wortbefähigte Schritt ist grundlegend dafür, dass die weltschöpferischen Mächte im menschlichen Wollen wahrnehmend zu erfühlen sind. Der Weltengeist, der sich durch die Wortkraft der Füße offenbart, schafft die Möglichkeit, den Weg zur Erneuerung und Vergeistigung der Leibessubstanz zu finden. Dieses Motiv finden wir in den Fuß- und Beinbewegungen der Heileurythmie.

Arme und Hände lassen sich aus den Schwerekräften der Erde befreien. Dadurch verbinden sie Erdentiefe und Himmelshöhe. Die Hände als Organe der Seele leben sich nicht in Eigentätigkeiten aus, sondern sind befähigt, die formschaffenden Bildekräfte des Lüftewesens singend zu offenbaren. Die Luft ist durch die Atmung Trägersubstanz des irdischen Lebens. In der Bewegung der Arme und Hände vergeistigt sich dieses Atmungsleben. Die geistig-seelischen Formkräfte des Lüftewesens begnaden die Bewegungen der Hände und bringen den Seelenatem des Menschen mit den einstrahlenden Kräften der außermenschlichen Weltumgebung in einen wesenhaften Zusammenhang. Ihre Harmonie offenbart sich durch die aufnehmend-bewegten Hände. Die Seele beginnt, sich in der durch das Wort offenbarenden, formend-gestaltenden und tönenden Lichtesluft fühlend zu erleben. Die Kraft der Verehrung schafft den Zugang zu den Form- und Lebensmächten der ätherischen Welt. Sie tönen an uns heran und wir vereinigen unsere Seele ahnend mit ihren Weltgeheimnissen.

Bildet sich das Fühlen allmählich zum geistigen Wahrnehmungsorgan um, erfährt die neu erwachende Seelenfähigkeit ihren Zusammenhang mit der von Christuskraft durchwirkten Lüftesphäre. Der göttliche Odem durchwirkt die Formgewalten, die ihre beseelende Kraft der Atmung und Blutzirkulation mitteilen. So wie die physische Luft im Menschen rhythmisch ein- und ausströmt, so atmet die fühlende Seele in den moralischen

Kräften des beseelten Äthers. Himmlisches und Irdisches klingen zusammen, und in dem nachschaffenden Bewegen empfängt der Mensch sowohl seelen- als auch organbildende Kräfte aus der ihn umgebenden Weltensphäre. In der Verinnerlichung der beseelten Formkräfte des Umkreises erfühlt er seine fortwährende Menschwerdung.

Ein drittes Mal spricht das „*ES*" – jetzt durch die Lichteskraft des Himmels – in die Besonnenheit des inneren Menschen. Das „ES" wendet sich durch das Ich an die Kräfte des Hauptes, die der Schweremacht enthoben sind. Im Sinnen spiegeln die Kräfte des Hauptes jetzt nicht die Sinnesbilder der Welt, sondern die Weisheit der tätigen Weltengedanken. Sie beginnen im Menschen geistig aufzuleuchten und sich zu entfalten. Durchstrahlt die Kraft der Sonne die Gedanken des sinnenden Menschen, kommt es zu einer Geistberührung, die die Besonnenheit des menschlichen Hauptes allmählich zum Träger des Weltenlichtes reifen lässt.

Wenn sich die Haupteskräfte zum Wahrnehmungsorgan der himmlischen Weltgedanken umbilden, verwandelt sich das Räumliche des Denkens in ein plastisch-bewegtes Bilderschaffen. Erwacht der Meditierende in dem „Sinnen der Welt", erlebt er die Lichttätigkeit des Kosmos als bildende Kraft im Inneren seines Wesens. In Ergebenheit erfühlt er sein Wesen im Weltzusammenhang. Geist und Natur leben nicht mehr gegeneinander, sondern bilden ein Farben- und Formzusammenspiel zwischen der eigenen ätherischen Organisation und dem Ätherischen des Kosmos. Das gereinigte Farbenlicht ist als Träger des „Heilenden Geistes" zu erleben.

Das Gewahrwerden der Geister der Schwere, der waltenden Formgeister des Lüftewesens und der lichten Weisheitskraft des Himmels bringt das schöpferische Weltenleben im Menschen zur dreifachen inneren Erweckung. „*Wie die Welt im Menschen spricht, singt und sinnt*" – das bedeutet nicht nur eine Teilnahme an dem geistig-moralischen Weltenleben, sondern auch ein Innewerden der göttlich-geistigen Wirklichkeit in den Wesensschichten des Menschseins.

Für das gewöhnliche Vorstellungsleben bleibt der imaginative und inspirative Wortinhalt des Lautes leer und füllt sich nur mit Gedanken auf der Grundlage des gewöhnlichen Selbsterlebens. Deshalb lassen sich die kosmischen Lebensgeheimnisse der menschlichen Organisation nicht zur wirklichen Anschauung innerhalb dieses Bewusstseins bringen. Die Meditation bereitet die Kräfte der Seele vor, um in den schöpferischen Wortkräften zu erwachen. Dazu sind die Worte der Meditation im inneren Erleben so zu öffnen, dass sie den lebendigen Zusammenhang zwischen eurythmischer Bewegungssprache, makrokosmischer Wirkens-Tatsache und den Geheimnissen der menschlichen Organisation erwecken.

Im durchfühlten Laut verschmelzen menschlicher Wille und göttliche Intelligenz. Eine belebte und zum Dasein erweckte Ich-Kraft schaut ins Mikrokosmisch-Innere und erblickt das Wirken und Leben der schaffenden Kräfte und Mächte des makrokosmischen Sternenalls. Sie weben geistig-musikalisch und bildschaffend im Inneren des Menschen. So wie sich die Pflanzenwelt mit den Kräften des Lebens vereint, so ist die Geistseele mit den schöpferischen Kräften des Wortes verbunden.

Der esoterische Charakter therapeutischen Handelns

Für ein rationelles therapeutisches Arbeiten ist zunehmend eine Bewusstseinskraft notwendig, die ihren inneren Zusammenhang mit der Welt erkennt. Die Seele stößt sowohl in der Eurythmie und Heileurythmie als auch in der Meditation mit der geistigen Außenwelt zusammen. Die Kraft, mit der sich das Ich in die göttlichen Inhalte versenkt und sie aufnimmt, bestimmt das Maß der wahrnehmenden Fähigkeit. Strebt der Heileurythmist eine innere Entwicklung an, wird das Worterleben reiner, wahrer und tiefer. Die Seele wird befähigt, den Laut im Geist des Göttlichen zu erfühlen, was wiederum die Empfindungen läutert. Eine vertiefte eurythmische Arbeit an den Wortkräften veranlagt diese Umbildung in allen Wesensschichten.

Die Anwesenheit der kosmischen Gedanken in der Fühl- und Willenssphäre durch die eurythmische Bewegung reift erst dann zur anschauenden Kraft des Bewusstseins heran, wenn in der Meditation der Wille im durchfühlten Gedankenleben eine konstante Kraft bildet. Das meditative Leben verstärkt den Raum geistiger Erfahrung. Die anschauende Erkenntniskraft vertieft den Seelenblick für die mit kosmischen Kräften durchwirkten Hüllen der Ich-Natur. Haben die übersinnlichen Hüllen des erkrankten Menschen ihren kosmischen Zusammenhang partiell verloren, stellen sie sich verzerrt dar, was sich im Bild der Krankheit spiegelt. Die Heileurythmie versucht, diese verloren gegangene Beziehung wieder in ein Verhältnis zum Kosmos zu bringen. Am Bewegungsbild des Schrittes, an der seelischen Durchdringung der Arm- und Handbewegungen in Zusammenhang mit der Atmung sowie an der Eingliederung der Kopfkräfte in die Gesamtbewegung ist spirituell zu erfassen, durch welche Kräfte und durch welchen Verlust an Zusammenhängen der Mensch in seinen Wesensgliedern erkrankt ist.

Dieser Tatbestand impliziert, dass der Patient den Heilprozess mit seinem Ich-Willen selbst einleiten muss, um jene Kräfte zu stärken, welche die Krankheit überwinden. Die Heileurythmie arbeitet damit auf einer Stufe der Freiheit, die die Verantwortung für den eingeleiteten Heilprozess in die Ich-Kompetenz des Patienten stellt. Die Aufnahme der kosmischen Wirkenskraft des Lautes ist durch die höheren Wesensglieder zu verwirklichen. Inwieweit sich der einzelne Patient dem Laut anzuverwandeln vermag, bleibt ein individueller Vorgang. Die Heilungskräfte entfalten sich entsprechend dieser Anverwandlungsfähigkeit der geistigen Glieder an die Lautkräfte, von denen dann der ätherisch-physische Leib durchdrungen wird. Der vertiefte Seelenblick befähigt den Therapeuten, die heileurythmische Anwendung so zu individualisieren, dass sie auf den einzelnen Patienten genau abgestimmt ist.

Das Zusammenwirken mit dem Arzt und die therapeutische Gemeinschaftsbildung

Rudolf Steiner hat wiederholt darauf aufmerksam gemacht, dass der Heileurythmist nur gemeinsam mit dem Arzt tätig werden kann, weil die Heileurythmie ohne eine sachgemäße Diagnose nicht zur Anwendung kommen soll.[10] Sucht man eine therapeutische

Gemeinschaft, so bilden die spirituelle Gesinnung einer durchschauenden Menschenbeobachtung und -erkenntnis sowie deren irdisch-kosmischer Zusammenhang die tragenden Säulen der Zusammenarbeit. Die Diagnose des Arztes bildet die Grundlage eines gemeinsamen Weges, um einen individuellen Heilungsprozess in Gang zu bringen. Dabei geht der Arzt von der Organ- und Substanzerkenntnis aus und erweitert seine Anschauung ins Geistig-Seelische, um die Ursache einer Erkrankung zu erfassen. Der Heileurythmist ist mit den geistig-seelischen Bildekräften des Kosmos vertraut und veranlasst den Patienten, diese bis in die prozessualen Vorgänge des Leibes zu lenken. Zentral für die gemeinsamen Bestrebungen ist das Zusammenwirken dieser beiden Ansätze.

„Sie müssen den Weg finden aus dem Wissenschaftlich-Physiologischen zum Geistig-Moralischen und aus dem Geistig-Moralischen zum Physiologisch-Anatomischen", so Steiner.[11]

Die von einer Gemeinschaft geleistete spirituelle Vertiefung, etwa in einen Text, ein Krankheitsbild oder in einen Patienten, schafft einen geistigen Umraum für die tägliche Arbeit. Sind mehrere anthroposophische Therapeuten Teil dieser Willensgemeinschaft, so fließen unterschiedliche Kompetenzen zusammen, die die eigene Arbeit befruchten und bereichern. Betreibt man die geistige Arbeit so, dass sie die Erkenntnisfähigkeit erweitert, verbindet sich die Gemeinschaft mit den fortschreitenden Kräften, die sie mittragen, inspirieren und festigen. Das gemeinsame Schöpfen aus geistigen Quellen und die Hinwendung zum Geistig-Wesenhaften der Welt wirken über die Gemeinschaft hinaus in der fortschreitenden Weltentwicklung.

Literatur

1 Steiner, R.: Eurythmie als sichtbare Sprache (GA 279). Rudolf Steiner Verlag Dornach 1968. Vortrag vom 24.6.1924.

2 Steiner, R.: Wahrspruchworte (GA 40). Rudolf Steiner Verlag Dornach 1969. S. 224.

3 Steiner, R.: Eurythmie – Die Offenbarung der sprechenden Seele (GA 277). Rudolf Steiner Verlag Dornach 1999. Notizblatt. S. 431.

4 Steiner, R.: Die Entstehung und Entwicklung der Eurythmie (GA 277a). Rudolf Steiner Verlag Dornach 1998. S. 18.

5 Steiner, R.: Geisteswissenschaftliche Menschenkunde (GA 107). Rudolf Steiner Verlag Dornach 1988. S. 125.

6 Steiner, R.: Heileurythmie (GA 315). Rudolf Steiner Verlag Dornach 2003. S. 28.

7 Steiner, R.: Heileurythmie (GA 315). Rudolf Steiner Verlag Dornach 2003. Vorträge vom 17.4. und 18.4.1921.

8 Steiner, R.: Wie erlangt man Erkenntnisse der höheren Welten? (GA 10). Rudolf Steiner Verlag Dornach 1992. Kapitel „Bedingungen".

9 Steiner, R.: Eurythmie als sichtbare Sprache (GA 279). Rudolf Steiner Verlag Dornach 1968. S. 238–239.

10 Steiner, R.: Heileurythmie (GA 315). Rudolf Steiner Verlag Dornach 2003. S. 108–109.
Steiner, R., Wegman, I.: Grundlegendes für eine Erweiterung der Heilkunst nach geisteswissenschaftlichen Erkenntnissen (GA 27). Rudolf Steiner Verlag Dornach 1991. S. 97.
Steiner, R.: Heilpädagogischer Kurs (GA 317). Rudolf Steiner Verlag Dornach 1995. S. 186.

11 Zitiert nach van Deventer, M.: Die anthroposophisch-medizinische Bewegung in verschiedenen Etappen ihrer Entwicklung. Natura Verlag Arlesheim 1982. S. 13 ff.

Beiträge aus der Anthroposophischen Körpertherapie
1. Massagetherapie

ELMA PRESSEL

Vorbemerkung

Die Körperarbeit umfasst verschiedene Bereiche: Arbeit mit Berührung (Massage), Bewegung (Gymnastik) und die äußeren Anwendungen, hier insbesondere die Hydrotherapie. So sind auch die jeweiligen Anforderungen und therapeutischen Wege unterschiedlich. Selbst in der therapeutischen Massage beheimatet, erschien mir der Versuch sinnvoll, den gesamten Bereich in seiner Gliederung darzustellen und Fachkollegen für die entsprechenden Bereiche mit einzubeziehen.

> *„Es gibt nur einen Tempel in der Welt und das ist der menschliche Körper.*
> *Nichts ist heiliger als diese hohe Gestalt* [...]
> *Man berührt den Himmel, wenn man einen Menschenleib betastet.“*
>
> Novalis[1]

Was erlebt der Patient?

Der Patient (lateinisch *patiens:* der Ertragende, Leidende, Geduldige) ist Ursache und Mittelpunkt all unseres Tuns. Er bestimmt die berufliche Existenz des Therapeuten. Wenn er die Praxisräume eines anthroposophischen Therapeuten betritt, erlebt er vielleicht, dass sie etwas anders als bisher gewohnte Massagepraxen gestaltet sind. Der Kranke spürt den Wunsch des Therapeuten, einen Ort zu schaffen, der eine heilsame, in die Ruhe führende Atmosphäre ausstrahlt und ihn auf diese Weise einlädt, inneren Abstand zum eigenen Alltag zu finden. Einen Raum, der es aber zugleich erlaubt und unterstützt, Sorgen, Nöte und Leiden zu zeigen, die er sonst eher in sich verschlossen trägt. Er vertraut sich in solcher Atmosphäre dem Therapeuten an, zumal wenn er seine Bereitschaft empfindet, den Patienten ernst zu nehmen.

In der Psychologie gibt es den Begriff des „geschützten Raumes“. Dieser „Raum“ stellt sicher, dass Gedanken, Meinungen und Gefühle offen und ohne Angst vor Abwertung oder Bestrafung zu äußern sind, er bietet maximale Sicherheit, sodass Altes überwunden werden und Neues entstehen kann. Für die Massagetherapie ergeben sich hieraus ganz praktische Gesichtspunkte: geräuschdämmende, feste Wände anstelle von Vorhängen, die lediglich Sichtschutz bieten und geschlossene Räume anstelle von Kabinen. Dies ist Voraussetzung sowohl für ein vertrauliches Gespräch als auch für eine ungestörte Vertiefung in das therapeutische Geschehen während der Massage. Es entsteht Raum für eine Stimmung, die eine meditativ vertiefte Wahrnehmung fördert, um so auf möglichst vielen Ebenen einen Heilungsprozess zu ermöglichen.

Grundsätzlich ist es der freien Entscheidung des Patienten überlassen, ob er sich „lediglich" entspannt und somit der Fokus der Therapie eher auf seine körperlichen Gebrechen ausgerichtet ist, oder ob sich im Verlauf der Behandlung ergibt, dass Anregungen für die innerliche Vertiefung hilfreich hinzutreten. Dies kann sowohl im Rahmen der therapeutischen Tätigkeit der Massage als auch im vorher oder nachher geführten Gespräch stattfinden. Zudem verfügt die Anthroposophie über einen reichen Schatz an Meditationen und Mantren, die – im richtigen Kontext dem Patienten übergeben – seinen Heilungsprozess maßgeblich unterstützen.[2]

Zum Begriff der „geschützten Liege": Es ist technisch kein Problem, mittels Wärmestrahlern den entblößten Körper warm zu halten oder, wenn nötig, zu erwärmen. Ein grundlegend anderes Erlebnis stellt sich ein, wenn der Therapeut den Patienten mit vorgewärmten Tüchern zudeckt, in wärmende Decken hüllt und umsorgt, bis sich größtmögliche Entspannung und Behaglichkeit einstellen.

„So etwas habe ich zuletzt erlebt, als ich als kleines Kind von Mutter (oder Vater, Großmutter und anderen) zu Bett gebracht wurde". Dies oder Ähnliches hört man nicht selten als Schlüsselerlebnis des Patienten, das sich im Nachhinein als wegweisend für den Therapieerfolg erweist. Früher nannte man Krankheit eine „Heimsuchung Gottes" – tägliches Erleben ist, dass das „zu sich Kommen" des Kranken eine wichtige Voraussetzung bildet, dem Heilungsverlauf die entscheidende positive Wendung zu geben.

Was ist für die Therapie selbst wichtig? Neben Fachwissen, Können und Erfahrung des Therapeuten ist es die Haltung, mit der er dem Patienten während der Therapie begegnet. In einer umsichtigen, ruhigen, empathischen Atmosphäre, die sich auf den Patienten und sein Leiden konzentriert, leistet eine Massagetherapie weit mehr als Muskelentspannung und die Behebung von Körperschäden. Der Mensch wird in seiner individuellen Persönlichkeit in die Behandlung einbezogen, nicht nur eine Rückenpartie oder eine Muskelgruppe. Eine solche Behandlung umfasst die vier zentralen Wesensschichten des Menschen [→ Abb. 3 S. 29].

- **Körperlich:** Nach den Regeln der Kunst werden Körperschäden behoben oder zumindest gelindert.
- **Lebenskräfte:** Lebensprozesse werden angeregt und bis zu einem gewissen Grad auch geleitet – die Atmung vertieft sich, auf funktioneller Ebene konsolidieren sich rhythmische Prozesse.
- **Seelisch:** Der Patient fühlt sich angenommen, wie er ist. Es herrscht eine Atmosphäre, die Seelenregungen erlaubt, fördert und auffängt.
- **Geistig:** Der Mensch erlebt sich als Individuum respektiert. Er ist der „Meister seiner Erkrankung" und in der Therapie als vollwertiger Partner mit einbezogen.

Die Aufgabe des Therapeuten

„So lange du den Schmerz erfühlest,
Der mich meidet
Ist Christus unerkannt
Im Weltenwesen wirkend;

Denn schwach nur bleibet der Geist,
Wenn er allein im eigenen Leibe
Des Leidensfühlens mächtig ist."[3]

Viele unterschiedliche Bereiche der täglichen Arbeit in der Massagepraxis wären es wert, hier zur Sprache zu kommen. Ich möchte mich in meinem Beitrag auf wenige ausgewählte Aspekte beschränken, die sich für mich persönlich zu einem Kernstück meiner therapeutischen Tätigkeit entwickelten.

Wenn der Patient die Praxis betritt, ist bereits vieles geschehen. Für den Therapeuten bedeutet dies neben allen „Äußerlichkeiten" der Vorbereitung auch, den eigenen inneren Raum auf mehreren Ebenen zu bereiten:

- **Körperlich:** Bin ich in der Lage, die anstehende Behandlung zum Wohle meines Patienten durchzuführen?
- **Seelisch:** Befinde ich mich selbst ausreichend im seelischen Gleichgewicht, sodass ich meinem Patienten unvorbelastet und empathisch begegne? Bin ich fähig, Anteil zu nehmen an seinen Leiden, Ängsten und Problemen, ohne mich davon beeinflussen oder gar überwältigen zu lassen?
- **Geistig:** Schätze ich die therapeutische Situation richtig ein und kann ich auf unvorhergesehene Ereignisse und Entwicklungen adäquat reagieren? Ist es mir möglich, den Therapieverlauf innerhalb der anstehenden Einheit zum Wohle des Patienten zu lenken, ohne den vorgegebenen Zeitrahmen zu sprengen? Bin ich ganz bei mir?

Auch hier gibt es im anthroposophischen Gedankengut eine Fülle an Meditationen, die bei der Entwicklung einer solchen Haltung Orientierung und Anleitung bieten [→ S. 46 ff., 75 ff., 91 ff., 112 ff., 125 ff., 143, 150, 158 ff., 175 ff., 181 ff., 192 ff., 205 ff., 220, 224 f., 249 ff.]. Beginnt der Therapeut mit der Besinnung auf die adäquate Haltung den Praxistag, ermöglicht auch ihm das eine Zäsur in der Hektik des Alltags. Sie ist eine Bereicherung und entwickelt sich zu einem echten inneren Bedürfnis – unabhängig von der therapeutischen Zuwendung. Im Begriff der „Seelenhygiene" sind diese und weitere Aspekte enthalten. Um ihnen gerecht werden zu können, ist es wesentlich, dass der Therapeut nicht nur seine äußeren Praxisräume pflegt und gestaltet, sondern im gleichen Maße auch die „inneren Praxisräume" seiner Persönlichkeit schult. Frei von eigenen körperlichen Gebrechen und seelischen Belastungen sollte die Begegnung mit dem Patienten sein, mit wacher, ungeteilter Aufmerksamkeit und Empathie für den erkrankten Menschen. Dadurch kommt der Therapeut in die Lage, in der Begegnung eine Vielzahl an Informationen gleichzeitig aufzunehmen, zu verarbeiten und dem Patienten mit einer adäquaten Handlungsweise zu antworten.

Die innere Vorbereitung auf den jeweiligen Menschen beinhaltet Unterschiedliches: Eine Möglichkeit ist, dass sämtliche Informationen über das Leiden und das Leben der erwarteten Person, vorliegende Befunde und sonstige Unterlagen, sowie die Erfahrungen aus vorausgegangenen Begegnungen in ihrer Essenz bestmöglich in einem präsent sind, bevor man den Patienten zu sich hereinbittet. Eine ganz andere Option ist es, dass man sich bewusst frei von allem macht, was man über den Patienten weiß und ihn in einem Zustand der bewusst gewählten inneren Leere und Offenheit erwartet. Wie man es auch handhabt – entscheidend ist, dass es klare Motive für die eigene innere Haltung gibt.

Die Qualität der Berührung als das Besondere in der Massagetherapie

Die Begegnung zwischen Patient und Therapeut ist so eng, so unmittelbar und innig wie in keiner anderen Therapieform. Sie ist eine Kunst: Es liegt in der Verantwortung des Therapeuten, ohne Scheu ein größtmögliches Maß an Nähe und Offenheit zu erreichen, unter gleichzeitiger Wahrung der vollen Integrität und Würde des Menschen, der als Patient vor ihm liegt. Eine kleine, praktische Hilfestellung ist es hierbei, nur diejenigen Körperteile aufzudecken, die gerade behandelt werden.

Ein besonderer Aspekt bei Berührung ist, dass sie, genau genommen, immer gegenseitig erfolgt. Ich berühre den Leib des Patienten mit meiner Hand – das Bein, sein Arm, der Rücken berühren mich. Dank der Schulung zum Masseur nehmen meine Hand und mein Bewusstsein viele Informationen auf, die ich therapeutisch unmittelbar verwerten kann. Doch wäre es eine Illusion zu glauben, dass diese Begegnung einseitig ist. Die Informationen verlaufen durch die Berührung in beide Richtungen. Aufgabe des Therapeuten ist, die Wahrnehmungen aktiv zu verarbeiten. Die Wahrnehmung des Patienten beinhaltet so zum einen – mehr oder weniger bewusst – die Selbstwahrnehmung der eigenen Leiblichkeit durch die Massage. Zum anderen aber – tief unbewusst – nimmt er auch die Leiblichkeit und das Sein des behandelnden Therapeuten wahr. Massagebehandlung ist so gesehen immer eine Begegnung, und es liegt in der Verantwortung des Therapeuten, wie sich diese Begegnung gestaltet. Gerne wird davon gesprochen, man „nehme die Energien des anderen" auf, und es gebe vielfältige Techniken, sich davor zu schützen. Der Begriff der „Energien" ist nicht sehr differenziert, zudem sollte es nicht Ziel sein, sich vor dem Patienten zu schützen – auf welcher Ebene auch immer. Dennoch ist auch mir das Phänomen der Übertragung von Symptomen vom Patienten auf den Therapeuten nicht unbekannt. Im Rahmen meiner beruflichen Tätigkeit stellte sich immer wieder die Aufgabe, hierfür sinnvolle, alltagstaugliche Lösungen zu entwickeln.

Bevor ich weiter darauf eingehe, möchte ich jedoch einen weiteren Aspekt in meine Darstellung mit einbeziehen: „Aus lebenslanger Arbeit am Muskelwesen ergab sich in schrittweiser Entwicklung eine Stufenfolge: von der *schweigenden Anonymität* zu einer *sprechenden und denkenden Wesenheit.* Es ist ein langer Weg durch Raum, Zeit und Biographie."[4] Wie kommt man von der Handlung, der „Hand-habung" einer Massage hin zu den in diesem Zitat geschilderten Wahrnehmungen und Qualitäten?

Stehend an der Massageliege, ergibt sich das Bild eines gemeinsam gestalteten Kreuzes: Der Patient in der Horizontalen „empfängt" die Handgriffe der Massierenden, der aufrecht steht. Er darf beziehungsweise soll innerlich wie äußerlich (muskulär) loslassen, nachgeben, um so ganz in das Geschehen einzutauchen. Seine Mitarbeit findet in der Art statt, dass er wie in sich hineinträumt und sich so ganz dem Geschehen überlässt. Aus einer tiefen Entspannung heraus ist es möglich, dass Reflexionen, innere Bilder oder neue Ideen entstehen, die er nach Ende der Behandlung aktiv in sein Leben integriert. Der Therapeut indes hat die Aufgabe, die Geschicklichkeit und Sensibilität seiner Hände zu nutzen, um sein medizinisches Wissen und Können in die Griffe der Massage mit einfließen zu lassen. Völlige innere Ruhe sowie ein hohes Maß an Aufmerksamkeit und Konzentration sind von ihm gefordert. Der Kreuzungspunkt ergibt sich durch die Berührung, die Patient und Therapeut verbindet. Die innere Geste, mit der der Therapeut arbeitet, lässt sich am besten als ein „in den Patienten Hineinhorchen" beschreiben. Je wacher sowohl Hände als auch Geist sind, um so reichhaltiger gestalten sich die unmittelbaren Wahrnehmungen am Patienten und damit auch die Therapiemöglichkeiten aus dem augenblicklichen Geschehen. Was also tun mit dem auf diese Weise „Erfassten", „innerlich Erlauschten"?

Wenn man es dabei belässt, dass diese Eindrücke in das Bewusstsein kommen und damit in der eigene Seele aufsteigen, kann man sich zu einem mitfühlenden und unter Umständen sehr fähigen Therapeuten entwickeln. Die Gefahr ist dabei jedoch, dass man früher oder später be- oder gar überlastet ist von den aufgenommenen Problemen und Eigenheiten der behandelten Patienten. Anders ist es, wenn sich der Therapeut als Vermittler zwischen dem Patienten und dessen eigenem „höheren Selbst" versteht, seinem Engel, einer weiseren Instanz als man selbst und vor allem einer, die genau weiß, was der Kranke braucht. Zunächst ist es eine Hilfe, wenn ich mir vorstelle, ein Lehrer stünde hinter mir und ich gäbe ihm Bericht über den Patienten und alle Wahrnehmungen, die ich über meine Hände und über die anderen Sinne von ihm erhalte: Aussehen, Mimik, Gestik, Wärme und Beschaffenheit der Haut, Muskeltonus, Klang der Stimme, Atemrhythmus. Nach und nach kann ich mich von dieser Vorstellung lösen und den Raum hinter mir weiten, ohne ihn jedoch mit eigenen Vorstellungen zu füllen: In dem Maße, in dem ich mich dem Patienten zuwende, wende ich mich nach hinten und versuche, den Raum hinter meinem Rücken mit der gleichen Intensität wahrzunehmen wie vor mir den Patienten. Ich versuche aktiv, den Bereich zwischen meinen Schulterblättern und meinen Hinterkopf zu weiten, um in diesen hinteren Raum zu lauschen. Alles, was meine Hände in der Berührung wahrnehmen, reflektiere ich möglichst bewusst und gebe es als Mitteilung in diesen hinteren Raum weiter.

Gleichzeitig versuche ich wahrzunehmen, ob sich aus dem Bereich hinter mir oder im Umfeld Bilder, Gedanken oder Ideen bilden, die im Zusammenhang mit dem vor mir liegenden Patienten stehen könnten. Auch wenn es zunächst nicht ganz einfach erscheint, das Bewusstsein nach hinten und nach vorne in gleicher Weise zu öffnen und diesen Zustand aufrechtzuerhalten, ist es doch eine viel einfachere Sache, als man vorher meint. Auch nach Jahren der Tätigkeit in dieser Weise beginne ich gewöhnlich mit einem rhythmischen Wechsel zwischen den Räumen hinter und vor mir. Mit zunehmender Übung beschleunigt sich der Rhythmus des Wechsels bis zu dem Moment, in dem sich diese Räume begegnen und – zunächst für einen kleinen Augenblick – miteinander zu einem Ganzen verschmelzen. Das beste Wort für diesen Zustand ist „Geistesgegenwart". Denn wenn ich geistesgegenwärtig bin, bin ich ganz wach und rage mit meinem Bewusstsein weit in den umgebenden Raum hinein, obgleich ich ganz bei mir bin. Je besser es gelingt, diesen Umraum in die Behandlung mit einzubeziehen, umso dichter wird die Atmosphäre im Therapieraum. Die Patienten nehmen dies meist weniger bewusst wahr, doch überträgt sich die Konzentration des Therapeuten unmittelbar. Das zeigt sich an der engen Verbindung zwischen Patient und Therapeut. Es ist nicht selten, dass sich in mir Gedanken bilden, die wenige Sekunden später vom Patienten ausgesprochen werden. Beide – Patient und Therapeut – leben in dieser gemeinsam gestalteten Geistesgegenwart auch in einem für beide eröffneten Seelenraum. Der Gesundungswille des Patienten begegnet dem Helferwillen des Therapeuten. Es ist ein Raum für den Patienten, der hier entsteht und es ist ein therapeutisches Element, wenn der Patient diesen Raum einnimmt und ausfüllt.

Hier angekommen, versteht man die folgenden Worte Rudolf Steiners in neuer Weise: „das ruhige Achten auf alle Feinheiten des seelischen Lebens in der Umgebung bei völliger *Schweigsamkeit* der eigenen Seelenregungen. Und hat es ein Mensch zu diesem gebracht, dann wirken die Seelenregungen seiner Umgebung auf ihn so ein, dass die eigene Seele wächst und wachsend sich gliedert, wie die Pflanze gedeiht im Sonnenlichte. Milde und Schweigsamkeit in wahrer Geduld öffnen die Seele der Seelenwelt, den Geist dem Geisterlande."[5]

Solche Prozesse entstehen durch den zwischenmenschlichen Raum einer guten Therapeuten-Patienten-Beziehung. Das hier Geschilderte möge dazu anregen, sich selbst auf diesen Weg zu begeben und darauf zu vertrauen, dass ehrliches Bemühen zu einer besonderen Prägung in der eigenen Therapie führt. Meine Erfahrung damit ist, dass dieses Bemühen auch positive Rückwirkungen auf den Therapeuten selbst zur Folge hat:

- **Körperlich:** Obwohl sich an meiner Körperhaltung äußerlich nichts ändert, zeigt sich das Phänomen, dass mein eigener Rücken bei der Arbeit weniger ermüdet. Ich führe dies darauf zurück, dass die Hinwendung nach hinten einen Ausgleich schafft, der reflektorisch die eigene Aufrichte betont und so zu einer verbesserten Balance der Rückenmuskulatur führt.
- **Seelisch:** Es ist nicht länger meine Aufgabe, die Last des Patienten auf mich zu nehmen. Ich nehme sie möglichst differenziert wahr und gebe sie an eine andere, objektivere Instanz weiter. Mein ganzes Bestreben konzentriert sich darauf, ein guter Vermittler zur geistigen Führung des Patienten zu sein, der ich mit meiner Arbeit dienen möchte. Diese Haltung erleichtert und schützt vor Überlastung durch übersteigerte Verantwortungsübernahme.
- **Geistig:** Was zunächst als Zumutung erscheint, erweist sich im Praxisalltag als ausgesprochen hilfreich. Meine Erfahrung zeigt mir, dass jeder Patient einen ganz eigenen „Raum" hat, der meist recht bald eine sehr individuelle Prägung erhält. Wenn ich als Therapeut im Alltag zwischen verschiedenen Therapieräumen zu anderen Patienten wechsele, tauche ich jeweils in den Raum des anwesenden Patienten ein. Ich verlasse den „inneren Raum" eines Patienten bewusst, bevor ich ins Nebenzimmer wechsele. Dort tauche ich in einen anderen „Umraum" ein. Dies erweist sich als praktische Hilfestellung, die den Alltag zudem belebt, da das Ein- und wieder Auftauchen mit etwas Übung intuitiv und spontan geschieht und die therapeutischen Fähigkeiten anregt. Dennoch erfordert es durchaus eine gewisse Willensanstrengung, die der Therapeut leisten muss, um einen solch hohen Grad an Wachheit und Bewusstheit über einen längeren Zeitrahmen aufrechtzuerhalten.

Belohnt wird diese Anstrengung auch dadurch, dass das eingangs erwähnte Phänomen der Symptomübertragung nicht mehr auftritt. Ich führe das darauf zurück, dass diese Haltung, die einer meditativen Übung gleichkommt, das sonst intuitive „mit der Tätigkeit der Hände mitträumen" unterbindet und durch eine wache, bewusstseinsgesteuerte Tätigkeit ersetzt. In die Massage hineinzuträumen, ist dem Patienten vorbehalten. Wenn sich der Therapeut an dieser Stelle zu stark mitnehmen lässt und dadurch die innere Distanz verliert, übertragen sich Symptome. Solange der Masseur sich durch ein entsprechendes Maß an Konzentration dem Träumen entzieht und sich durch die eigene Bewusstseinstätigkeit eine gewisse innere Distanz bewahrt, kann er Symptome des Patienten aufspüren und einordnen, doch bleibt er selbst davon unberührt.

Reden während der Behandlung

Zunächst nehme ich das Reden des Patienten als ein weiteres Symptom wahr, das ich als Botschaft in den hinteren Raum weiterreiche. Häufig stellt sich auch rasch ein Gespür dafür ein, ob es jetzt gerade für den betreffenden Patienten wichtig ist zu sprechen, oder ob er sich damit unbewusst von der Behandlung und ihren Wirkungen zu distanzieren versucht.

Wenn ich den Worten des Patienten zuhöre, laufe ich Gefahr, selbst nicht mehr aufmerksam genug zu sein. Das Lauschen in den hinteren Raum unterbleibt und die Behandlung verliert etwas von ihrer besonderen Qualität.

Für mich als Leiter des Behandlungsverlaufes ist entscheidend, dass ich in jedem Augenblick geistesgegenwärtig prüfe, ob das, was hier gesprochen wird, unaufschiebbar wichtig ist (was durchaus der Fall sein kann), ob ich die „Be-Handlung" unterbrechen sollte oder ob ich korrigierend eingreifen muss und bitte, das Gespräch zu einem anderen Zeitpunkt wieder aufzunehmen. Ein Patentrezept dafür gibt es leider nicht. Klar ist nur, dass Massage eine schweigende Kunst ist – auch wenn sie manchmal zum Reden anregt.

Das bisher Dargestellte macht verständlich, dass diese Art des Behandelns eine konsequente Persönlichkeitsschulung des Therapeuten beinhalten muss. In den Schriften Rudolf Steiners zum anthroposophischen Schulungsweg finden sich Anregungen und Hilfen für Fragen und beobachtbare Phänomene. Dieser Weg führt schrittweise zu unterschiedlichen Texten, Übungen und Meditationen, die den Praxisalltag begleiten und bereichern.

Praxis und meditativer Erkenntnisweg ergänzen sich gegenseitig. Hat man den ersten Schritt zur Aufmerksamkeit auf den Umraum des Patienten gemacht, erlebt man bald, wie wesentlich die eigene Schulung in der Verantwortung gegenüber dem Patienten tatsächlich ist: Das oben beschriebene Phänomen der „Gedankenübertragung" tritt nicht nur dann auf, wenn sich erhabene oder tiefgründige Gedanken bilden. Auch Banalitäten, seelische Entgleisungen und anderes erleben Therapeut und Patient mitunter gleichzeitig. Hier zeigt sich die wahre therapeutische Verantwortung: Es obliegt wiederum dem Behandelnden, die Situation zu führen. Übungen zur Gedanken- und

Gefühlskontrolle, zur inneren Positivität und zum Gleichmut sind mit Beharrlichkeit auszuführen, wenn man diesem Phänomen aktiv begegnen möchte. [→ S. 113 ff.]

Einen solchen Anknüpfungspunkt bilden insbesondere die Konzentrations- und Gedankenübungen, die Steiners Buch „Wie erlangt man Erkenntnisse der höheren Welten?“ vielfältig beschreibt. Einen wesentlichen Aspekt bilden hier die sieben „Bedingungen zur Geheimschulung“:[6]

> *„[Die eigene] körperliche und geistige Gesundheit zu fördern ...,*
> *sich als ein Glied des ganzen Lebens zu fühlen, ...*
> *[die] Anschauung, dass [eigene] Gedanken und Gefühle ebenso*
> *Bedeutung für die Welt haben wie seine Handlungen ...*
> *die Aneignung der Ansicht, dass des Menschen eigentliche Wesenheit*
> *nicht im Äußerlichen, sondern im Inneren liegt ...*
> *Standhaftigkeit in der Befolgung eines einmal gefassten Beschlusses ...*
> *Dankbarkeit gegenüber allem, was dem Menschen zukommt ...*
> *das Leben unablässig in dem Sinne aufzufassen, wie es diese Bedingungen*
> *fordern.“*

Der Humor bildet einen weiteren wesentlichen Aspekt, sowohl in der Schulung der eigenen Fähigkeiten als auch im Umgang mit den Patienten. Humor im richtigen Moment – und auf die richtige Weise – entfaltet eine immense therapeutische Kraft. Er lockert eine zu dicht gewordene Atmosphäre und vermittelt letztendlich die berührende Einsicht, dass wir alle lediglich Gäste auf diesem Planeten sind. Humor ist ein großer Helfer in der Hinführung zu einer inneren Haltung und dem Mut, in allen Lebenslagen den von Rudolf Steiner so eindringlich beschriebenen Heilerwillen zu entwickeln. Humor hilft uns, wieder Abstand zu uns selbst zu finden und ist gerade in schwierigen, womöglich ausweglos erscheinenden Situationen ein Mittel, Untragbares erträglich zu machen und so auch zu neuen Gesichtspunkten hinzufinden.

2. Bewegungstherapie

STEPHAN THILO

Bewegungstherapie in der anthroposophischen Medizin arbeitet aus einem ganzheitlichen Verständnis des Menschen als physisch-lebendiges und zugleich seelisch-geistiges Wesen. Sie wirkt daher nicht nur gesundend auf den Organismus, sondern auch harmonisierend auf die Gesamtpersönlichkeit.

Ansätze zu einem qualitativen und meditativen Raumerleben

In den Formen der Anatomie zeigt sich ein Bild der Kräfte, die den Körper mit seinen Organen gestalteten. Man kann jede dieser Formen als einen zur Ruhe gekommenen Prozess studieren, wie dies Rudolf Steiner zur therapeutischen Eurythmie ausführte. Es sind die Lebensvorgänge, die den Körper stets in rhythmischen Prozessen erhalten und umgestalten. Der Fluss der Bewegungen ist ein zeitliches Geschehen – sowohl in der Zirkulation der Körpersäfte, als auch in allen Formen bewusst ausgeführter Bewegungen in Arbeit und Spiel, Mimik und Gestik, Sprache, Gymnastik und Turnen. Der Einfluss des Seelischen auf den physisch-lebendigen Organismus zeigt sich in dessen Individualisierung. In dreifacher Weise erscheinen Gestik und Bewegungscharakteristik:

- Die bewusst geführten Bewegungen sind zielorientiert und wirken konzentrierend und festigend. In den Bewegungsmustern und -qualitäten führen sie zu Anspannung, Zusammenziehung bis hin zur Verhärtungen, aber auch zur Selbstwahrnehmung bis hin zum Schmerz. Dasselbe gilt für die häufig ausgeführten Bewegungen im Alltag, die uns oft erst durch Schmerz bewusst werden und uns auf einseitige Bewegungsformen aufmerksam machen. Schon kleine, bewusst ausgeführte Änderungen in der Haltung beim Stehen und Sitzen, Gehen und Greifen zeigen große Auswirkungen.
- Im Gegensatz dazu verlaufen die Bewegungen, die vom Willensvermögen ausgehen, spontan und unbewusst. Im Organismus wirkt der Wille ausdehnend, ausstrahlend, rundend. Der vorherrschende Charakter der Willens-Bewegungen ist fließend, lösend und geht in die Weite. Die Seele erlebt dies als Freude und Leichte und fühlt sich unbestimmt mit der Welt verbunden, wie „eins".
- Zwischen Bewusstsein und Wille liegt der fühlende Anteil des seelischen Erlebens. Hier begegnen und durchdringen sich die Prozesse der gedanken- und wahrnehmungsgesteuerten Bewegungsimpulse, die zur Zentrierung und Konzentration führen mit den ausstrahlenden intentionalen Bewegungen. Von hier aus ist daher am besten regulierend einzugreifen, wenn ein Ungleichgewicht vorliegt. Im Ausgleich von zusammenziehenden Bewusstseinsvorgängen und ausstrahlenden

Tätigkeitsprozessen entsteht der Freiraum für schöpferische künstlerische Gestaltung.

Während die Gehirnmasse ruhig und geschützt im Gehirnwasser „schwimmt", sind die Stoffwechselorgane in ständiger Bewegung. Atmung und Blutkreislauf vermitteln in unermüdlichem, lebenslangem Rhythmus zwischen Bewegung und Ruhe, zwischen Innen- und Außenwelt. Die Gymnastik arbeitet vorwiegend mit dem Willenselement. In ihr wirkt die „Lust", sich zu bewegen. Ohne Appell an das Gefühlsleben, ohne Freude und seelische Beteiligung am Bewegen, würde die Bewegung „seelenlos", unbeteiligt, mechanisch, zwanghaft, also nicht wirklich menschlich erscheinen. Erreicht aber die Aktivierung des Gefühlslebens den Willen, so ergeben sich viele Möglichkeiten, über Bewegungsvorgänge hygienisch und therapeutisch regulierend auf das Gesamtgefüge des Organismus einzuwirken.

Orientierung im Raum

Der Mensch erlebt sich stets im Zentrum des dreidimensionalen Raumes. Der Schnittpunkt der drei Raumesrichtungen oben-unten, rechts-links und vorne-hinten liegt in ihm. Der Mensch lebt zugleich im Außen und Innen, in Raum und Gegenraum und individualisiert diesen durch sein Erleben. Nachahmend erlernt er während des ersten Lebensjahres im Prozess des Gehenlernens die Raumwahrnehmung der aufrecht gehenden Menschen um ihn herum. Er gliedert seine Wirbelsäule aktiv ein in die Achse zwischen kosmischer Weite und Erdmittelpunkt und erhebt sich dadurch über die meisten Tiere. Hierdurch entzieht er sich ein Stück weit den Kräften der Erdanziehung. Mit jedem Schritt löst er sich aus der Bindung an die Erde, überwindet die Schwere im Getragenwerden durch die Füße, um sich beim Aufsetzen wieder mit der Erde zu verbinden. Im Seelischen erleben wir diesen Dualismus zwischen Schwere und Auftrieb in Form von Trauer und Schmerz im Gegensatz zu Freude und Begeisterung. Im Dualismus von vorne-hinten stehen wir für das seelische Erleben in der Zeit. Das Künftige kommt auf uns zu, das Gewordene, Geschaffene lassen wir hinter uns. Aktiv und wach ist die Aufmerksamkeit auf das uns Entgegenkommende gerichtet: ein permanenter Strom des Neuen, Werdenden, das wir mit dem Willen ergreifen und gestalten. Rechte und linke Seite sind am Körper zwar symmetrisch gestaltet, jedoch sind sie als Richtungen qualitativ unterschiedlich zu empfinden. Rechts erleben wir uns mehr umweltoffen und zugleich etwas distanzierter, links empfinden wir wegen der Nähe zum Herzen stärker die herzlich-empfangende, nach innen gerichtete Qualität. Störungen und Beeinträchtigungen in diesen verschiedenen Erfahrungswelten der körperlich und seelisch erlebten Dreidimensionalität zeigen sich in der Art, wie wir uns im Raum bewegen und gegenüber anderen Menschen verhalten.

Der Raum ist keine wesenlose Leere. Die unterschiedlichen Qualitäten des Raumes sind zu erleben und für den therapeutischen Zweck nutzbar zu machen. Im Spiel der Bewegung liegt ein großer Reichtum: Erfahren lassen sich Richtungen wie Geraden, Spiralen,

Wirbel, Lemniskaten, die Dynamik von Stauen und Lösen, von Beschleunigen und Verlangsamen, Richtungswechsel, Sprünge, die sich in den verschiedenen Raumesrichtungen und Ebenen abspielen. Harmonisch und gesund ist der Mensch, wenn sich in dem Spiel der Bewegungsqualitäten eine regelnde und ordnende Instanz betätigt. Dem Ich als Persönlichkeitskern stehen alle Qualitäten der Dimensionen und Prozesse zur Verfügung. Das Ich entscheidet – bewusst und zielführend. Waltet das Ich ausgleichend in den räumlichen Bewegungsprozessen, erleben wir uns im Lot.

Arbeit mit dem Patienten

Für die praktische Arbeit mit den Patienten sind zunächst die äußeren Bedingungen zu schaffen. Der Patient braucht eine möglichst unterstützende Umgebung, in der er vertrauensvoll beginnt, sich zu bewegen. Es soll sich geborgen fühlen, ohne Angst vor Versagen. Diesen Raum bereitet der Therapeut unter Beachtung der jeweiligen Besonderheiten des Patienten innerlich und äußerlich vor. Der Patient sollte eine bewegungsfreundliche Kleidung tragen, die ihn nicht unnötig behindert. Der Therapeut bietet ihm eine Position im Raum an, die er – ohne dass der Patient es bewusst wahrnehmen muss – für ihn nach therapeutischen Gesichtspunkten wie Schutz, Offenheit, Gegenüber oder auch Lichteinfall auswählte.

Nun geht es darum, dem Patienten in der Bewegung zu begegnen. Nicht das Sprechen über die Bewegung, sondern diese selbst verrät viel über seine Situation. Therapeut und Patient müssen in einen gemeinsamen Prozess kommen. Darin zeigt der Patient durch seine in vertrauensvoller Sympathie sich öffnende Bewegung, auf welcher Ebene seines Wesens er bereit ist zu arbeiten und welche Ziele er anstrebt. Es bedarf der Fähigkeit des Therapeuten, aus der Bewegung selbst die Inspirationen und Intuitionen abzulesen, die den nächsten Arbeitsschritt im therapeutischen Prozess impulsieren. Eine Einladung zum Mittun ist der erste Zugang, der es dem Patienten ermöglicht, über die vorgestellte Bewegung hinaus durch die Nachahmung etwas zu verändern. Dabei ist es gleichgültig, ob es sich um große, raumgreifende Bewegungen handelt, oder um Teilbewegungen einer einzelnen Gliedmaße. Beweger und Bewegter sind im selben Raum tätig. Es entsteht eine Interaktion aus Wahrnehmung, Bewegung, Nachahmung, aus Aktiv und Passiv, aus Anspannung und Loslassen.

Ziel ist eine schrittweise Steigerung der geführten Eigenaktivität des Patienten. Er soll von der Wahrnehmung in die Tätigkeit kommen. Durch wiederholendes Üben soll er letztlich eine bewusste, Ich-getragene Führung seiner Bewegungen erreichen. Für jede einzelne Bewegung wählt der Therapeut Richtung, Dynamik und Rhythmus. Dadurch erschließen sich dem Patienten die Qualitäten, die für ihn von therapeutischer Wirksamkeit sind. Die Dynamik befähigt den Patienten, die von ihm vernachlässigten Bereiche zu betonen, kraftvoll zu durchdringen und neu zu beleben. Rhythmische Bewegungen harmonisieren und lösen verfestigte Prozesse. Bewusst geführte Bewegungen ermöglichen es, die nicht ergriffenen oder im Chaotischen sich auslebenden Bewegungsbereiche wahrzunehmen. Klarheit, Harmonie und Kraft wirken dabei als Ideale einer schönen und gesunden Bewegungsdynamik.

An erster Stelle stehen für den Therapeuten Wahrnehmung und Schulung der eigenen Bewegung. Er muss in der Lage sein, seine Bewegungen in die objektiven Qualitäten des Raumes einzuordnen. Er durchdringt bewusst die verschiedenen Bewegungsabläufe. Dies gibt ihm die Möglichkeit, die Bewegungssprache des Patienten differenziert mitzuerleben und mitzuempfinden. So kann er dessen Einseitigkeiten innerlich nachvollziehen und gleichsam „erlauschend" erfassen. Er bewegt innerlich frei und durchlässig die Bewegungen des Patienten mit, ohne dass sich unbewusstes Eigenes störend einmischt. Er wird gewissermaßen in seinem eigenen Bewegungsvermögen selbst der Patient und kann so dessen Charakter empathisch an sich selbst wahrnehmen.

Das Wissen und die Erfahrung der gesunden Bewegung verbinden sich beim Therapeuten mit der Reflexion der wahrgenommenen Pathologie. Sie führen zu den konkreten Aufgabenstellungen und den nächsten therapeutischen Schritten. Das erfordert ein hohes Maß an Intuitionsfähigkeit. Die von Fritz Graf von Bothmer (1883–1941), Anthroposoph und Waldorflehrer, entwickelten gymnastischen Übungen sind dabei eine unerschöpfliche Quelle.[1] Hinzu kommen die für Diagnostik und Therapie notwendigen anatomischen Kenntnisse sowie das Studium der anthroposophischen Menschenkunde.

Bewusstseinskräfte wirken im Gestalten der Bewegung durch ihre zusammenziehende Qualität lähmend auf den Bewegungsprozess. Sie sind jedoch nötig, um die Bewegungsarbeit nicht ziellos und unwillkürlich werden zu lassen. Ziel des Therapeuten muss es also sein, die eigene Tätigkeit so an den objektiven Gesetzmäßigkeiten der Welt zu schulen, dass er nicht allein aus dem eigenen Bewusstsein heraus handelt. Er versucht, sich in die objektive Geistigkeit der Form- und Bewegungsprozesse bewusst einzuleben und lässt diese direkt in sein Tun einfließen.

Um sich diesem Ziel zu nähern, kommt der fortlaufenden Selbstschulung und Reflexion der eigenen Bewegung eine wichtige Rolle zu. Es klingt paradox: Man soll die Ruhe in der Bewegung suchen. Die eigene Bewegung entwickelt sich zum Gegenstand der Beobachtung. Die Steigerung der Sensitivität für Subjektives im Objektiven lässt die Bewegung im Raum mit geschulten Wahrnehmungswerkzeugen zum meditativen Prozess werden. Die Kräfte der Form und der Bewegung gewinnen Objektivität. Was in der eigenen Bewegung persönlich wurde, lässt sich erkennen und überwinden. Ein intimes Beobachten der Phänomene und Rhythmen in Natur und Kosmos, etwa der planetarischen Bewegungsverhältnisse, der Wachstumsbewegungen bei Pflanzen, der Wasser- und Luftbewegungen, die innerlich wie äußerlich zu empfinden sind, bringt die eigene Bewegungsdynamik wieder in Einklang mit den Gesetzen von Welt und Kosmos. Diese Selbstschulung wirkt stets wie eine Erfrischung und Hygiene für die Gesunderhaltung des Therapeuten.

3. Äußere Anwendungen und Hydrotherapie

ALBRECHT WARNING · REINHOLD SCHÖN

Im Folgenden geht es um den therapeutischen Prozess in der Balneologie. Als rhythmische Bewegungsbäder kommen das Reibebad, das Bürstenbad, das an- und absteigende Wellenbad und das Lemniskatenbad zum Einsatz. Diese Bäder wurden seinerzeit im Klinisch-Therapeutischen Institut Arlesheim bei Basel unter der Leitung von Ita Wegman (1876–1943) konzipiert. Werner Junge (1912–1998) entwickelte 1937 das Öldispersionsbad, das seit etwa 1960 therapeutische Verwendung findet.

Die verschiedenen rhythmischen Bewegungsbäder haben jeweils besondere Indikationen:[1]

Das Reibe- oder Bürstenbad hilft bei Zirkulationsstörungen, Stoffwechselträgheit, Bewegungsarmut und bei Antriebsschwäche aufgrund von depressiver Verstimmung. In der Psychiatrie benutzt man diese Bäderbehandlung wegen ihrer Aktivierung der Ich-Organisation über die Wärmeentwicklung. Das ansteigende Wellenbad fördert den Einatmungsprozess, das absteigende Wellenbad wirkt auf die Ausatmung sowie bei Bluthochdruck. Das Lemniskatenbad stärkt den Wärmeorganismus beziehungsweise den Kreislauf, man behandelt damit aber auch Gelenkerkrankungen des rheumatischen Formenkreises. Das Besondere der letztgenannten Bäder ist, dass den Körper des Patienten keine unmittelbare Berührung, sondern Handbewegungen über das strömende Wasser in rhythmischer Folge erreichen.

Erkenntnisgewinn durch das Element Wasser

Das Wasser wird in der Badetherapie zum therapeutischen Instrument. Eine Behandlung läuft etwa so ab: Der Patient hat sich seiner Kleider entledigt, legt sich in die Wanne und ruht für kurze Zeit in dem sich anschmiegenden Wasser. Nun tauchen die Hände des Therapeuten in das Wasser ein, verbinden sich mit diesem Element und beginnen, den Wasserraum mit spezifischen Handführungen zu bewegen. So streichen im absteigenden Wellenbad die Hände, neben dem Kopf des Patienten beginnend, beidseits entlang des Körpers abwärts. Das vorher ruhende Wasser wird vor der bewegten Hand leicht gestaut, weicht seitlich aus und bildet nachlaufende Wirbel. An der Körpergrenze – der Haut des Patienten – wird die Wasserbewegung als leichte Druckerhöhung wirksam, um dann als perlendes Nachklingen abzuflauen. Kaum spürbar, wird die Welle am Grenzorgan Haut reflektiert, formt aber zugleich einen Impuls nach innen und bewegt den Flüssigkeitsmenschen im Innern des Körpers. So empfinden dies Patienten in den Wellenbädern. Die beim Lemniskatenbad neben den Gelenken vollzogenen Kreisbewegungen erzeugen zusätzliche Wärme.

Metamorphose-Erleben

Es ist das Element Wasser, das den Therapieprozess wesentlich beeinflusst. Indem der Therapeut mit ungeteilter Aufmerksamkeit mittels seiner bewusst geführten Hand das Wasser strömend bewegt, ruft er eine Welle als dahinfließende Wassergestalt hervor. Wasser reagiert auf feinste Bewegungsnuancen. Gestaltete Impulse zu setzen, erfordert vom Therapeuten hohe Achtsamkeit. Jede Wiederholung verläuft anders. Kein Ergebnis gleicht dem vorhergehenden. Die stetig fließende Veränderung schult den Blick für die Metamorphose, das Grundprinzip der lebendigen Kräfte.

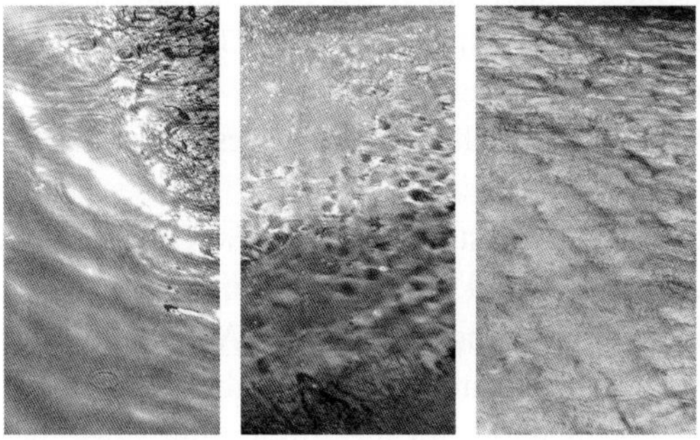

Abb.: „Wassertrilogie" – Variabilität und typische Bewegungen von Wasser, aufgenommen in einer Badewanne

Werden und Vergehen

Die impulsierten Wasserbewegungen weiten sich in den Umkreis, wellen in die verschiedensten Richtungen und überlagern sich im ganzen Wasserraum. Im Abklingen der Bewegung glättet sich das Wasser zur ruhenden Fläche. Angesichts dieses Ineinandergleitens von Anschwellen und Abschwellen bildet sich im wahrnehmenden Miterleben das Gefühl für Werden und Vergehen.

Entwicklung eines Prozessbewusstseins

Diese Vorgänge lösen den Therapeuten – und auch den Patienten – aus den alltagsüblichen, gleichsam mechanisch fokussierten Denk- und Handlungsabläufen heraus. Die allgemeinen und alltäglichen Denkvorgänge bestehen aus dem Verbinden fixierter Einzelbegriffe in kausale Verknüpfungen. „Ich denke Dinge und Tatsachen", formulierte es Rudolf Steiner.[2] Man kann dies das Gegenstandsbewusstsein nennen. Die Verinnerlichung der stetig wechselnden Wasserphänomene verwandelt Beobachten und Wahrnehmen zu einem ineinandergleitenden, fließenden Vorgang. Steiner nannte es: „Mein Denken fließt in der Zeit."[3] Es bildet sich also ein Prozessbewusstsein.

Lösen und Binden

Bei den oben erwähnten Reibebädern streicht man mit Handschuhen über die Haut. Dies geschieht in ähnlicher Weise bei den Bädern (Bürstenbad und Öldispersionsbad), bei denen Bürsten verwendet werden. Bei diesen Behandlungsweisen liegt eine Art Paradoxon vor: Der Patient legt sich in das wässrige Medium, dessen wesentlicher Charakter es ist, etwas zu lösen. Der Badende löst sich im Wasser von einem möglicherweise überhöhten Spannungsniveau, er kann „loslassen" in der Weise, wie von Mathias Bertram beschrieben: „Lösen ist das heilsame Vermögen des lebendigen Leibes, habituell erstarrte Wahrnehmungs- und Reaktionsweisen aufzugeben."[4] Dabei vermittelt der im Wasser wirkende Auftrieb zusätzlich ein Leichtegefühl. Die Wahrnehmung des Körpers wird indifferent.

Indem aber die Berührung mittels Handschuh oder Bürsten die Haut als Grenzorgan des Körpers anregt, wachen Tast- und Bewegungssinn auf, sodass Körperform und -grenze von innen her wahrzunehmen sind. Die Rhythmik der Reibe- oder Bürstenstriche ordnet diese Sinnesprozesse. Das komponiert den Gegensatz zwischen Lösen und Begrenzen ineinander webend zu einem neuen, bewusst erlebten Körpergefühl.

Die Begegnung mit den Ätherkräften im Element Wasser

Da das Element „Wasser" – damit sind die hier verwendeten Flüssigkeiten gemeint, also das zum Baden dienende Wasser und gleichermaßen die eingesetzten Öle – Bildekräfte und die korrespondierenden Ätherarten beherbergt, erscheint es angebracht, das Wirken dieser Kräfte bei der Behandlung als Basis für den diagnostisch-therapeutischen Prozess zusammen mit den vier Elementen zu betrachten.[5] In den vergangenen Jahren bildete sich ein Forschungskreis (Lebens- und Bildekräfte), dessen Methoden einen Erkenntnisweg aufzeigen.[6] Wie oben beim Wassererleben als Prozessbewusstsein beschrieben, regt auch hier Dorian Schmidt an, „einen vom Ich bewusst gehaltenen Zustand der Gedankenruhe zugunsten einer gerichteten Vertiefung der Wahrnehmungsvorgänge" einzunehmen.[7] Das erwähnte Buch nennt weitere methodische Schritte.

Goetheanistische Heilmittelerkenntnis

Bei der Anwendung des Öldispersionsbades nach Werner Junge kommt hinzu, dass der Verwirbelungsapparat ein Heilmittel im einstrahlenden Wasser feinst zerstäubt. Zur Verwendung kommt Olivenöl, in dem ölige Pflanzenauszüge oder ätherische Öle gelöst sind. Zum Beispiel handelt es sich um das ätherische Öl des Rosmarins, um die Empfehlung Rudolf Steiners im 14. und 15. Vortrag seines Vortragszyklus „Geisteswissenschaft und Medizin" zu erwähnen.[8] Basierend auf Hermfried Kunzes (1915–1998) Erfahrungen[9] wurden in den vergangenen Jahren eine Vielzahl von Indikationen mit den verschiedensten Ölen erarbeitet, die Pflanzen- und Metallzubereitungen enthalten. Das bedeutet, dass über das Wasserelement hinaus Heilmittel eingesetzt werden, mit deren Signatur und Wesen sich Therapeuten goetheanistisch bekannt zu machen haben.[10] In der Ausbildung zum Badetherapeuten übt man diese Beobachtungen und Wahrnehmungen an den Heilpflanzen in unterschiedlichen Perspektiven. Anleitungen dazu gibt etwa ein Vortrag Steiners, gehalten am 17. Juli 1924 in Arnheim, der im Band „Anthroposophische Menschenerkenntnis und Medizin" nachzulesen ist. Im zehnten Vortrag desselben Bandes zeigte Rudolf Steiner auf, wohin der Erkenntnisweg an den Heilmitteln führt: „So ist es durchaus möglich, den Übergang zu machen zu der Erkenntnis nicht bloß der physischen Substanz im Heilmittel, sondern desjenigen, was im Heilmittel als Geistiges wirkt."[11]

Der Dreischritt zum Meister

Natürlich ist die Beschreitung dieses Weges erst dann möglich, wenn der Therapeut nach einer Zeit des Lernens einen Erfahrungsschatz gesammelt hat, der ihn befähigt, das Bad und das jeweils geeignete Heilmittel aus eigener Beobachtung und Einschätzung anzuwenden, also zu *handhaben.* Die vermittels eigener Erfahrungen, sozusagen „subjektiv" gestalteten Behandlungen können einen objektiven Grund erhalten, wenn ein meditativer Erkenntnisweg beschritten wird, der eine geisteswissenschaftliche Dynamik für den Therapieprozess zwischen Patient, Krankheit und Therapeut öffnet. Man beschreitet dann den Weg zum *Meister.* Hier sei an die sogenannten Nebenübungen erinnert,[12] die Rudolf Steiner als Voraussetzung für einen solchen Erkenntnisweg beschrieb.[13]

Die innere Haltung des Therapeuten

In welcher Weise bereiten sich nun Therapeuten selbst in ihrer inneren Haltung auf den Behandlungsprozess mit Patienten vor? Die Menschen, die eine Behandlung im Bad suchen, kommen mit den verschiedensten Symptomen und Beschwerden:

Es mögen körperliche Probleme sein, etwa der Hautbeschaffenheit, des muskuloskelettalen Systems, des Nervensinnessystems oder der inneren Organe im Sinne von Störungen im physischen Leib. Eine Stärkung des Ätherleibes gleicht die häufig vorkommenden Erschöpfungen und Müdigkeitssyndrome aus. Oder es handelt sich um emotionale Leiden, vielleicht auch Traumata. Mischungen von Problemen intensivieren die Beschwerden, und die Autonomie der sonst selbstbewussten Lebensführung schwindet. Das Hilfegesuch des Patienten wirkt zugleich als Appell an den Helferwillen der Therapeuten. Aus diesem Willen bilden sich Motive unterschiedlichster Art zur heilenden Behandlung.

Unpersönlich – Persönlich – Überpersönlich

Die methodisch korrekte Durchführung der Behandlung ist ein sachlicher Prozess, der professionellen Vorgaben unterliegt. Sie ist in der Ausbildung zu erlernen. Das Vorgehen ist dabei unpersönlich: „Das macht man so“ oder „Dies wird so oder so gehandhabt“, heißt es.

Eine drohende Gefahr sei hier geschildert:
Das Motiv zur Behandlung löst mitunter zusätzlich eine seelische, eher hintergründige Stimmung aus, von der man sich wie durchwoben fühlt. Diese innere Empfindung lässt das Therapievorhaben beginnen, als sei es ein persönlicher Auftrag. Eine solche emotionale Tangierung färbt die Beziehung zwischen Therapeut und Patient im Sinne einer intersubjektiven Übertragung, bei der sich persönliche Intentionen als Sympathien oder Antipathien hineinmischen. Eigenheiten des Therapeuten verfremden in solchen Fällen den interaktiven Bezug des Patienten zu seiner Krankheit. Es droht eine Einschränkung der Patientenautonomie.

Beim Therapeuten kann andererseits auch Mitleid aufwallen. Dieses erfüllt seine Seele dann mit Trauer oder Furcht in zunehmender Verdichtung, so dass er in einer höchstpersönlichen Schwingung befangen, in einem Selbstgefühl eingeschlossen bleibt. Das erschwert oder verhindert gar die – sich zur helfenden Handlung öffnende – Zuwendung zum Patienten.

Um die therapeutische Beziehung aus diesen subjektiven, emotionalen Schwingungen zwischen Antipathie und Sympathie zu befreien, bedarf es einer übergeordneten, überpersönlichen Erkenntnis aus Mitleid, die zur inneren Haltung der Empathie führt. Der Weg beginnt erneut mit der Frage, was den Helferwillen auf den Plan ruft, oder anders gesagt, wodurch der Zustand des Patienten in uns Behandlern eine Resonanz des Helfersinns hervorruft. Das berührt das Mysterium des menschlichen Leides, das zwischen dem Erkrankten und dem Behandelnden webt.

Die Wortmeditation

Um an diesem Mysterium erlebend teilhaben zu können, gab Rudolf Steiner im sogenannten Samariterkurs ein Mantram, das als Meditation die Erkenntnis der im Mysterium wirkenden Christuskraft vermittelt.[14]

„So lange du den Schmerz erfühlest,
Der mich meidet,
Ist Christus unerkannt
Im Weltenwesen wirkend,
Denn schwach nur bleibet der Geist,
Wenn er allein im eignen Leibe
Des Leidensfühlens mächtig ist.“

Eine Bildmeditation

Eine andere Möglichkeit, den Erkenntnisweg zu dem Mysterium des Leides übend zu beginnen, findet man in einer Bildmeditation des Isenheimer Altars.[15] Mathis Gothart

Nithart (= Matthias Grünewald, um 1480–1528) schuf für die Kranken des Antoniterordens als spirituelles Heilmittel Bilder der Menschwerdung und vom Kreuzestod des Christus. Während man sich beim ersten Anblick des gefolterten und geschundenen Toten in Furcht und Entsetzen zusammenzieht, lassen Verkündigung, Geburt und Auferstehung erkennen, dass dem Menschen eine christusgetragene geistige Kraft zugeeignet ist, die tröstend durch die Unerbittlichkeit des Todes führt. Die daraus aufsteigende, vertrauende Gewissheit wandelt Mitleid zur Barmherzigkeit und damit zur christlichen Quelle des Heilerwillens.[16]

Die im Vorbeschriebenen angedeuteten Möglichkeiten eines meditativen Erkenntnisweges beziehen sich auf einzelne Therapieinstrumente und -handlungen sowie die Haltung des Therapeuten selbst. Sie sind herausgegriffen aus einer Vielzahl von meditativen Übungen, die sich im Werk Rudolf Steiners und in Darstellungen aus dem Kreis anderer geisteswissenschaftlich, anthroposophisch gesinnter Autoren finden lassen. Das Vorstehende ist als Anregung aufzufassen.

Literatur Massagetherapie

1 Novalis (Friedrich von Hardenberg): Fragmente und Studien 1799–1800. In: Schulz, G. (Hrsg.): Novalis Werke. Beck Verlag München 2001. S. 530.
2 Steiner, R.: Wahrspruchworte (GA 40). Rudolf Steiner Verlag Dornach 1998.
3 Steiner, R.: Das Geheimnis der Wunde. Aufzeichnungen zum Samariterkurs. In: Beiträge zur Rudolf Steiner Gesamtausgabe. Heft 108. Rudolf Steiner Verlag Dornach 1992. Vortrag vom 14.8.1914.
4 Pressel, S.: Bewegung ist Heilung. Kapitel „Der unbekannte Muskelmensch – ein Hinweis auf das Karma." Verlag Freies Geistesleben Stuttgart 2007. S. 45.
5 Steiner, R.: Wie erlangt man Erkenntnisse der höheren Welten? (GA 10). Rudolf Steiner Verlag Dornach 1992. S. 97.
6 Ebd., S. 103 ff.

Literatur Bewegungstherapie

1 Graf von Bothmer, F.: Gymnastische Erziehung. Verlag Freies Geistesleben Stuttgart 1989.

Literatur Äußere Anwendungen und Hydrotherapie

1 Marbach, I.: Rhythmische Bewegungsbäder. In: Zentrum zur Dokumentation für Naturheilverfahren (Hrsg.): Dokumentation der besonderen Therapierichtungen und natürlichen Heilweisen in Europa. Band 1. 1. Halbband. VGM-Verlag Essen 1991. S. 303–304.
2 Steiner, R.: Seelenübungen mit Wort- und Sinnbild-Meditationen (GA 267). Rudolf Steiner Verlag Dornach 2001. S. 394.
3 Ebd.
4 Bertram, M.: Der therapeutische Prozess als Dialog. Dissertation Witten/Herdecke 2005. Pro Business Berlin 2005. S. 11.
5 Marti, E.: Die vier Ätherarten. Verlag Freies Geistesleben Stuttgart 1981.
6 Schmidt, D.: Lebenskräfte – Bildekräfte. Verlag Freies Geistesleben Stuttgart 2011.
7 Ebd., S. 15.
8 Steiner, R.: Geisteswissenschaft und Medizin (GA 312). Rudolf Steiner Verlag Dornach 1999. Vorträge vom 3.4. und 4.4.1920.
9 Kunze, H., Ehni, L.: Erfahrungen mit den Öldispersionsbädern. Beiträge zu einer Erweiterung der Heilkunst 1960; 13. S. 157–168.
10 Vgl. Bockemühl, J.: Ein Leitfaden zur Heilpflanzenerkenntnis. Bände 1 bis 3. Verlag am Goetheanum Dornach 1996, 2000, 2003.
Kalbermatten, R.: Wesen und Signatur der Heilpflanzen. AT Verlag Aarau 2005.
11 Steiner, R.: Anthroposophische Menschenerkenntnis und Medizin (GA 319). Rudolf Steiner Verlag Dornach 1982. Vortrag vom 28.8.1924.
12 Steiner, R.: Vor den Toren der Theosophie (GA 95). Rudolf Steiner Verlag Dornach 1990. S. 117 ff.
13 Steiner, R.: Wie erlangt man Erkenntnisse der höheren Welten? (GA 10). Rudolf Steiner Verlag Dornach 1992.
14 Steiner, R.: Das Geheimnis der Wunde. Aufzeichnungen zum Samariterkurs. In: Beiträge zur Rudolf Steiner Gesamtausgabe. Heft 108. Rudolf Steiner Verlag Dornach 1992. Vortrag vom 14.8.1914.
15 Richter, G.: Der Isenheimer Altar. Verlag Urachhaus Stuttgart 2001.
Husemann, F.: Der Isenheimer Altar. Verlag Freies Geistesleben Stuttgart 1969.
16 Matthiessen, P. F.: Prinzipien der Heilung im neuen Testament. gesundheit aktiv Berlin 2015.

Gründungsimpuls und geistige Arbeit im Verband anthroposophischer Pharmazeuten

MANFRED KOHLHASE

Die Berufsgruppe anthroposophischer Pharmazeuten in Form eines internationalen Dachverbandes ist vergleichsweise jung. Dieser wurde 2001 gegründet, um ein gemeinsames geistig-seelisches Band unter den anthroposophisch orientierten Pharmazeuten sowie gemeinsame Standards (etwa für Fort- und Weiterbildung) zu schaffen und um den aktuellen Stand der Arbeit im Rahmen der International Association of Anthroposophic Pharmacists (IAAP) im persönlichen Austausch zu reflektieren. Der Vorstand rekrutiert sich aus Repräsentanten der Mitgliedsorganisationen. Zurzeit sind im sechsköpfigen Board die Länderorganisationen von Österreich, Deutschland, Frankreich und der Schweiz vertreten.

Die IAAP ist ein Verein nach schweizerischem Recht und vertritt derzeit fünf in Europa beheimatete nationale Mitgliedsorganisationen – aus Frankreich, Deutschland, Italien, Österreich und der Schweiz – sowie zwei Apothekerverbände in Brasilien (Farmantropo = Associação Brasileira de Farmácia Antroposófica) und Japan. Für Länder ohne eigenen Verband gibt es die Möglichkeit, als FachkollegIn direkt die IAAP-Mitgliedschaft zu erwerben. In Deutschland können inzwischen auch Pharmazeutisch-Technische AssistentInnen GAPID-Mitglied werden. Die Verbandsgröße reicht vom GAPID (Gesellschaft für Anthroposophische Pharmazie in Deutschland) mit 198 Mitgliedern bis zur Association Française d'etude et de recherche sur la pharmacie anthroposofique (AFERPA) mit 12 Mitgliedern. In Japan gründete sich die AAPJ (Association of Anthroposophic-oriented Pharmacists) mit derzeit 18 Mitgliedern.

Innere und äußere Zielsetzungen

Die IAAP möchte ein Ort weltweiter Zusammenarbeit der anthroposophisch orientierten, pharmazeutisch Tätigen sein und dazu beitragen, die naturwissenschaftlich orientierte Pharmazie um geisteswissenschaftliche Aspekte zu erweitern.

Als ein langjähriges Projekt verfolgt sie die Herausgabe des Anthroposophischen Arzneicodex (APC) beziehungsweise seine offizielle Anerkennung als rechtsgültige Pharmakopöe. Inzwischen sind zwei elektronische Editionen zugänglich, die bereits in den Arzneimittel-Zulassungsbehörden der Schweiz, Brasiliens und Australiens als anerkannte Qualitätsdokumente gelten und zur Marktfähigkeit der anthroposophischen Präparate in den jeweiligen Ländern beitrugen. 2013 erschien die dritte, erweiterte Auflage erstmals auch in Buchform.[1] In Kooperation mit IAAP entstand das erste Lehrbuch für Anthroposophische Pharmazie, an dem 47 Autoren beteiligt sind und das 2016 im Salumed Verlag erschien.[2]

Als eine zentrale Aufgabe sieht IAAP auch die Entwicklung von international gültigen Standards in der Fort- und Weiterbildung sowie in der Arbeitspraxis der anthroposophischen Apotheker.* Diese dienen nicht nur dazu, eine einheitliche hohe Qualität der Herstellung anthroposophischer Arzneimittel in der Industrie sicherzustellen, sondern auch die Produktion durch entsprechend ausgebildete Pharmazeuten in Apotheken. Diese können durch die IAAP nach einheitlichen Standards zertifiziert werden und damit die Marke Anthromed® Pharmacy erwerben. Fernziel ist der Aufbau eines weltweiten Netzes aus Anthromed®-Apotheken, die anthroposophische Arzneimittel professionell beraten und diese auf magistraler Ebene herstellen.

Meditative Grundorientierung

Beim Aufbau des Verbandes begleitete und motivierte uns folgende Meditation:[3]

„Suchet das wirklich praktische materielle Leben
Aber suchet es so, daß es euch nicht betäubt
Über den Geist, der in ihm wirksam ist.

Suchet den Geist,
Aber suchet ihn nicht in übersinnlicher Wollust,
Aus übersinnlichem Egoismus,
Sondern suchet ihn,
Wie ihr ihn selbstlos im praktischen Leben,
In der materiellen Welt anwenden wollt.

Wendet an den alten Grundsatz:
‚Geist ist niemals ohne Materie, Materie niemals ohne Geist'
In der Art, daß ihr sagt:
Wir wollen alles Materielle im Lichte des Geistes tun,
Und wir wollen das Licht des Geistes so suchen,
Daß es uns Wärme entwickle für unser praktisches Tun.

Der Geist, der von uns in die Materie geführt wird,
Die Materie, die von uns bearbeitet wird bis zu
Ihrer Offenbarung,
Durch die sie den Geist aus sich selbst heraus treibt;

* Siehe: International Further Education Regulation for "Pharmacist specialised in Anthroposophic Pharmacy (IAAP)" unter www.iaap.org.uk.

Die Materie, die von uns den Geist offenbart erhält,
Der Geist, der von uns an die Materie herangetrieben wird.
Die bilden dasjenige lebendige Sein,
Welches die Menschheit zum wirklichen Fortschritt bringen kann,
Zu demjenigen Fortschritt, der von den Besten
In den tiefsten Untergründen der
Gegenwartsseelen nur ersehnt werden kann."

Rudolf Steiner gab keinen speziell für Pharmazeuten ausgerichteten Kurs, wie dies beispielsweise für Lehrer, Ärzte und Priester der Fall war. Die Kurse für Ärzte enthalten aber viele pharmazeutische Aspekte, Fragestellungen und Hinweise.[4] Insbesondere in dem Buch „Grundlegendes für eine Erweiterung der Heilkunst" widmeten sich Rudolf Steiner und Ita Wegman in einem eigenen Kapitel den damals neuen und bis heute wichtigen Typenmitteln der Anthroposophischen Medizin und den zentralen Fragen der Verwandlung von Substanz im menschlichen Organismus.[5] Der erste Ärztekurs „Geisteswissenschaft und Medizin" behandelte zum Beispiel Ursprung, Methodik und Herstellung homöopathischer Heilmittel und gab wichtige Herstellungsanweisungen für Mistelzubereitungen.[6] Zudem findet der Pharmazeut im gesamten Werk Rudolf Steiners eine Fülle von charakteristischen Schilderungen über Heilsubstanzen aus allen Reichen der Natur – seien es Mineralien, Metalle, Heilpflanzen oder Substanzen tierischen Ursprungs –, wobei vor allem die verborgene geistige Seite dieser Stoffeswelt deutlich wird und die Beziehung zum Menschen und seinen Erkrankungen zutage tritt.

Die Aufgabe des Apothekers besteht seit Jahrhunderten darin, sich Wissen über Naturstoffe anzueignen und daraus Arzneimittel zuzubereiten. Herstellungskunst und tiefe Kenntnisse der Natursubstanzen benötigen die Apotheken kaum noch, weil heute Fertigarzneimittel dominieren. Der anthroposophische Pharmazeut hingegen lernt die Wirkungsweisen der Natursubstanzen neu kennen und darüber hinaus, einen Großteil der Arzneimittel selber herzustellen. Er entdeckt die Heilbeziehungen zum Menschen und erwirbt ein geisteswissenschaftliches Verständnis von Gesundheit und Krankheit. Die Freude am Herstellen, am praktisch Tätigwerden lebt auf und fördert eine authentische Kundenberatung. [→ Farbabb. S. 109]

So ist der Leitspruch von Steiner, den er am Ende eines öffentlichen Vortrages in der Stuttgarter Waldorfschule am 24. September 1919 zum ersten Mal ausgab, ein auch für unsere Berufsgruppe passender.[7] Der ganze Duktus ist auffordernd, fast drängend und zur Umsetzung aufrufend, willensbetont: „Suchet …", „wendet an …", „wir wollen …". Dieses Suchen und dann Umsetzen findet auf der Basis eines „alten Grundsatzes" statt: „Geist ist …" Ermahnend klingen die Worte, den Geist nicht in „übersinnlicher Wollust" zu suchen.

Die luziferische Abwendung vom irdischen Arbeitsleben ist zu vermeiden, stattdessen die spirituelle Seite des Lebens anzusteuern mit dem Ziel, das Alltags- und Arbeitsleben mit geistgetragenen Gedanken zu durchwärmen. Mit ihnen beeinflussen, durchdringen wir das irdisch-materielle Dasein, so dass es sich erst in seiner wahren geistigen Seite zeigt.

Um eine Substanz in ein Arzneimittel zu verwandeln, begleitet der Pharmazeut jeden Herstellungsprozess, etwa den Potenziervorgang, mit sachbezogenen, wahrheitsorientierten Gedanken. Die Substanz wird schrittweise vom Materiellen befreit und offenbart den Geist, der in ihr wirkt. Gelingt dies in der besten Weise, so entsteht Fortschritt zum Heil des Menschen.

Der Leitspruch fordert uns auf, die Arbeit mit ich- und geistgetragener Wärme und Liebe auszuüben und befeuert uns immer wieder neu, den notwendigen Fortschritt für mehr Menschlichkeit im sozialen Miteinander zu unterstützen.

Literatur

1 International Association of Anthroposophic Pharmacists (Hrsg.): Anthroposophic Pharmaceutical Codex APC. Wissenschaftliche Verlagsgesellschaft Stuttgart 2014.
Vgl. www.iaap.org.uk.

2 Pedersen, P. A., Meyer, U. (Hrsg.): Anthroposophische Pharmazie. Salumed Verlag Berlin 2016.

3 Steiner, R.: Idee und Praxis der Waldorfschule (GA 297). Rudolf Steiner Verlag Dornach 1998. S. 116–117.

4 Steiner, R.: Geisteswissenschaft und Medizin (GA 312). Rudolf Steiner Verlag Dornach 1999.
Steiner, R.: Geisteswissenschaftliche Gesichtspunkte zur Therapie (GA 313). Rudolf Steiner Verlag Dornach 2001.
Steiner, R.: Physiologisch-Therapeutisches auf Grundlage der Geisteswissenschaft. Zur Therapie und Hygiene (GA 314). Rudolf Steiner Verlag Dornach 1989.
Steiner, R.: Meditative Betrachtungen und Anleitungen zur Vertiefung der Heilkunst (GA 316). Rudolf Steiner Verlag Dornach 2008.

5 Steiner, R., Wegman, I.: Grundlegendes für eine Erweiterung der Heilkunst nach geisteswissenschaftlichen Erkenntnissen (GA 27). Rudolf Steiner Verlag Dornach 1991.

6 Steiner, R.: Geisteswissenschaft und Medizin (GA 312). Rudolf Steiner Verlag Dornach 1999.

7 Steiner, R.: Idee und Praxis der Waldorfschule (GA 297). Rudolf Steiner Verlag Dornach 1998. S. 116–117.

Meditation bei Therapeuten – ein Forschungsbericht

ARNDT BÜSSING · PETER HEUSSER

Zum „Nutzen" der Meditation

In der westlichen Welt wird die Meditation hauptsächlich mit dem Ziel eines persönlichen, gesundheitsbezogenen „Nutzens" eingesetzt, zumeist zur Stressreduktion oder -prophylaxe. Die dabei genutzten Meditationsformen stammen aus östlichen spirituellen Traditionen. Diese sind dabei jedoch oft ihres kulturellen Kontextes und ihrer ursprünglich spirituellen Zielsetzung entkleidet, um sie an die Gewohnheiten der modernen Zielgruppe anzupassen und für einen angestrebten gesundheitlichen Nutzen einzusetzen. In der anthroposophischen Meditation geht es nicht primär um „gesundheitlichen Nutzen" – obgleich das Achten auf den gesund zu erhaltenden Körper und Geist als eine Bedingung für das Beschreiten eines spirituellen Schulungsweges gilt –, sondern um die moralische Persönlichkeitsentwicklung und die Ausbildung einer spirituellen Wahrnehmungs- und Erkenntnisfähigkeit. Dieser Entwicklungs- und Meditationsweg spezifiziert sich für die verschiedenen Berufsfelder. In den Gesundheitsberufen dient er der Ausbildung, um den Erwerb der nötigen spirituellen und moralischen Fähigkeiten zu unterstützen. Positive Auswirkungen auf die eigene Gesundheit stehen dabei nicht im Vordergrund, auch wenn sie als eine indirekte Folge einer harmonischen Seelen- und Persönlichkeitsentwicklung auftreten.

Die empirische Forschung wandte sich bisher primär den gesundheitsbezogenen Zielsetzungen östlicher Meditationsformen zu. Für die anthroposophischen Meditationsformen fehlen solche Forschungsresultate bislang nahezu vollständig. Es gilt, dafür passende Studiendesigns zu entwickeln.

Unabhängig von der Schulungsrichtung sind generell die Gründe zu unterscheiden, weshalb eine Person meditiert:

- Erstens, weil es ihrem Lebensstil entspricht, ihrer inneren Haltung, ihrem Bedürfnis nach charakterlicher Weiterentwicklung.
- Zweitens, weil sie bereits gute Erfahrungen gemacht hat und sich eine unmittelbar entlastende Wirkung davon verspricht.
- Drittens, weil sie als Neueinsteiger etwa einen Meditationskurs besucht, da dies als gesundheitsfördernd empfohlen wurde.

Die gesundheitsfördernden Auswirkungen insbesondere der standardisiert ablaufenden Achtsamkeitskurse – Mindfulness based Stress Reduction – sind vielfach belegt.[1] Wer sich darauf übend einlässt, profitiert davon. Meditation oder auch das Gebet sind jedoch in vielen Fällen gelebtes Resultat eines besonderen Lebensstils oder -weges und somit praktischer Ausdruck damit assoziierter religiöser, philosophischer oder weltanschaulicher

Überzeugungen. Dabei folgen buddhistische und christliche Mönche einer verbindlichen Form innerhalb ihrer Gemeinschaft.

Therapeutisch Tätige profitieren ebenso von meditativen Verfahren, sogar dann, wenn sie bisher keine Erfahrungen mit entsprechenden Techniken gemacht haben. So nahmen im Rahmen einer randomisiert-kontrollierten Studie Psychotherapeuten in Ausbildung an einem Meditationskurs teil. Im Vordergrund des Interesses der Forscher standen hierbei jedoch nicht die Empfindungen und Reaktionen der Übenden, sondern die Auswirkung der meditativen Schulung, die sich bei den betreuten Patienten beziehungsweise Klienten abbilden lassen. Bei den Patienten, deren Therapeuten meditierten, zeigten sich signifikant bessere Therapieergebnisse in Bezug auf ihre psychische Belastung und Krankheitssymptomatik.[2] Im Rahmen meditativer Übungen kommt es also nicht nur zu einer tiefer gehenden Selbst-, sondern auch Fremdwahrnehmung und damit zu einer größeren Sensibilität gegenüber den Patienten. Essentiell scheint hier jedoch zu sein, ob die Therapeuten das Erlernte in ihren Alltag integrieren, so dass es zu einer Haltung wird – oder ob es nur ein kurzfristiges (reaktives) Verhalten ist, das sich wieder verliert, wenn es nicht „gepflegt" wird. In der Tat kommt es bei Langzeitmeditierenden zur Zunahme der grauen Gehirnsubstanz und Aktivierung von Strukturen des Aufmerksamkeitssystems.[3] Neuroplastizität ließ sich bei denjenigen nachweisen, die viel meditierten.[4]

Aber auch die Form beziehungsweise der Inhalt der Meditation und damit ihr philosophisch-spiritueller Hintergrund sind möglicherweise bedeutsam. Wachholtz und Pargament verglichen in einer kleinen, randomisiert-kontrollierten Studie die Auswirkung von vier unterschiedlichen mantrischen Phrasen, die einen Monat lang jeweils 20 Minuten an mindestens 15 Tagen zu üben waren, auf die Migräne-Frequenz von Studenten: (1) *Gott ist Freude* als spirituelle Meditation, (2) *Ich bin voll Freude* als nach innen gerichtete (internale) säkulare Meditation, (3) *Das Gras ist grün* als nach außen gerichtete (externale) säkulare Meditation und (4) progressive Muskelentspannung.[5] Es zeigten sich signifikante und starke Vorher-Nachher-Effekte auf die Migräne-Häufigkeit, die Schmerztoleranz, den negativen Affekt und die Ängstlichkeit insbesondere für die spirituelle Meditationsform. Die internale säkulare Meditation hatte einen deutlich schwächeren, aber bemerkenswert positiven Effekt auf die Migräne-Häufigkeit und Ängstlichkeit. Schwache Wirkungen waren auch für die externale säkulare Meditation zu finden, jedoch nicht in Bezug auf die Migräne-Häufigkeit. Die Anwender der progressiven Muskelentspannung, die die aktive Kontrollgruppe bildeten, zeigten starke Effekte für die Ängstlichkeit und den negativen Affekt. Keine der Meditationsformen hatte jedoch einen signifikanten Einfluss auf die Stärke des Kopfschmerzes, auf die Depressivität, den positiven Affekt oder das spirituell-religiöse Wohlbefinden.[6] Die praktische Relevanz dieser methodisch durchaus angreifbaren Untersuchung müssten Folgeuntersuchungen klären, die bislang nicht durchgeführt wurden. Dennoch ergeben sich interessante Hinweise auf die mögliche Bedeutung des inneren „Resonanzraumes" für die entsprechenden Inhalte der mantrischen Phrasen, denen künftige Untersuchungen nachgehen sollten.

Auf die unterschiedlichen Formen und Hintergründe aktueller meditativer Ansätze wies auch Marchand hin.[7] Zwar sei das Mindfulness based Stress Reduction (MBSR)-Programm und die Mindfulness based Cognitive Therapy (MBCT) spirituellen Formen der Praxis des Zen-Buddhismus entlehnt, aber es seien keine buddhistischen Programme – wohl aber die Zen-Meditation selbst beziehungsweise die Vipassana-Praxis des Theravada-Buddhismus, die die Achtsamkeit als Übungsweg betonen. Aber auch hier gibt es Ausnahmen, denn auch christliche Mönche praktizieren die Zen-Meditation und Vipassana, ohne dass sie ihren Glauben ändern müssten. MBSR und MBCT kommen heute als säkulare, für die Therapie standardisierte Interventionsverfahren zum Einsatz, die zur Stressreduktion und Angstbehandlung nützlich sind.[8] Die Zen-Meditation hingegen ist ein Weg der inneren (und äußeren) Transformation, den man nicht primär mit der Absicht beschreitet, Gesundheit zu generieren oder wiederherzustellen.[9]

Anthroposophisch geprägte Meditationen sind als zentrale Elemente des Schulungsweges zum „inneren Erwachen" für spirituelle Wahrnehmungen und Persönlichkeitsschulung zu verstehen und dienen der moralischen Entwicklung. Diese Meditationen sind primär „Ich-gestützt" und ergreifen das Wachbewusstsein, so dass es zu einer bewussten Vertiefung der Denk-, Gefühls- und Willenskräfte kommt und auch übersinnliche Wahrnehmungen und Erkenntnisprozesse möglich werden.[10] Die eher nüchterne Zen-Tradition legt darauf keinen Wert, würde es vielleicht sogar als hinderlich auf dem Übungsweg ansehen. Die anthroposophische Meditation kommt jedoch gerade da zur Vertiefung und Stärkung zum Einsatz, wo das Leben und die Arbeit mehr Wachheit und Geistesgegenwart erfordern. Für therapeutische Berufe braucht es insbesondere die Verbindung mit der spirituellen Welt und die moralische Kraft, Leid und Todesnähe hilfreich zu begleiten, was zudem die Fähigkeit zu heilen fördert.[11]

Die verschiedenen Meditationswege nutzen teils ähnliche, teils auch unterschiedliche Übungselemente. Ihre philosophisch-spirituellen Hintergründe sind spezifisch und nur bedingt austauschbar. Ein wesentliches Element etwa der Zen-Tradition ist die Entwicklung einer umfassenden Einsicht in die „wahre Natur der Dinge", die „leer", „ich-los" und „vollständig" ist. Diese Geisteshaltung übt man durch meditative Konzentration und schärft sie durch die zu entwickelnde Weisheit beziehungsweise Ethik. Auch hinsichtlich ihres „Geist-Konzeptes" erscheint sie anders als die indische Philosophie.[12] Sie widerspricht dem Konzept des *atman* („Geist" oder „Atem" und das individuelle Selbst) der indischen Philosophie, das von einem unzerstörbaren, ewigen Selbst („Seele") ausgeht. Die Zen-Tradition betont *an-atman* („Nicht-Geist") und leugnet die Existenz eines permanentes Selbst oder einer unveränderlichen Seele; erst die Erkenntnis dieser „Leerheit" führe zu „Erleuchtung".[13] Insofern erscheint ihr Hintergrund auch nur bedingt kompatibel mit dem Ansatz der anthroposophischen Meditation. Die Anthroposophie unterscheidet bezüglich des „Ichs" dessen eigentliches, rein geistiges, unzerstörbares Wesen von der seelisch-leiblichen Erscheinung. Der meditative und moralische Schulungsweg führt von letzterem zum ersteren. Das Geistige im Menschen findet dann zum Geistigen im Mitmenschen, in der Natur und im Kosmos.[14] Das ist ein höchst vielfältig differenziertes Geistiges, das aber letztlich dem umfassend schöpferischen Geist entstammt, das etwa das Johannesevangelium als Logos beschreibt.

Empirische Untersuchungen zu berufsbezogenen Meditationsformen

Zen oder andere östliche Meditationstechniken kennen unseres Wissens nach keine spezifisch berufsbezogenen Varianten. Diese zeigen eine allgemeine Form, die sich jedoch durchaus auf die Berufstätigkeit auswirkt (siehe oben).

Für den Bereich der berufsbezogenen anthroposophischen Meditationen liegen bisher kaum empirische Arbeiten vor, die es erlauben, Unterschiede oder Gemeinsamkeiten mit spezifischen Formen der Meditation aus anderen Bereichen zu beurteilen. Um das zu ändern, befragten wir zunächst anonym therapeutisch Tätige aus dem Umfeld der Anthroposophie. Mit dieser Erhebung wollten wir bestimmte Sichtweisen, Haltungen und Einstellungen abbilden, die als Teil des anthroposophischen Lebensstils anzusehen sind.[15] Wichtig war die Frage, was sich empirisch nachweisen lässt und wie die tatsächliche Praxis aussieht. Die Befunde beantworten etliche zuvor offene Fragen.

Meditationshäufigkeit in den therapeutischen Berufsgruppen

Zunächst war die Frage zu klären, ob und wie häufig die unterschiedlichen Personengruppen meditieren, die im Kontext der Anthroposophischen Medizin therapeutisch tätig sind.

Hierzu wurden die Datensätze von 421 Personen aus Gesundheitsberufen ausgewertet (47 % Ärzte, 14 % Alten-/Krankenpflege, 23 % Kunsttherapie, 16 % Heileurythmie). Die meisten der Befragten waren Frauen (65 %). 45 % gehörten der Christengemeinschaft an, 13 % waren evangelisch, 10 % katholisch, 2 % hatten andere Religionszugehörigkeiten und 29 % keine. Als die ihnen am nächsten stehende spirituelle Richtung nannten 42 % die Anthroposophie, 43 % Anthroposophie und Christentum, 8 % Anthroposophie und Buddhismus, 5 % das Christentum und 2 % den Buddhismus.

Es zeigte sich, dass insbesondere die HeileurythmistInnen häufig meditieren, gefolgt von ÄrztInnen und KunsttherapeutInnen, während Pflegende – relativ gesehen – die geringste Meditationsfrequenz aufwiesen [→ Tabelle 1]. Im Vergleich zu Pflegenden aus konventionellen Einrichtungen, von denen 74 % nie meditieren, 9 % monatlich, 10 % wöchentlich und 7 % täglich,[16] erscheint die Meditationsfrequenz von Pflegenden aus einem anthroposophischen Kontext dennoch sehr hoch. Im Vergleich der Geschlechter meditieren Frauen nur wenig häufiger ($p = 0{,}079$; Pearsons Chi^2), so dass fördernde Einflüsse aufgrund der Ausbildung und der Berufstätigkeit im Vordergrund stehen.

Meditations-Häufigkeit	ÄrztInnen	Kunsttherapeutlnnen	Heileurythmistlnnen	Pflegende	Alle
nie	12,4	10,0	0,0	26,8	11,7
mind. einmal pro Monat	15,5	11,1	13,0	10,7	13,4
mind. einmal pro Woche	28,4	36,7	31,9	30,4	31,1
mind. einmal pro Tag	43,8	42,2	55,1	32,1	43,8

Tab. 1: Ausübungshäufigkeit der Meditation in den Berufsgruppen, Angaben in Prozent

Meditationshäufigkeit und Ausdrucksformen der Spiritualität

Als nächstes war der Frage nachzugehen, welchen Bezug die Meditationshäufigkeit zu verschiedenen Aspekten der Spiritualität aufweist. Hierzu kam der standardisierte und validierte ASP (Ausprägung spezifischer Aspekte der Spiritualität)-Fragebogen zum Einsatz.[17] Dieser erfasst vier Haupt-Dimensionen mit den Sub-Skalen (1) *Gebet/Vertrauen in Gott* (z.B. Vertrauen in und Zuwendung zu Gott, beten für andere, Gefühl der Führung und Geborgenheit, geistige Orientierung im Leben, dem Göttlichen in der Schöpfung Ausdruck verschaffen, etc.), (2) *Transzendenzüberzeugung* (z.B. Überzeugung, dass die Seele ihren Ursprung in einer höheren Dimension hat, dass es höhere Kräfte und Wesenheiten gibt, dass es eine Wiedergeburt des Menschen oder seiner Seele gibt, dass der Mensch ein geistiges Wesen ist), (3) *Suche nach Einsicht und Weisheit* (z.B. Entwicklung von Weisheit, Erlangen von Offenheit des Geistes, Streben nach Erkenntnis und Wahrheit, umfassenderes Bewusstsein, etc.), (4) *Bewusster Umgang/Mitgefühl* (z.B. bewusster Umgang mit anderen, der Umwelt, Entwicklung von Mitgefühl und Großzügigkeit).

Die Meditationsfrequenz der Befragten zeigte hier einen moderaten Zusammenhang mit deren religiöser Orientierung, operationalisiert als *Gebet/Vertrauen in Gott* ($r=0{,}30$, $p < 0{,}0001$; Spearman rho (= Rangkorrelationskoeffizient)), schwach mit der *Suche nach Einsicht* und *Weisheit* ($r=0{,}27$; $p < 0{,}0001$) und einer *Transzendenzüberzeugung* ($r=0{,}24$, $p < 0{,}0001$) sowie nur marginal mit der Skala *Bewusster Umgang/Mitgefühl* ($r=0{,}19$; $p < 0{,}0001$).

Die Ausprägung der genannten Aspekte der Spiritualität ist besonders gering in der Gruppe derjenigen, die nie meditieren, während bei den täglich Meditierenden insbesondere höhere Scores für *Gebet/Vertrauen in Gott* sowie *Suche nach Einsicht und Weisheit* zu finden sind [→ Tabelle 2]. Das Meditieren war bei den untersuchten Personen also insbesondere mit einer religiösen und existentialistischen Komponente assoziiert.

Diese Aspekte der Spiritualität sind für alle der hier untersuchten therapeutisch Tätigen von großer Bedeutung und zeigen sehr hohe Zustimmungs-Scores, insbesondere *Transzendenzüberzeugung* und *Suche nach Einsicht und Weisheit* [→ Tabelle2]. Jedoch ist der Zusammenhang mit der Meditation, vor allem in Bezug auf den theoretisch naheliegenden Aspekt des bewussten Umgangs mit anderen, der Umwelt oder dem

Mitgefühl – der insbesondere in einem buddhistischen Kontext als *Achtsamkeit* operationalisiert wird – nur marginal. Es deutet sich an, dass dieses Motiv bei den untersuchten Personen nur bedingt prägend für deren Meditationspraxis wirkt.

		Gebet / Vertrauen in Gott	Suche nach Einsicht und Weisheit	Bewusster Umgang / Mitgefühl	Transzendenz-Überzeugung
Alle Befragten	MW	77,43	88,21	81,97	95,65
	SD	18,03	12,72	11,35	12,19
Alle Befragten	z-MW *	-0,01	0,00	0,01	-0,01
	z-SD *	1,00	1,01	0,99	1,01
Meditation nie	z-MW *	-0,68	-0,66	-0,61	-0,51
	z-SD *	1,39	1,36	1,07	1,78
mind. einmal pro Monat	z-MW *	-0,36	-0,28	-0,18	-0,08
	z-SD *	1,02	0,90	0,97	0,91
mind. einmal pro Woche	z-MW *	-0,04	0,06	0,12	0,00
	z-SD *	0,93	0,91	0,91	0,83
mind. einmal pro Tag	z-MW *	0,31	0,22	0,16	0,14
	z-SD *	0,77	0,89	0,97	0,82
F-Wert		17,60	12,13	9,22	5,49
p-Wert		<0,0001	<0,0001	<0,0001	0,001

* standardisierte z-Faktor-Mittelwerte (MW) und Standardabweichungen (SD); verwendet wurden hierzu die entsprechenden Skalen des ASP-Fragebogens

Tab. 2: Unterschiede in der Ausprägung spezifischer Aspekte der Spiritualität (ASP) in Bezug zur Ausübungshäufigkeit der Meditation (Varianzanalysen = ANOVA, analysis of variance)

Meditationshäufigkeit und arbeitsassoziierte Variablen

Um der Frage nach möglichen Zusammenhängen zwischen der Meditationshäufigkeit und der empfundenen Arbeitsbelastung, dem beruflichen Engagement, der Lebenszufriedenheit und den Cool Down-Reaktionen nachzugehen, verwenden wir erneut standardisierte und validierte Fragebogeninstrumente.[18]

Es war zu vermuten, dass Meditierende sowohl weniger Stress empfinden, ein höheres Arbeitsengagement und größere Lebenszufriedenheit aufweisen, als auch ihren Patienten gegenüber zugewandter sind. In der Tat zeigte sich, dass die Gruppe der Nicht-Meditierenden deutlich niedrigere Ausprägungs-Scores für das Arbeitsengagement und höhere für den Cool Down-Index zeigen, der eine emotionale Belastung während der

Arbeit und die daraus resultierende Distanzierung von den Patienten abbildet [→ Tabelle 3]. Die Lebenszufriedenheit ist bei ihnen auch geringer, hingegen sind die Unterschiede zwischen den Meditations-Gruppen nicht signifikant.

		Arbeits-belastung (NRS)	Arbeits-engagement (UWES)	Lebens-zufriedenheit (BMLSS)	Cool Down-Index (CDI)
Alle Befragten	MW	53,14	3,97	76,13	36,42
	SD	22,70	1,03	12,73	14,36
Alle Befragten	z-MW *	0,01	-0,01	0,00	0,00
	z-SD *	1,00	1,00	1,00	1,00
Meditation nie	z-MW *	0,19	-0,46	-0,24	0,26
	z-SD *	0,91	1,05	1,08	1,26
mind. einmal pro Monat	z-MW *	-0,14	-0,35	-0,10	0,29
	z-SD *	0,97	0,99	0,91	0,94
mind. einmal pro Woche	z-MW *	-0,13	0,05	0,09	-0,15
	z-SD *	0,97	0,97	0,94	0,97
mind. einmal pro Tag	z-MW *	0,10	0,18	0,03	-0,06
	z-SD *	1,03	0,95	1,04	0,93
F-Wert		2,37	7,85	1,50	3,88
p-Wert		0,070	<0,0001	n.s.	0,009

* standardisierte z-Faktor-Mittelwerte (MW) und Standardabweichungen (SD); verwendet wurden die Utrecht Work Engagement Skale (UWES), die Brief Multidimensional Life Satisfaction Scale (BMLSS), der Cool Down-Index (CDI) und eine numerische Rating-Skala (NRS) zur Abschätzung der subjektiv empfundenen Arbeitsbelastung

Tab. 3: Unterschiede in der Ausprägung arbeitsassoziierter Variablen in Bezug zur Ausübungshäufigkeit der Meditation (Varianzanalysen = ANOVA)

Somit zeigt sich, dass eher fehlende Meditationspraxis mit einem geringeren Arbeitsengagement und höherem Cool Down einhergeht, als dass ein regelmäßiges Meditieren zu starken günstigen Effekten führen würde. Täglich Meditierende zeigen in dem untersuchten Kollektiv nur ein geringfügig größeres Arbeitsengagement beziehungsweise ein leicht niedrigeres Cool Down. Es ist durchaus anzunehmen, dass die regelmäßige Meditationspraxis hilfreich ist, entsprechenden negativen Reaktionen vorzubeugen. Es könnte aber ebenso sein, dass sie eine bewusste Reaktion auf eine Belastung darstellt, um sich zu stabilisieren und zu entstressen. Bestätigen lässt sich die vermutete „Wirkrichtung“ aus methodischen Gründen im Rahmen einer Querschnittsanalyse nicht. Bemerkenswert erscheint der Befund, dass die empfundene Arbeitsbelastung sowohl bei täglich als auch nie Meditierenden im Trend höher liegt als bei wöchentlich oder monatlich Meditierenden [→ Tabelle 3]. Es ist also durchaus zu vermuten, dass die Meditation nicht nur Ausdruck des Lebensstils ist, sondern auch entlastend auf die Arbeitsbelastung wirkt.

Meditierende helfen sich also durchaus mit ihrer Übungspraxis, sind aber selbstverständlich nicht den Belastungen des Lebens und der Arbeit enthoben. Sie haben jedoch andere Möglichkeiten, damit umzugehen.

Gründe für die Meditation als Inhalt des spirituellen Lebens

Es ist anzunehmen, dass die Gründe für die Nutzung der Meditation bei den untersuchten Personen mit anthroposophischem Hintergrund vielschichtig sind und bei ihnen, wie es im Prinzip des anthroposophischen Schulungs- und Meditationswegs liegt (siehe oben), eine reaktive Stressreduktion nicht im Vordergrund steht.

Die Gründe für das Meditieren waren zwar bei 48 % Entspannung und Stressreduktion, aber andere Aspekte in der Tat deutlich wichtiger: 62 % nutzten sie zur Entwicklung einer moralisch guten Lebensführung, 66 % zur Entwicklung spiritueller Wahrnehmungen und 67 % zur Schulung spiritueller Fähigkeiten speziell für ihr Berufsleben. Signifikante Unterschiede zwischen den Berufsgruppen fanden sich lediglich für den letztgenannten Grund ($p < 0{,}0001$; Chi^2): 90 % der HeileurythmistInnen stimmten zu, 69 % der ÄrztInnen, 55 % der KunsttherapeutInnen und 61 % der Pflegenden. Es fanden sich keine geschlechtsassoziierten Unterschiede, die aufgrund der Geschlechterverteilung in den Berufsgruppen zu vermuten wären.

Auswirkungen der Meditation im Berufsalltag

Die Meditation ist für die befragten Personen also Ausdruck eines angestrebten Entwicklungsprozesses, der auf spezifische Wahrnehmungen und Fähigkeiten abzielt, die auch für den Beruf bedeutsam sind. In der Tat suchen viele bei schwierigen medizinischen Problemen durch spirituelle Bemühungen wie Beten oder Meditieren Hilfe aus der geistigen Welt (etwa von Gott, Christus, geistigen Wesen): 12 % immer, 40 % häufig, 43 % selten und 6 % nie.

Diagnosen durch „direkte spirituelle Wahrnehmung" zu stellen, gelingt aber nicht allen: 31 % verneinen dies klar, 36 % sind eher zurückhaltend („eher nein"), während 33 % dem zustimmen. Es bejahen 48 % der HeileurythmistInnen, 36 % der KunsttherapeutInnen, 29 % der ÄrztInnen und 26 % der Pflegenden; in Bezug auf das Geschlecht stimmen 38 % der Frauen zu und 22 % der Männer. Univariate Analysen zeigen jedoch, dass weder dem Geschlecht ($F = 1{,}4$; $p = 0{,}238$) noch dem Beruf ($F = 1{,}2$; $p = 0{,}319$) ein unabhängiger Wirkeffekt zukommt, sondern die Meditationshäufigkeit ($F = 4{,}0$; $p = 0{,}008$) die bedeutsame Variable für die Diagnosestellung infolge einer spirituellen Wahrnehmung ist. Bedeutsam scheinen der Übungsweg und die Vertiefung der Praxis zu sein – wobei die Ausbildungsgänge dies unterschiedlich betonen und begründen.

Zusammenfassende Ausblicke

Sind Meditierende aus dem Umfeld der Anthroposophie also tatsächlich lebenszufriedener, arbeitsengagierter und zugewandter? Eher müsste man antworten, dass die Nicht-Meditierenden im Vergleich zu den täglich Meditierenden im „Nachteil" sind, da ihr Arbeitsengagement geringer ist und ihre emotionale Belastung und Distanzierung zu den Patienten größer. Die Meditierenden scheinen ihre spirituelle Praxis insbesondere zur Entwicklung spezifischer Wahrnehmungen und Fähigkeiten zu nutzen, die auch für ihr Berufsleben bedeutsam sind. Ob sie sich in Bezug auf die genannten Fragstellungen von Übenden anderer spiritueller Zugangswege unterscheiden, ist nicht beantwortbar. Vielleicht ja, aber welche Bedeutung hätte dies? Entscheidend ist, für sich einen Zugang zu einer meditativen Übungsform zu finden, bei der es zu einer „inneren Resonanz" und Passung und damit zu einem Impuls kommt, die „Türe" weiter zu öffnen.

In der anthroposophischen Schulung geht es dann darum, die berufsbezogenen Fähigkeiten zu stärken und den Menschen zu befähigen, den Herausforderungen seines Arbeitsalltags zu begegnen. Die hier präsentierten Daten sind ein erstes Indiz dafür, dass dies tatsächlich gelingt.

Literatur

1 Übersichten bei
Niazi, A. K., Niazi, S. K.: Mindfulness-based stress reduction: a non-pharmacological approach for chronic illnesses. North American Journal of Medical Sciences 2011; 3 (1). S. 20–23.
Khoury, B., Sharma, M., Rush, S. E. et al.: Mindfulness-based stress reduction for healthy individuals: A meta-analysis. Journal of Psychosomatic Research 2015; 78. S. 519–528.
Lamothe, M., Rondeau, É., Malboeuf-Hurtubise, C. et al.: Outcomes of MBSR or MBSR-based interventions in health care providers: A systematic review with a focus on empathy and emotional competencies. Complementary Therapies in Medicine 2016; 24. S. 19–28.

2 Grepmair, L., Mitterlehner, F., Loew, T. et al.: Promotion of mindfulness in psychotherapists in training and treatment results of their patients. Journal of Psychosomatic Research 2006; 60. S. 649–650.
Grepmair, L., Mitterlehner, F., Loew, T. et al.: Promoting Mindfulness in Psychotherapists in Training Influences the Treatment Results of Their Patients: A Randomized, Double-Blind, Controlled Study. Psychotherapy and psychosomatics 2007; 76. S. 332–338.

3 Lazar, S. W., Bush, G., Gollub, R. L. et al.: Functional brain mapping of the relaxation response and meditation. Neuroreport 2000; 11. S. 1581–1585.
Lazar, S. W., Kerr, C. E., Wasserman, R. H. et al.: Meditation experience is associated with increased cortical thickness. Neuroreport 2005; 16. S. 1893–1897.

4 Allen, M., Dietz, M., Blair, K. S., van Beek, M. et al.: Cognitive-affective neural plasticity following active-controlled mindfulness intervention. The Journal of Neuroscience 2012; 32. S. 15601–15610.

5 Wachholtz, A. B., Pargament, K.: Migraines and meditation: does spirituality matter? Journal of behavioral medicine 2008; 31 (4). S. 351–366.

6 Ebd.

7 Marchand, W. R.: Mindfulness-based stress reduction, mindfulness-based cognitive therapy, and Zen meditation for depression, anxiety, pain, and psychological distress. Journal of Psychiatric Practice 2012; 18. S. 233–252.

8 Ebd.

9 Büssing, A. (Hrsg.): Regen über den Kiefern. Zen-Meditation für chronisch Kranke und Tumorpatienten. Verlag Johannes M. Mayer Stuttgart 2001.

10 Heusser, P.: Anthroposophische Medizin und Wissenschaft. Beiträge zu einer integrativen medizinischen Anthropologie. Schattauer Verlag Stuttgart 2011.
Mayer, T.: Was ist das Spezielle der Anthroposophie zum Thema übersinnliche Wahrnehmung und Meditation? Anthroposophie weltweit – Mitteilungen Deutschland, Oktober 2013 (Download über http://www.anthroposophische-meditation.de/139.html)

11 Steiner, R.: Meditative Betrachtungen und Anleitungen zur Vertiefung der Heilkunst (GA 316). Rudolf Steiner Verlag Dornach 2003.

12 Büssing, A.: Der Geist in der Mind-Body Medizin – Beispiele aus Ost und West. In: Weinzirl, J., Heusser, P. (Hrsg.): Was ist Geist? Wittener Kolloquium für Humanismus, Medizin und Philosophie. Band 2. Verlag Königshausen und Neumann Würzburg 2014. S. 123–136.

13 Ebd.

14 Steiner, R.: Die Geheimwissenschaft im Umriss (GA 13). Rudolf Steiner Verlag Dornach 2005.

15 Büssing, A., Lötzke, D., Glöckler, M. et al.: Influence of spirituality on cool down reactions, work engagement, and life satisfaction in anthroposophic health care professionals. Evidence-Based Complementary and Alternative Medicine 2015 (DOI: 10.1155/2015/754814)

16 Büssing, A. und Schoppe, C.: Publikation in Vorbereitung.

17 Büssing, A., Föller-Mancini, A., Gidley, J., Heusser, P.: Aspects of Spirituality in Adolescents. International Journal of Children's Spirituality 2010; 15. S. 25–44.

18 Büssing, A., Lötzke, D., Glöckler, M. et al.: Influence of spirituality on cool down reactions, work engagement, and life satisfaction in anthroposophic health care professionals. Evidence-Based Complementary and Alternative Medicine 2015 (DOI: 10.1155/2015/754814)

Meditation – ein Impuls für die medizinische Forschung?

DAVID MARTIN

Kann Meditation den Forschenden bei seiner Aufgabe unterstützen? Arbeitet ein Forscher besser, wenn er meditiert, als wenn er es nicht täte? Diese Frage ist sehr schwierig zu beantworten, denn es gibt keine einheitliche Definition von Meditation, hingegen viele Arten von Meditation – und viele exzellente Forscher, die sich nicht als Meditierende betrachten. Darüber hinaus ist Meditation eine sehr individuelle, freie Tätigkeit, die erst eine gewisse Tiefe erreicht, wenn man sie aus einem wirklichen inneren Bedürfnis und ergebnisoffen ausübt.

Der erste Teil dieses Kapitels schaut vom Gesichtspunkt der modernen Forschung auf Meditation. Der zweite Teil blickt von der modernen Meditation auf die Forschung. Hierbei geht es um die gemeinsamen Ausgangspunkte der Forschung und der Meditation: Wahrnehmung und Denken. Der Autor postuliert, dass es wichtig für viele Forscher sei, über das Verhältnis zwischen Wahrnehmung und Denken zu meditieren und für manche Meditierende, dieses Verhältnis zu erforschen. Schließlich stellt sich die Frage, ob Meditation nicht nur „Wellness" vermittelt, sondern wirklich neue Erkenntnisfelder eröffnet, die für die Medizin wichtig sind.

Der Blick der gegenwärtigen Naturwissenschaft auf das Phänomen des Meditierens

Während Meditation zu allen Zeiten und in den meisten Kulturen unter verschiedenen Namen eine wichtige Rolle spielte, wurde sie erst in den letzten Jahrzehnten Gegenstand wissenschaftlicher Forschung, und im letzten Jahrzehnt stieg die Anzahl der Publikationen zu diesem Thema rasch an. So entstanden über 85 % aller Publikationen zu Meditation und Achtsamkeit nach 2005. Jedoch ist die Qualität und Eindeutigkeit der meisten Studien mäßig.[1] Diese späte Zuwendung der Wissenschaft zu Meditation hat sicherlich damit zu tun, dass das Thema methodische Herausforderungen birgt: Der Gegenstand entzieht sich der unmittelbaren Beobachtung, weshalb man mit Hilfe von Surrogatparametern indirekte Beobachtungen macht (EEG, Labortests, funktionelles MRT oder Ähnliches). Oder man ist angewiesen auf subjektive Bewertungen und Einschätzungen (durch Interviews und Fragebögen). Die Wissenschaft musste erst eine gewisse Reife und Selbstbewusstsein entwickeln, um sich solchen „vagen" Themen zu stellen.

Meditation reguliert Stressparameter des Körpers, wie zum Beispiel den Cortisolspiegel.[2] Sie hilft, das parasympathische Nervensystem zu aktivieren, was das Gedächtnis und das Lernen fördert, und verhilft zu einer positiven, optimistischen und frohen Stimmung. Meditieren verbessert Parameter des Immunsystems[3] und erhöht die Telomeraseaktivität als Zeichen der Zell-Langlebigkeit.[4] Darüber hinaus gibt es Hinweise, dass

Meditieren den Gesundheitszustand von Menschen verbessert, die unter Typ 2-Diabetes, kardiovaskulären Erkrankungen, Asthma, prämenstruellem Syndrom und chronischen Schmerzen leiden.[5] Auch psychische Störungen wie Angst-, Schlaf- und Essstörungen lassen sich positiv beeinflussen.[6] Mindfulness based Cognitive Therapy (MBCT) erwies sich in einer einfach-verblindeten Studie (Untersucher waren verblindet, Patienten nicht) zur Rückfallprävention von Depressionen als mindestens so effektiv wie Antidepressiva.[7] Meditation steigert die Aufmerksamkeit und Empathie[8] und verbessert die emotionale Regulation.[9] Sie ermöglicht einem, Dinge in einem neuen Licht zu sehen. Psychologische Tests ergaben, dass Meditierende im Alter bezüglich einiger Parameter länger geistig fit bleiben. So zeigten beispielsweise van Leeuwen und Kollegen, dass Langzeitmeditierende (rund 50 Jahre alt) in einem Aufmerksamkeitstest („Attention blink") weniger Fehler als Gleichaltrige und sogar als 25-Jährige machten.[10]

Kernspintomographische Untersuchungen belegen, dass wichtige Teile des Gehirns bei Meditierenden weniger Alterserscheinungen zeigen.[11] Interessanterweise lässt sich mittels EEG-Tomographie nachweisen, dass Meditation in der Tat, wie Rudolf Steiner und andere es voraussagten,[12] zu einer Lockerung der funktionellen Verbindung zwischen verschiedenen Hirnarealen führt.[13] Dies ist so zu verstehen: Je lockerer die Verbindungen, desto freier die Wege. Am unfreiesten sind die Reflexbahnen wie der Patellarsehnenreflex mit annähernd Null Freiheitsgraden, wohingegen die Funktion des präfrontalen Kortex mit Millionen von Verbindungsmöglichkeiten nicht wissenschaftlich zu prognostizieren ist. Er wirkt als Organ unserer gediegensten Hirnleistungen. Je lockerer der Zusammenhang zwischen Denken, Fühlen und Wollen im Gehirn ist, umso weniger sind unsere Gedanken, Gefühle und Handlungen festgelegt. Zusätzlich beobachtet man bei Meditierenden auch eine Steigerung von Nächstenliebe, Wertschätzung, Empathie, Dankbarkeit, Demut und Friedfertigkeit.[14]

An dieser Stelle lohnt sich ein kleiner Exkurs zu der Frage, welche Erlebnisse ebenfalls zu einer Steigerung dieser Werte und Tugenden führen. Interessanterweise bewirken Meditation und Achtsamkeit ähnliche Veränderungen bei Menschen wie Nahtoderlebnisse (NTE)[15]: Auch Jahre nach einem Nahtoderlebnis haben sie beispielsweise eine höhere Wertschätzung für die kleinen Dinge des Lebens, Interesse an spirituellen Fragen und mehr Empathie. Sie sind liebevoller und glauben eher an ein Leben nach dem Tod als vor ihrem Nahtoderlebnis oder als Menschen, die ebenfalls „klinisch tot" waren, ohne eine Nahtoderfahrung gehabt zu haben.

	Nach 2 Jahren		Nach 8 Jahren	
	NTE (23 Probanden)	Keine NTE (15 Probanden)	NTE (23 Probanden)	Keine NTE (15 Probanden)
Soziale Einstellung				
Zeigen eigener Gefühle	42	16	78	58
Akzeptanz gegenüber anderen Menschen	42	16	78	41
Liebevoller, empathischer	52	25	68	50
Verständnisvoller	36	8	73	75
Eingebundensein in Familie	47	33	78	58
Religiöse Einstellung				
Erkennen eines Lebenszwecks	52	33	57	66
Gefühl für den inneren Sinn des Lebens	52	25	57	25
Interesse an Spiritualität	15	-8	42	-41
Einstellung zum Tod				
Angst vor dem Tod	-47	-16	-63	-41
Glaube an ein Leben nach dem Tod	36	16	42	16
Anderes				
Interesse am Sinn des Lebens	52	33	89	66
Selbsterkenntnis	58	8	63	58
Wertschätzung für die kleinen Dinge des Lebens	78	41	84	50

Tab.: Änderung in der Haltung gegenüber dem Leben nach einer Reanimation mit und ohne Nahtoderfahrung (NTE)*

* Befragungen bei 38 Menschen jeweils 2 und 8 Jahre nach Reanimation mit (NTE) und ohne (keine NTE) Nahtoderfahrungen. Gezeigt werden die Summen aller individuellen Scores für die 13 von 34 Parametern, die einen signifikanten Unterschied nach 2 Jahren aufwiesen. (vgl. van Lommel et. al., Lancet 2001) Patienten antworteten auf einer 5-Punkte-Skala: starke Zunahme (+2), leichte Zunahme (+1), keine Veränderung (0), leichte Abnahme (-1), starke Abnahme (-2). Modifiziert nach van Lommel et. al., Lancet 2001.

Piron beschrieb fünf verschiedene Ebenen der Meditation, die durch introspektive Phänomenologie zugänglich sind.[16] Von diesen rückten bisher hauptsächlich zwei Tiefenebenen ins Blickfeld der Forschung: die *Entspannung* (Ebene 2: Wohlbefinden, ruhige Atmung, wachsende Geduld, Ruhe) und die *Konzentration* (Ebene 3: Achtsamkeit, kein Anhaften an Gedanken, Energiefeld, Leichtigkeit, Einsicht, Gleichmut, Frieden). Um in Ebene 2 zu gelangen, ist erst Ebene 1 (das Erleben von *Hindernissen* wie Langeweile, Unruhe, Motivations- und Konzentrationsprobleme) zu überwinden. Ebene 4 (das Erleben von *essentiellen Qualitäten* wie Klarheit, Wachheit, Liebe, Hingabe, Verbundenheit, Demut, Gnade, Dankbarkeit) und Ebene 5 (das Erleben von Nicht-Dualität wie Eins-Sein, Leerheit, Grenzenlosigkeit, Transzendenz von Subjekt und Objekt) sind nur introspektiv voneinander zu unterscheiden.[17]

Aus den Publikationen könnte man schließen, dass Meditation und Achtsamkeit eine Reihe von günstigen Effekten auf Körper und Psyche entfalten. Allerdings gilt es zu beachten, dass es, wie überall in der Forschung, sicherlich auch hier einen Publikationsbias zugunsten positiver Ergebnisse gibt. Darüber hinaus wirken sich viele andere Tätigkeiten, wie etwa Musizieren, Sport oder Hilfeleistung für Mitmenschen, genauso positiv aus. Zudem ist Meditation nicht jedermanns Sache. Schon in der Bhagavad Gita sagte Krishna, dass die Wege der Tat und der Meditation gleichwertig bestehen – worauf es ankomme, sei in beiden Fällen die Überwindung egoistischer Impulse.

Aus anthroposophischer Sicht stellt sich die Frage, ob noch weitere Ebenen existieren, oder ob die Meditation auch Erkenntnisse über die äußere Welt schafft, die Konsequenzen für die Medizin haben (etwa ein intuitives Erfassen der medizinischen Wirkung mancher Pflanzen oder des Heilbedarfs eines Patienten). Um diese Frage auch nur ansatzweise anzugehen, müssen wir uns zuerst fragen: Was sagt denn eigentlich der Meditierende über die formal-wissenschaftliche Erforschung der Meditation?

Der Blick des Meditierenden auf das Grundwerkzeug der gegenwärtigen Naturwissenschaft: das Denken

Denken ist das Hauptinstrument der Forschung – aber was ist das? Jeder Arzt und Wissenschaftler denkt, doch haben die wenigsten das Denken wirklich untersucht. Im Allgemeinen geht man mehr oder weniger stillschweigend davon aus, dass die Wissenschaft künftig herausfinden werde, was das Denken ist, während man es aber bis dahin mehr oder weniger „gedankenlos" anwenden könne und müsse.

Gibt es überhaupt *das* Denken? Oder gibt es viele Arten des Denkens? Grundsätzlich lässt sich das Denken von der Prozess-Seite her in zwei Prozessmodi einteilen, nämlich in bewusste, kontrollierte und in unbewusste, automatische Prozesse. Letztere bilden das ziemlich mühelose und automatische Denken (in der Dual Processing Theorie Kahnemanns „System 1" genannt,[18] mit dem wir den Alltag bewältigen und das uns beispielsweise erlaubt, Auto zu fahren, uns zugleich zu unterhalten und den Sonnenuntergang zu genießen). Erstere machen das langsamere, sich mühsam oder zumindest nach Arbeit anfühlende bewusstere Denken aus, das wir einschalten, wenn man uns fragt, was 22 × 19 ist oder wenn wir uns bemühen, einen Aufsatz zu schreiben („System 2“). Dabei ist System 1 viel leistungsfähiger als System 2, weil es automatisch verläuft, aber auch anfällig für unbewusste logische und statistische Fehler ist.[19]

Einen neuen Ansatz im Verständnis des Denkens versucht die Embodiment-Forschung zu liefern. Diese besagt, dass man das Denken nicht *nur* als einen im Kopf stattfindenden Prozess betrachten sollte, sondern als etwas, das genau an dem Ort stattfindet, wo ich mich mit dem Gegenstand meines Denkens auseinandersetze. Ertasten meine Finger einen Schwamm, so entstehen die Gedanken über den Schwamm am Schwamm selber. Die Rauheit, die Weichheit und Zerdrückbarkeit erfasse ich direkt am Schwamm, und daran ist mein gesamter Sinnesapparat (dazu gehören beispielsweise Tasten, Bewegen, Wärmeempfinden, Zeitgefühl, Ich-bin-hier-in-diesem-Raum-mit-diesem-Körper-und-diesem-Schwamm-Gefühl) beteiligt. Streng genommen ist das, woran sich das allererste Denken entzündet, namenlos, denn sobald es einen Namen bekommt, ist schon das Denken beigemischt und gestaltet meine Wahrnehmung des Gegenstandes.*

Indem wir die Frage nach dem Wesen des Denkens stellen, stoßen wir auch auf das Gegenteil desselben: auf das, was kein Denken enthält – die jungfräuliche Wahrnehmung in ihrem strengsten Sinne, die hier im Weiteren einfach „Wahrnehmung“ genannt wird. Dieser Begriff der Wahrnehmung sei in Anlehnung an Rudolf Steiner verwendet, der ihn in dieser Form in seiner „Philosophie der Freiheit“ definierte.[20] In seinem Werk „Grundlinien einer Erkenntnistheorie der Goetheschen Weltanschauung“ benutzte er das Wort „Erfahrung“ für dasselbe, und die von allem Denken entblößte Erfahrung nannte er „reine Erfahrung“.[21]

Methode: Denken und Wahrnehmung meditieren

Es lohnt sich, über dieses Verhältnis zwischen Denken und Wahrnehmung zu meditieren.** Man sollte ganz intim erleben, was die Welt ohne Denken wäre: ein völlig namenloses Eindruckskonglomerat, in dem wir uns nicht einmal unseres Selbst bewusst wären.

Die Meditation über die „reine Wahrnehmung“ entspricht dem, was die neuere eklektische Meditationsforschung „OM-Meditation“ (Open Monitoring – offenes Gewahrsein)

* Das, was sich als Gedanke am Gegenstand entzündete, ist maßgeblich von der Verfassung meiner Sinne abhängig. Wäre zum Beispiel mein Zeitgefühl so, dass mir 1000 Jahre wie eine Minute vorkämen, so wäre ein Naturschwamm bloß eine kurze gelbe Explosion, die gleich zerstäuben würde – wäre ich eine Eintagsfliege, so käme mir der Schwamm wie eine riesige, harte, unbewegliche, ewige Masse vor.

** Nach dem Verfassen des folgenden Abschnitts fragte sich der Autor, ob seine Veröffentlichung sinnvoll ist. Einerseits ist vieles in diesem Text selbstverständlich, andererseits sind ihm die hier beschriebenen Erfahrungen so wertvoll, dass er niemand anderen durch deren Schilderung abhalten möchte, ähnliche Wege frisch und aus eigener Kraft zu beschreiten. Die Lektüre soll eine Anregung sein. Sie könnte jedoch durch das Gefühl, die Ergebnisse hinreichend zur Kenntnis genommen zu haben, den Antrieb schwächen, selbst die innere Reise anzutreten. Um das zu verhindern, wurde manches nur schemenhaft beschrieben: eine Orientierungskarte ohne zuviel Inhalt. Eine solche Karte schaut man einmal an, um die Übersicht zu bekommen, und erkundet dann Schritt für Schritt das Land selbst (der kundige Leser wird erkennen, dass Rudolf Steiners erkenntnistheoretische Ausführungen dem Autor eine solche Landkarte waren). Oder man legt die Karte gleich nach den ersten Schritten beiseite und verwendet sie wieder, falls man die Orientierung oder die Motivation verliert.

nennt: Man übt, das Bewusstsein an nichts haften zu lassen, man versucht also, dem Erlebten keine Gedanken entgegenzustellen. Das Gegenteil davon heißt „FA-Meditation" (Focused Attention – gerichtete Aufmerksamkeit) und bedeutet die Konzentration auf ein bestimmtes Objekt (eigene Atmung, einen Gedanken, einen vorgestellten oder echten Gegenstand etc.) und die Rückkehr zu diesem Objekt bei jeglicher Ablenkung.

Bei dieser Meditation über das Verhältnis zwischen Denken und Wahrnehmung wird einem klar, wie sehr die Summe all unseres bisherigen Denkens unser Sein bestimmt. Habe ich einmal einen Schwamm als Schwamm erkannt, wird es schwierig ihn anzuschauen, ohne ihn als Schwamm zu benennen. Treffe ich einen fremden Menschen in der Stadt und erkenne ihn plötzlich als alten Freund, so ist es fast unmöglich, ihn wieder als einen Fremden zu sehen. So ist es mit allem: Erkenne ich einmal als Kleinkind, dass dieser Körper zu mir gehört und dass ich mich in Raum und Zeit befinde, so sind diese Gedanken kaum wieder abzulegen – wie einschränkend sie auch sein mögen. Ob ich es will oder nicht, mein vergangenes Denken prägt meine heutige Wahrnehmung und dessen gedankliche und gefühlsmäßige Interpretation.

Nur das Denken selbst genügt von sich aus den Ansprüchen der Wissenschaft

Die Wissenschaft fordert Ergebnisse, die nachprüfbar sind, also auch in irgendeiner Form erfahrbar. Es reicht nicht, wenn ich mir denke, diese oder jene Therapie sollte diesem Menschen helfen. Ich muss dies wahrnehmbar machen, wenn es in die Wissenschaft Einzug haben soll. Doch wurde oben festgestellt, dass alle in die Wissenschaft hineingenommenen Erfahrungen (Wahrnehmungen) von Denken und Gedachtem durchdrungen und damit zugleich verschleiert sind (der vielfältige Gegenstand – gelbe Explosion/ewiger Fels – wird zum Schwamm). Es gibt aber innerhalb unserer Welt von „verschleierten" Wahrnehmungen etwas, das nicht „verschleiert" ist: das Denken. Was ein Schwamm in allen seinen Zusammenhängen – wie biologisch, biochemisch, naturgeschichtlich – wirklich ist, das weiß ich immer nur zum Teil. Unabhängig davon, wieviel Wissen darüber ich mir aneigne – es bleibt in gewisser Hinsicht verschleiert. Aber das, was sich mir innerlich darbietet beim Gedanken „Schwamm", das weiß ich ganz. Ich weiß, was ich denke. Alles erhält Sinn, Bedeutung und Zusammenhang erst durch das Denken – mit einer Ausnahme: dem Denken selbst. Der Gedanke ist eine Wahrnehmung, die mir ihren Sinn gleich vollständig mitliefert. Beim Denken ist der Sinn immer inbegriffen. Denke ich an einen Schwamm, so kann ich eine falsche Vorstellung haben, aber ich weiß genau, was ich denke. Daher bildet das Denken eine Ausnahme innerhalb der Wahrnehmungswelt: Es ist restlos durchschaubar – sogar im Normalfall so durchsichtig, dass es nicht einmal bemerkt wird – und zugleich inhaltsvoll. So findet man innerhalb der Wahrnehmungswelt etwas, das seinen Sinn und Zusammenhang mit sich bringt, während alles Übrige erst durch das Denken Zusammenhang erhält. Damit ist das Denken das Einzige, was so betrachtet werden kann, wie es ist.

Diese Ausnahmestellung des Denkens ist logisch nachzuvollziehen. Man kann sie auch meditieren oder, wie es im Lukasevangelium heißt, „in seinem Herzen bewegen" (Lukas 2,15–20). Man kann dann Kahnemanns Stufen des Denkens um weitere Stufen erweitern: Erstens schnelles automatisches Denken (System 1), zweitens langsames, angestrengtes Denken (System 2), und drittens in sich selbst ruhendes und sich selbst erfassendes Denken.* Es ist meist erst diese meditative oder kontemplative Tätigkeit, welche die Tragweite dieser Tatsache bewusst macht. Denn diese Ausnahmestellung bedeutet, dass die gesamte Wissenschaft auf einem nicht-sinnlichen, nicht-materiellen Phänomen fußt: Für das Denken kann ich zwar hirnphysiologische Korrelate finden, aber den Inhalt des Denkens, und damit den Inhalt aller Wissenschaft, kann ich nur denkend erfassen und beurteilen. Mein Denken mag von allen möglichen – auch hirnphysiologischen oder unbewussten – Faktoren bestimmt sein, es erfassen und verstehen kann ich nur mittels meines eigenen Denkens, also auf rein geistige Weise. So stehe ich als Mensch einerseits auf Erden mit meinen Füßen, und andererseits im Geiste mit meinem Denken. Gehe ich zum Beispiel einem mathematischen Problem nach, so stütze ich mich auf meinen Körper, auf mein Gehirn (insofern sie notwendige Werkzeuge sind), inhaltlich stütze ich mich auf mathematische, also geistige Regeln und Axiome. Mein Geist richtet sich nach nichts anderem, wenn er gesund und richtig arbeitet, als nach dem Inhalt, dem ich mich, zumindest gefühlt, aus freiem Entschluss willentlich – und oft mit Anstrengung – hingebe. Tue ich dies gut, so nennt man dies „sachgemäß denken".

Mögliche persönliche Ergebnisse vertiefender Meditation über das Denken

Als weiteres Ergebnis dieser Betrachtung über das Verhältnis von Denken und Wahrnehmen ergibt sich, dass man eine neue Beziehung zum Denken entwickelt. So wie ein Kind, indem es erwachsener wird, eine neue Beziehung zu seiner Mutter entwickelt, die von Dank und Anerkennung für ihre früher als natürliche Tatsache angenommene Pflege und Liebe durchdrungen ist, so bringt der Meditierende dem Denken gegenüber ein tiefes Gefühl der Dankbarkeit, der Achtung, der Ehrfurcht entgegen. Dies kann soweit gehen, dass er gar nicht mehr ungenau, geschweige denn unwahr, sprechen oder denken möchte – weil er nicht sein eigenes Denken oder das Denken anderer Menschen in ein Missverhältnis zur Wahrheit, das heißt zur Welt, bringen will. Das ist wiederum eine Grundvoraussetzung für wissenschaftliches Tun.

Oft hat die Meditation auch den Effekt, dass der Meditierende ein größeres Bedürfnis nach Ordnung als früher verspürt – aus Ehrfurcht für die ordnende Kraft des Denkens und des Lebendigen, ohne die alle Wahrnehmung zunächst chaotisierend wäre. Gleichzeitig erkennt er, dass es die in der Wahrnehmung innewohnende Ordnung ist, die sein Denken über die Jahre gestaltete und ordnete und die ihm nun die Fähigkeit gibt, aktiv Ordnung in der Wahrnehmungswelt – inklusive der Gedanken – zu schaffen. Diese

* Hier ist es unpassend, von einem „System" zu sprechen.

Ordnung verdankt er wiederum zum großen Teil dem sich entwickelnden, gestaltenden Denken seiner Vorfahren in ihrem Verhältnis zur Natur. Ein Kind aus ungeordneten Verhältnissen hat es möglicherweise schwerer, selbst Ordnung zu schaffen und empfänglich zu sein für die fein ordnende Qualität des Denkens. So gibt sich jeder seinen eigenen Möglichkeiten hin und empfängt dadurch immer mehr Ordnung.* Hier kann das ordnende Denken eines anderen Menschen oder einer Gruppe unterstützend wirken.

Plötzlich bekommt Schönheit eine ganz neue Qualität und Bedeutung: Wenn der Meditierende seine Umgebung verschönert, so wird er sich bewusst, wie er seine Gedanken „verschönert". Wie wunderbar Blumen unsere Gedanken und *dadurch* auch unsere Gefühle gestalten, wenn wir uns auf sie einlassen! Hier kann sich der Wissenschaftler fragen, wie er seine Umgebung am förderlichsten für sein wissenschaftliches Tun gestaltet oder auswählt.**

Ein weiterer Effekt ist, dass der Meditierende immer genauer wahrnimmt, welche Gedanken und Stimmungen er mit welchen Wahrnehmungen verbindet – und so sucht er sich nach und nach immer gezielter diejenigen Gedanken und Gefühle aus, die ihm im Umgang mit sich selbst und vor allem im sozialen Aspekt seines wissenschaftlichen Arbeitens zuträglich und behilflich sind. Der Forscher wird sich immer klarer darüber, was er wirklich braucht, um glücklich zu sein im Leben – und vor allem, wie wenig Materielles eigentlich dazu nötig ist. Das führt zu größerer Unabhängigkeit und Freiheit in Bezug auf Materielles, und zu Gelassenheit und größerer Objektivität in Bezug auf Geistiges. Es wird wichtiger für den Meditierenden, *dass* Gutes geschieht, als dass es durch einen selbst geschieht, oder dass man dafür Anerkennung bekommt. Denn „man selbst" ist nur eine momentane Bestimmung des Geistes (erst das Denken schafft überhaupt die Begriffe Subjekt und Objekt) und Anerkennung durch andere bloß ein mehr oder weniger echtes Aufflackern von mehr oder weniger adäquaten Gedanken, Gefühlen und Taten im Strom des Weltgeschehens.

Die Richtschnur des eigenen Handelns verlagert sich dadurch immer mehr nach innen. Bei einem Seminar des Autors an der Universität Tübingen mit dem Titel „Exploring Consciousness" lokalisierten Studenten diesen Ort meist in der Gegend des Herzens oder des Solarplexus. Dort wohnt ein feines Empfinden für jeden Gedanken und vor allem für jede Entscheidung. Fördert die Entscheidung Freiheit und Entwicklung, so empfindet man diesen Raum hell, leicht und klar; tut sie das Gegenteil, so wirkt er dunkel, erdrückend, schmerzhaft. Man fühlt sich „befangen". Indem ich lerne, das Denken (und

* Diese Erkenntnis kann man beim Lernen für Prüfungen nutzen: Hat man zu einem Thema alle nötigen Details gelernt, so zieht man sich in sein Inneres zurück und verdichtet den gesamten gelernten Inhalt meditativ zu einer Art Samen. Diesen Samen kann man an einen geliebten Ort in seiner Seele so pflanzen, dass er sich, wendet man ihm zu einem späteren Zeitpunkt erneut Bewusstsein zu, wieder zum vollen Inhalt samt aller Details wie eine Pflanze entfaltet. Diesen Vorgang kann man meditativ wiederholen, und bei jeder Entfaltung wird die „Pflanze" etwas kräftiger, satter und inhaltsvoller werden und in engeren Zusammenhang mit den anderen „Seelenpflanzen im Seelengarten" treten.

** So berichtete eine Wissenschaftlerin, dass sie ihrem Sohn immer Blumen auf den Schreibtisch stellte. Als sie dies eine Weile lang nicht mehr getan hatte, bemerkte der 18-jährige Abiturient, der bis dahin nie etwas dazu gesagt hatte: „Mama, Du könntest mal wieder Blumen auf meinen Schreibtisch tun." In diesem Augenblick wurde ihr klar, wie wichtig es ihm war.

damit mich selbst) ernst zu nehmen, so befreit sich mein Denken und nimmt sich selbst – und damit auch mein eigentliches Selbst – mehr ernst und wahr als früher. Gerade bei Wissenschaftlern, die in ihrem Tun und ihren Zielsetzungen generell freier sind, erscheinen diese Aspekte sehr wichtig.

Der Mensch wird immer mehr zu dem, womit er sich beschäftigt und verbindet, er ähnelt immer mehr dem, wozu er eine Beziehung aufbaut – und wenn er eine wirkliche Beziehung zum Denken entwickelt, wird er dem Denken ähnlicher, also freier, heller, klarer. Allerdings muss dies eine Beziehung zum *Denken* sein, nicht zu seinen Gedanken, denn letzteres schränkt ein. Der Meditierende wird sich immer klarer, dass Denken Beziehung ist, und dass wir Gedanken- und Beziehungswesen sind.

Erneut wendet sich der Meditierende dem Kind innerlich zu. Ihm wird klar, wie existentiell wichtig – das bestätigt die Bindungsforschung – die Beziehung des Neugeborenen zu einem geliebten und ihn liebenden und auf seine Signale und Bedürfnisse eingehenden Menschen ist (es müssen nicht die leiblichen Eltern sein). Auch im späteren Leben sind uns liebende und auf unsere Bedürfnisse eingehende Menschen wichtig, aber für die eigene Entwicklung nie so existentiell wichtig wie in der frühen Kindheit. Der Meditierende vergegenwärtigt sich, dass die Beziehung zwischen Bezugsperson und Säugling am förderlichsten ist, wenn die Äußerungen des Säuglings liebevoll und modulierend (also nachahmend, aber zugleich einordnend und relativierend) aufgenommen werden – bei gleichzeitiger Vorgabe von Struktur, Regelmäßigkeit und Verlässlichkeit. Unter solchen Bedingungen entwickelt der Säugling eine unbeschwerte Liebe gegenüber allen und allem, und je mehr er dies tut, desto gesünder und kräftiger gedeiht er. Erlebt der Säugling das Gegenteil, also seelische Vernachlässigung, so entstehen Defizite bis in die Neurologie und Biochemie hinein, wie ein messbar niedriger IGF-1 Serumspiegel (Insulinähnliche Wachstumsfaktoren, englisch: Insulin-like growth factors = IGF) und damit Gedeihstörungen.[22] Auf ähnliche Weise nimmt auch das Denken unsere Wahrnehmungen auf, inklusive unserer Gefühle, ordnet, relativiert und moduliert sie.

Dem Meditierenden wird auch nach und nach bewusst, wie im Alltag die Sinne seine Gedanken beeinflussen. Kommt er aus seiner Meditation heraus, so hat er das Gefühl, als seien seine Gedanken wie an die schroffe Sinneswelt gefesselt – und befindet er sich in einer wenig schönen Umgebung, so entsteht ein unfreies Gefühl des „Gefallenseins". Dies kann in ihm ein starkes Bedürfnis nach Schönheit auslösen. Wir haben oben bereits von dem Bedürfnis gesprochen, die Umgebung schön zu gestalten. Dies geschah aus der Einsicht, dass unsere Umgebung die Gedanken prägt und beeinflusst. Das jetzt angesprochene Bedürfnis entspringt einer tieferen Erfahrung. Es entstammt jener Welt, deren Schönheit und Harmonie unseren üblichen Alltag wie eine kalte, finstere, grobe, fast aufdringliche Angelegenheit erscheinen lassen – bis man durch den Alltag hindurch wieder zum warmen, hellen schönen Geiste hindurchsieht, ahnt oder fühlt.

Forschung durch Meditation befruchten

Jetzt erkenne ich stückweise, dann aber werde ich erkennen, wie ich erkannt bin.

1. Korinther 13:12

Durch die meditative Vertiefung in die zu erforschende Materie erfährt man fast immer eine Bereicherung und Vertiefung seiner Ideen und Gefühle dem Forschungsgegenstand gegenüber. Denn man öffnet sich dem Denken, dem Quell allen Sinns (dem Sinn für Sinn eigentlich), so wie man sich dem Hören oder Sehen durch „Öffnen" der Ohren oder Öffnen der Augen öffnet. Dies kann allein getan werden. Es ist aber auch sehr zu empfehlen in Gruppen, wie im folgenden Abschnitt erläutert.

Kurzanleitung zur meditativen Betrachtung in Kleingruppen:
Zunächst mache man eine Entspannungsübung, um das Denken zu erfrischen und zu verlebendigen. Dann vertiefe man sich schweigend in die zu untersuchende Sache. Man merkt, wenn die Gruppe nicht zu groß ist (maximal etwa 12 Menschen), wann der Moment gekommen ist, die Meditation langsam zu Ende zu bringen. Meistens ist dies nach circa 10 Minuten der Fall. Dann solle jeder schreiben oder malen oder sich bewegen, so dass die gewonnenen Eindrücke individuell zum Ausdruck gebracht und festgehalten werden. Anschließend tausche man sich aus. Dies kann mehrmals wiederholt werden, bis ein Gefühl der Sättigung (ein Begriff aus der soziologischen Methode der qualitativen Forschung) eintritt, also kaum noch wesentlich neue Aspekte zum Vorschein kommen. Im weiteren Verlauf entwickelt man aus diesen Eindrücken einen Fragebogen zur systematischen Forschung.

Diese meditative Vertiefung ist wertvoll für die weitergehende phänomenologische Erfassung von Gefühlen, aber auch von pädagogischen und medizinischen Herausforderungen, Pflanzen, Nahrungsmitteln[23] etc. sowie für die Entwicklung neuer Gesichtspunkte und Ideen in jeder Lebens- und Forschungslage.* Erfahrungsgemäß begünstigt es diese Arbeit, wenn die Beteiligten in Meditation und/oder meditativen Bewegungsformen wie der Eurythmie und in Konzentration geübt sind.

Rudolf Steiner stellte die Meditation explizit ins Zentrum der Anthroposophischen Medizin und Forschung, und postulierte, sie könne neue Erkenntnisse bringen.[24] Hierzu existieren zahlreiche anekdotische Berichte, und viele anthroposophische Ärzte und Therapeuten betrachten die Meditation als eine zentrale Hilfe bei ihrer Arbeit, auch wenn eingehende Untersuchungen dazu noch fehlen. Eine kürzlich publizierte Studie deutet darauf hin, dass bei Menschen, die in medizinischen Berufen tätig sind, eine anthroposophische Einstellung das „Abkühlen der Gefühle" gegenüber Patienten reduziert; auf die Meditationspraxis der Teilnehmer wurde nicht genauer eingegangen.[25]

* Es existiert eine große Zahl an Büchern und Essays in der anthroposophischen Primär- und Sekundärliteratur – Betrachtungen zu Physik, Chemie, Anatomie, Physiologie, Pathologie, Heilmittel, Medikamente, etc. – die zum Teil meditativ erarbeitet wurden; zitiert wird hier die Arbeit von Geier, nicht weil sie besonders in die Tiefe geht, sondern weil sie in wissenschaftlicher Form als Publikation erschien.

Meditation, Wissenschaft und die Anthroposophie Rudolf Steiners

Der im zweiten Teil dieses Kapitels skizzierte und von vielen Menschen – mit und ohne Kenntnis von Steiners Texten – auf verschiedenste Weise begangene Weg zum Wesen des Denkens lässt zugleich anklingen, wie man von erkenntnistheoretischen Fragen ausgehend zu Erlebnissen kommt, deren Vertiefung zur Meditation wird. Dies kann bei aller (aus heutiger Sicht zum Teil berechtigten) Kritik an Steiners Wissenschaftlichkeit – er konzentrierte sich nach der Herausgabe Goethes wissenschaftlicher Schriften und seiner Dissertation „Wahrheit und Wissenschaft" in der Tat nicht mehr darauf, seine Textquellen gewissenhaft aufzuzählen – die Tür öffnen zu einem Verständnis für den Weg von der Erkenntnistheorie über die Spiritualität in das praktische Leben.* Steiner hat sich in seiner Jugend durch seine Dissertation[26] und die Herausgabe von Goethes Naturwissenschaftlichen Schriften als Wissenschaftler ausgewiesen. In der Folge publizierte er im Stil der damaligen Zeit. Wer Steiners Werdegang verfolgt, wird Zeuge seines ständigen Ringens um eine Weltanschauung ohne isolierte Erfahrungsinseln.** Mit den verschiedensten Ausgangsmaterialen bemühte er sich um belastbare Brücken zwischen Spiritualität und Naturwissenschaft, zwischen Herz und Kopf. Diese Brücken sehen äußerlich sehr verschieden aus (Erkenntnistheorie, Philosophie- und Religionsgeschichte, Kunst, Medizin, Erziehung, Landwirtschaft, Architektur etc.) und inspirierten zahlreiche Wissenschaftler.[27] Innerlich findet der Autor überall die gleiche Quelle: das sich lebendig als geistige Wirklichkeit erfassende Ich im Denken – das, was uns überhaupt zur Meditation befähigt. Um mit einer Imagination aus Goethes Märchen von der grünen Schlange und der schönen Lilie zu schließen: Diese Brücken

* Diese Reihenfolge Erkenntnistheorie, Spiritualität, praktisches Leben spiegelt sich wider in den Titeln seiner für die anthroposophische Medizin wichtigen Bücher „Grundlinien einer Erkenntnistheorie der Goetheschen Weltanschauung" (1886), „Wahrheit und Wissenschaft" (1892), „Philosophie der Freiheit" (1894), „Wie erlangt man Erkenntnisse der höheren Welten" (1904) und „Grundlegendes für eine Erweiterung der Heilkunst" (1924).

** Zehn Thesen zum Verhältnis von Anthroposophie und Wissenschaft von Herbert Hensel (1920–1983) 1980 (Zitiert nach Peter Selg: Gerhard Kienle – Leben und Werk. Band 1. Eine Biographie. Verlag am Goetheanum Dornach 2003. S. 550):

1. Die Wissenschaft kann nur im Element völliger geistiger Freiheit leben.
2. Der Wissenschaftler muss das Angstphänomen der geistigen Freiheit aushalten. Er kann sich niemals in einem statisch gesicherten geistigen Bezirk einrichten.
3. Bindung gibt es nur an den eigenen Entschluss zur Wahrheitssuche, nicht an für wahr gehaltene Inhalte. Zu deren Revision muss der Wissenschaftler stets bereit sein.
4. Wissenschaft kann nur in ichhafter Selbsttätigkeit bestehen, nicht im verstandes- oder gemütsmäßigen Aneignen von Inhalten.
5. Es gibt keinen Wesensunterschied zwischen echter Wissenschaft und anthroposophischer Geisteswissenschaft.
6. Geisteswissenschaft ist die Anwendung des Erfahrungsprinzips in radikaler und universaler Form.
7. Nach Rudolf Steiner ist Geisteswissenschaft die konsequente Fortsetzung der naturwissenschaftlichen Methode. Wenn die Wissenschaft ihren Weg folgerichtig geht, gelangt sie zur Geisteswissenschaft. Deshalb kann echte Wissenschaft niemals in Widerspruch zur Anthroposophie geraten.
8. Die Leugnung des Geistigen liegt nicht im Wesen der Wissenschaft, sondern in ihrer außerwissenschaftlichen Verengung.
9. Die Befürchtung, völlige geistige Freiheit könne von der Anthroposophie wegführen, ist unbegründet. Anthroposophie, die auf Gängelung beruht, ist zerstörerisch, weil sie dem innersten Wesen der Geisteswissenschaft zuwiderläuft.
10. Das Studium von Resultaten der Geistesforschung ist keine unerlässliche Vorbedingung für den eigenen Schulungsweg, denn sonst enthielte dieser ein konstitutives Element des inhaltlich Voraussetzungshaften, was ein Widerspruch in sich ist. Tatsächlich gibt Steiner einen alternativen Schulungsweg an, der „sicherer und vor allem genauer, dafür aber auch für viele Menschen schwieriger" ist. Es ist der voraussetzungslose Weg über die Erkenntnistheorie der Goetheschen Weltanschauung und die Philosophie der Freiheit in Verbindung mit einer besonderen Art der Sinnesschulung.

sind alle Edelsteinbrücken, die aus der grünen Schlange des Lebens hervorgingen. Die Wissenschaft hat es schwer mit dem Leben, aber die Edelsteine werden nach und nach durch die sich verfeinernden Methoden zugänglich.

Literatur

1 Ospina, M. B., Bond, K., Karkhaneh, M. et al.: Meditation practices for health: state of the research. Evidence report technology assessment 2007; 155. S. 1–263.
Ospina, M. B., Bond, K., Karkhaneh, M. et al.: Clinical trials of meditation practices in health care – characteristics and quality. Journal of Alternative and Complementary Medicine 2008; 14. S. 1199–1213.

2 Jacobs, T. L., Shaver, P. R., Epel, E. S. et al.: Self-reported mindfulness and cortisol during a Shamatha meditation retreat. Health Psychology 2013; 32. S. 1104.
Tang ,Y. Y., Ma, Y., Wang, J. et al.: Short-term meditation training improves attention and self-regulation. Proceedings of the National Academy of Sciences 2007; 104. S. 17152–17156.

3 Davidson, R. J., Kabat-Zinn, J., Schumacher, J. et al.: Alterations in brain and immune function produced by mindfulness meditation. Psychosomatic Medicine 2003; 65. S. 564–570.
Tang ,Y. Y., Ma, Y., Wang, J. et al.: Short-term meditation training improves attention and self-regulation. Proceedings of the National Academy of Sciences 2007; 104. S. 17152–17156.

4 Jacobs, T.L., Epel, E. S., Lin, J. et al.: Intensive meditation training, immune cell telomerase activity, and psychological mediators. Psychoneuroendocrinology 2011; 36. S. 664–681.

5 Walsh, R., Shapiro, S. L .: The meeting of meditative disciplines and Western psychology: a mutually enriching dialogue. American Psychologist 2006; 61. S. 227.

6 Ebd.

7 Kuyken, W. et al.: Effectiveness and cost-effectiveness of mindfulness-based cognitive therapy compared with maintenance antidepressant treatment in the prevention of depressive relapse or recurrence (PREVENT): a randomised controlled trial. The Lancet 2015; 386. S. 63–73.

8 Burns, J. L., Lee, R. M., Brown, L. J.: The effect of meditation on self-reported measures of stress, anxiety, depression, and perfectionism in a college population. Journal of College Student Psychotherapy 2011; 25. S. 132–144.

9 Hill, C. L., Updegraff, J. A.: Mindfulness and its relationship to emotional regulation. Emotion 2012; 12. S. 81.

10 Van Leeuwen, S., Müller, N. G., Melloni, L.: Age effects on attentional blink performance in meditation. Consciousness and Cognition 2009; 18. S. 593–599.

11 Lazar, S. W., Kerr, C. E., Wasserman, R. H. et al.: Meditation experience is associated with increased cortical thickness. Neuroreport 2005; 60. S. 1893.

12 Steiner, R.: Wie erlangt man Erkenntnisse der höheren Welten? (GA 10). Rudolf Steiner Verlag Dornach 2010.

13 Lehmann, D., Faber, P. L., Tei, S. et al.: Reduced functional connectivity between cortical sources in five meditation traditions detected with lagged coherence using EEG tomography. Neuroimage 2012; 60. S. 1574–1586.

14 Riskin, L. L.: Awareness and Ethics in Dispute Resolution and Law: Why Mindfulness Tends to Foster Ethical Behavior. Social Science Research Network Rochester 2009.
Ruedy, N. E., Schweitzer, M. E.: In the moment: The effect of mindfulness on ethical decision making. Journal of Business Ethics 2010; 95. S. 73–87.

15 Van Lommel, P., van Wees, R., Meyers, V. et al.: Near-death experience in survivors of cardiac arrest: a prospective study in the Netherlands. The Lancet 2001; 358. S. 2039–2045.

16 Piron, H.: Meditation depth, mental health, and personal development. Journal for Meditation and Meditation Research 2003; 3. S. 45–58.

17 Hölzel, B., Ott, U.: Relationships between meditation depth, absorption, meditation practice, and mindfulness: A latent variable approach. Journal of Transpersonal Psychology 2006; 38. S. 179–199.

18 Kahneman, D.: Thinking, fast and slow. Macmillan Publishers New York 2011.

19 Vgl. eine unterhaltsame Schilderung dieser Systeme in ebd.

20 Steiner, R.: Die Philosophie der Freiheit (GA 4). Rudolf Steiner Verlag Dornach 1995.

21 Steiner, R.: Grundlinien einer Erkenntnistheorie der Goetheschen Weltanschauung (GA2). Rudolf Steiner Verlag Dornach 2003.

22 Hoey, H. M.: Psychosocial aspects of short stature. Journal of Pediatric Endocrinology and Metabolism 1993; 6. S. 291–294.

23 Geier, U., Hermann, I., Mittag, K. et al.: First steps in the development of a psychological test on the effects of food on mental well-being. Journal of the Science of Food and Agriculture 2012; 92. S. 2753–2756.

24 Steiner, R., Wegman, I.: Grundlegendes für eine Erweiterung der Heilkunst nach geisteswissenschaftlichen Erkenntnissen (GA 27). Rudolf Steiner Verlag Dornach 2014.

25 Büssing, A., Lötzke, D., Glöckler, M. et al.: Influence of Spirituality on Cool Down Reactions, Work Engagement, and Life Satisfaction in Anthroposophic Health Care Professionals. Evidence-Based Complementary and Alternative 2015; Article ID 754817. Abrufbar unter: http://www.hindawi.com/journals/ecam/2015/754814/ (Abfrage August 2016)

26 Vgl. als erweiterte Buchausgabe Steiner, R.: Wahrheit und Wissenschaft (GA 3). Rudolf Steiner Verlag Dornach 2012.
Steiner, R. (Hrsg): Einleitungen zu Goethes Naturwissenschaftlichen Schriften (GA 1). Rudolf Steiner Verlag 1987.

27 Heusser, P., Weinzirl, J. (Hrsg.): Rudolf Steiner – seine Bedeutung für Wissenschaft und Leben heute. Schattauer Verlag Stuttgart 2013.

Weiterführende Literatur

Bücher mit Rudolf Steiners Sprüchen, Mantren oder Gebeten

- Baydur, A. (Hrsg.): Die Nebenübungen. Rudolf Steiner Verlag Basel 2016.
- Gut, T. (Hrsg.): Beten mit Kindern. Rudolf Steiner Verlag Dornach 2005.
- Gut, T. (Hrsg.): Meditationen für Tag und Jahr. Rudolf Steiner Verlag Dornach 2010.
- Gut, T. (Hrsg.): Ich bin. Meditationen für den Alltag. Rudolf Steiner Verlag Basel 2011.
- Gut, T. (Hrsg.): Stichwort Meditation. Rudolf Steiner Verlag Basel 2014.
- Haid, C. (Hrsg.): Die Rosenkreuzmeditation. Rudolf Steiner Verlag Basel 2013.
- Neider, A. (Hrsg.): Andacht und Achtsamkeit. Stufen des Wahrnehmens. Rudolf Steiner Verlag Basel 2014.
- Steiner, R.: Unsere Toten. Ansprachen, Gedenkworte und Meditationssprüche 1906–1924 (GA 261). Rudolf Steiner Verlag Dornach 1984.
- Steiner, R.: Ritualtexte für die Feiern des freien christlichen Religionsunterrichtes und das Spruchgut für Lehrer und Schüler der Waldorfschule (GA 269). Rudolf Steiner Verlag Dornach 1997.
- Steiner, R.: Wahrspruchworte (GA 40). Rudolf Steiner Verlag Dornach 1998.
- Steiner, R.: Mantrische Sprüche. Seelenübungen II (GA 268). Rudolf Steiner Verlag Dornach 1999.
- Steiner, R.: Seelenübungen mit Wort- und Sinnbild-Meditationen (GA 267). Rudolf Steiner Verlag Dornach 2001.
- Steiner, R.: Sprüche, Dichtungen, Mantren. Ergänzungsband (GA 40a). Rudolf Steiner Verlag Dornach 2002.
- Sam, M. M. (Hrsg.): Rückschau. Übungen zur Willensstärkung. Rudolf Steiner Verlag Dornach 2010.

Über die Autoren

Dr. med. Roland Bersdorf

- Geboren 1949
- Kaufmännische Ausbildung
- FH-Studium der Betriebswirtschaft und Studium der Humanmedizin an der Freien Universität Berlin
- Promotion an der Universität Witten/Herdecke
- 1981–1989 ärztliche Tätigkeit, davon 5 Jahre am Gemeinschaftskrankenhaus Herdecke
- 1989–1994 Referent in der Ärztekammer Berlin
- 1995 Mitbegründer Gemeinschaftskrankenhaus Havelhöhe, Berlin
- 1995–2014 Geschäftsführer Gemeinschaftskrankenhaus Havelhöhe
- 2005–2018 Geschäftsführer AnthroMed gGmbH, Berlin
- 2005–2019 Mitarbeit im Kollegium der Internationalen Koordination Anthroposophische Medizin (IKAM), Dornach (Schweiz)
- Mitwirkung in verschiedenen Aufsichtsgremien bzw. als Vertreter der Gesellschafter (u.a. GKH Herdecke, Klinik Arlesheim)
- Seit 2006 Mitglied im Aufsichtsrat der Gemeinnützigen Aktiengesellschaft Havelhöhe
- Seit 2010 Mitglied im Vorstand der Gemeinnützigen Stiftung zur Entwicklung von Gemeinschaftskrankenhäusern, Herdecke

Dr. med. Laura Borghi

- Geboren 1956 in Mailand
- Medizin- und Kunststudium (Scuola d'Arte del Castello sforzesco di Milano) in Mailand
- Spezialisierung in Biochemie und Klinischer Chemie
- Ausbildung in Anthroposophischer Medizin in Arlesheim (Schweiz)
- 1983–1989 Hausärztin, danach Privatpraxis für Allgemeine Medizin
- 1997–2010 Leitung der Medizinisch-Wissenschaftlichen Abteilung, Weleda Italia
- 2008–2017 Schulärztin
- 2010–2019 Präsidentin SIMA (Società Italiana di Medicina Antroposofica)
- Seit 2012 Vorstand IVAA (Internationale Vereinigung Anthroposophischer Ärztegesellschaften)
- Delegierte der Region Lombardei für Anthroposophische Medizin
- Privatpraxis für Allgemeine Medizin

Dagmar Brauer

- Geboren 1963
- Ausbildung zur Medizinischen Dokumentarin und Anthroposophischen Kunsttherapeutin

- 1986–2010 als Medizinische Dokumentarin in verschiedenen Institutionen der medizinischen Forschung tätig
- 2001–2008 Internationale Koordinatorin für Anthroposophische Kunsttherapie der Medizinischen Sektion am Goetheanum, Dornach
- Seit 2001 projektbezogen als Kunsttherapeutin und Dozentin arbeitend
- Seit 2011 Wissenschaftliche Mitarbeiterin der Medizinischen Sektion am Goetheanum

Prof. Dr. med. Arndt Büssing

- Geboren 1962
- 1984–1993 Studium der Humanmedizin, Aachen
- 1993–1995 Assistenzarzt in der Abteilung für Medizinische Immunologie, Klinikum der RWTH Aachen
- 1995–2005 Leiter der Abteilung für angewandte Immunologie, Krebsforschung Herdecke e.V. am Gemeinschaftskrankenhaus Herdecke
- 2001 Habilitation an der Universität Witten/Herdecke
- Seit 2005 Wissenschaftlicher Mitarbeiter am Lehrstuhl für Medizintheorie und Komplementärmedizin bzw. Lehrstuhl für Medizintheorie, Integrative und Anthroposophische Medizin der Universität Witten/Herdecke
- 2012–2014 Senior Research Fellow am Freiburg Institute for Advanced Studies (FRIAS), Freiburg im Breisgau
- Seit 2010 Professor für Lebensqualität, Spiritualität und Coping an der Universität Witten/Herdecke
- 2012–2014 Kooperator und Relator des „Päpstlichen Rat für die Pastoral im Krankendienst"
- Seit 2017 externer Forschungsprofessor bei IUNCTUS – Zentrum für christliche Spiritualität der Philosophisch-Theologischen Hochschule Münster

Dr. med. Matthias Girke

- Geboren 1954
- Studium der Humanmedizin an der Freien Universität Berlin
- Ausbildung zum Facharzt für Innere Medizin, Diabetologie, Palliativmedizin und Anthroposophische Medizin (GAÄD)
- Mehrjährige Tätigkeit in einer internistischen Praxis in Berlin
- Mitbegründer Gemeinschaftskrankenhaus Havelhöhe
- Langjähriger Leitender Arzt in der Allgemeininternistischen Abteilung am Gemeinschaftskrankenhaus Havelhöhe
- Seit 2001 Mitarbeit im „Dialogforum Pluralismus in der Medizin" der Bundesärztekammer
- Herausgeber der Zeitschrift „Der Merkurstab – Journal of Anthroposophic Medicine"
- Langjähriges Vorstandsmitglied der Gesellschaft Anthroposophischer Ärzte in Deutschland (GAÄD)

- Seit 2001 Vorstandsmitglied des Dachverbandes Anthroposophische Medizin in Deutschland (DAMiD)
- Seit 2016 Leitung der Medizinischen Sektion am Goetheanum

Dr. med. Michaela Glöckler

- Geboren 1946
- Studium der Philosophie, Theologie, Geschichte, Germanistik und Slavistik in Freiburg und Heidelberg
- Medizinstudium in Tübingen und Marburg, begleitet von kontinuierlichem Selbststudium der Anthroposophie
- Fachärztliche Weiterbildung zur Kinder- und Jugendärztin am Gemeinschaftskrankenhaus Herdecke und der Universitätsklinik Bochum mit anschließender Praxistätigkeit in der Kinderambulanz, Herdecke und der Rudolf-Steiner-Schule, Witten
- Zahlreiche Publikationen, z. B. „Medizin an der Schwelle", „Begabung und Behinderung", „Macht in der zwischenmenschlichen Beziehung", „Spirituelle Ethik", Co-Autorin „Kindersprechstunde"
- 1988–2016 Leitung der Medizinischen Sektion am Goetheanum
- Präsidentin der Europäischen Allianz von Initiativen angewandter Anthroposophie/ELIANT
- Vortragstätigkeit und Ärzteausbildung im In- und Ausland

Bernadette Gollmer-Hollenstein

- Geboren 1956
- 1974–1977 Berufsausbildung zur medizinischen Laborantin am Kantonspital St. Gallen (Schweiz), Diplom (Schweizerisches Rotes Kreuz)
- 1996–2000 berufsbegleitende Ausbildung in anthroposophischer Kunsttherapie in der Malweise „Licht, Finsternis und Farbe" an der Schule Jackchos, Zürich
- 2005 Berufsanerkennung durch die Medizinische Sektion am Goetheanum
- 2011 Abschluss als „Kunsttherapeutin (eidgenössisches Diplom), Gestaltungs- und Maltherapie"
- 1977–1987 Medizinische Laborantin (Spezialgebiet Hämatologie) am Institut für klinische Chemie und Hämatologie am Kantonsspital St. Gallen sowie im Zentrallaboratorium am Kantonsspital Münsterlingen (Schweiz), in der Abteilung für Klinische Immunologie am Universitätsspital Zürich und in der Hämatologie/Immunologie-Abteilung am Kinderspital Zürich
- 2001–2011 ehrenamtliche berufspolitische Mandatsarbeit für den Schweizer Verband für Anthroposophische Kunsttherapie (SVAKT) in der Konferenz der Schweizer Kunsttherapie Verbände (KSKV)
- Seit 2001 Malkursführung und Maltherapie in Rüti (Schweiz)
- 2005–2020 Kunsttherapeutin am Paracelsus-Spital Richterswil

Prof. Dr. phil. Rüdiger Grimm

- Geboren 1952
- Ausbildung zum Heilerzieher, Studium der Waldorfpädagogik, der allgemeinen Pädagogik und der Sonderpädagogik, Diplom und Promotion in Erziehungswissenschaft
- Zivildienstleistender, Lehrer, Leiter der Camphill Schulgemeinschaft Brachenreuthe, Überlingen
- 1995–2016 Sekretär der Konferenz für Heilpädagogik und Sozialtherapie, Medizinische Sektion am Goetheanum
- 2009–2019 Professor für Theorien und Methoden der Heilpädagogik an der Alanus Hochschule für Kunst und Gesellschaft, Alfter

Rolf Heine

- Geboren 1960
- Ausbildung zum Gesundheits- und Krankenpfleger an der Freien Krankenpflegeschule an der Filderklinik
- Weiterbildung zum „Experten für Anthroposophische Pflege"
- 1986–2016 Krankenpfleger an der Filderklinik (Innere Medizin, Chirurgie, Pflegedienstleitung, Qualitätsmanagement, Pflegeentwicklung)
- Seit 2012 Leitung der Akademie für Pflegeberufe an der Filderklinik
- Seit 2000 Koordinator des Internationalen Forums für Anthroposophische Pflege/International Forum for Anthroposophic Nursing (IFAN)
- Seit 2015 Präsident des International Council of Anthroposophic Nursing Associations (ICANA)
- Mitarbeiter der Medizinischen Sektion am Goetheanum

Prof. Dr. med. Peter Heusser

- Geboren 1950
- 1969–1976 Studium der Humanmedizin an der Universität Bern
- 1983 Promotion zum Dr. med. an der Universität Basel
- 1977–1982 Weiterbildung zum Facharzt Allgemeinmedizin und Arzt für Anthroposophische Medizin
- 2003–2006 Nachdiplomstudium zum Master of Medical Education, Universität Bern
- 1982–2007 Praktischer Arzt mit integrativ-onkologischem Schwerpunkt an der Lukas Klinik, Arlesheim, davon 2005–2007 als Chefarzt
- 1993–1998 Co-Chairman eines Projekts des Schweizerischen Nationalfonds für wissenschaftliche Forschung über Lebensqualität bei fortgeschrittener Krebskrankheit
- 1995–2008 Dozent für Anthroposophische Medizin am Institut für Komplementärmedizin der Universität Bern
- 1998–2005 Experte für die Evaluation der Komplementärmedizin im Auftrag der Schweizerischen Bundesämter für Sozialversicherung und für Gesundheit

- 2009 Habilitation an der Universität Witten/Herdecke, Universitätsprofessor und Inhaber des Lehrstuhls für Medizintheorie, Integrative und Anthroposophische Medizin sowie Leiter des Instituts für Integrative Medizin an der Fakultät für Gesundheit der Universität Witten/Herdecke, Initiant und Co-Leiter des klinischen Forschungs- und Lehrzentrums am Gemeinschaftskrankenhaus Herdecke
- Seit 2017 Seniorprofessor für Medizinische Anthropologie an der Fakultät für Gesundheit, Universität Witten/Herdecke

Dr. math. Andreas Jäschke

- Geboren 1956
- Studium der Mathematik, Philosophie und Musik in Bielefeld und den USA
- Promotion über ein differentialgeometrisches Thema in Bielefeld
- Ausbildung zum Controller und Spitalexperten in Basel und beim schweizerischen Krankenhausverband H+
- Bis 1993 diverse Forschungsprojekte an der Universität Bielefeld
- 1993–2012 Leiter Finanzen an der Ita Wegman Klinik, Arlesheim
- Anthroposophische Studien in Stuttgart, im Schloss Hamborn, Borchen, und in Dornach
- Seit 2013 Geschäftsführer der Ita Wegman Klinik, ab 2014 der Klinik Arlesheim
- Seit 2003 Vorstandsmitglied im Verband Anthroposophischer Kliniken e. V.
- Seit 2012 Verwaltungsrat der Weleda AG, Arlesheim
- Seit 2015 Vorstandsmitglied der Vereinigung Nordwestschweizer Spitäler

Kirstin Kaiser

- Geboren 1962
- Ausbildung in der Krankenpflege am Gemeinschaftskrankenhaus Herdecke
- Ausbildung in therapeutischer Sprachgestaltung an der Dora Gutbrod-Schule für Sprachkunst, Dornach
- Weiterbildung zur Ausbilderin mit eidgenössischem Fachausweis an der Lernwerkstatt Olten, Olten (Schweiz)
- Höhere Fachprüfung zur eidgenössisch diplomierten Kunsttherapeutin, Fachrichtung Drama- und Sprachtherapie
- 1990–1999 pflegerische Tätigkeit an verschiedenen anthroposophischen Kliniken in Deutschland und in der Schweiz
- Seit 1999 Dozentin für Sprachgestaltung an der Dora Gutbrod-Schule für Sprachkunst und AmWort sowie an der Anthroposophischen Akademie für Therapie und Kunst, Dornach
- 2008–2019 Koordinatorin für Anthroposophische Kunsttherapie der Medizinischen Sektion am Goetheanum
- 2012–2014 therapeutische Sprachgestalterin an der Lukas Klinik, Arlesheim
- Seit 2014 therapeutische Sprachgestalterin an der Klinik Arlesheim

Dr. rer. nat. Manfred Kohlhase

- Geboren 1950
- 1974–1979 Pharmaziestudium und Promotion (1987) an der Universität Kiel
- 1987–1991 Leiter der Qualitätskontrolle Verein für Krebsforschung (Hiscia), Arlesheim
- 1991–1994 Herstellungsleiter Weleda AG, Arlesheim
- 1995–2003 Mitglied der Geschäfts- und Konzernleitung Weleda AG
- 2001 Vorstandsvorsitz der Gesellschaft für Anthroposophische Pharmazie in Deutschland (GAPiD) und Präsident der International Association of Anthroposophic Pharmacists (IAAP)
- 2002 Ökomanager des Jahres 2002 (Kapital/WWF)
- 2004 B.A.U.M. Umweltpreis für ökologische Innovationen
- 2005 Master of Medical Education
- 2007 Leitung Fort- und Weiterbildung anthroposophische Pharmazie (Weleda)
- Ehrenamtliche Vorstandstätigkeit in GAPiD, IAAP, ODIRA-Stiftung und Gesellschaft zur Förderung der Krebstherapie e.V., Niefern-Öschelbronn

Simone Lindau

- Geboren 1959
- Pädagogik-Studium an der Universität Tübingen, Diplom
- Ausbildung zur heilpädagogischen Klassenlehrerin an der Freien Hochschule für anthroposophische Pädagogik, Mannheim, mit den Nebenfächern Kunst und Musik
- Berufsbegleitende Ausbildung zur anthroposophischen Musiktherapeutin an der Orpheus-Schule für Musiktherapie in Lenzburg (Schweiz)
- 1988–1989 Waldorfkindergarten Tübingen
- 1991–2013 Heil- und Erziehungsinstitut für seelenpflegebedürftige Kinder Sonnenhalde, Görwihl
- Arbeitsbereiche: Klassenlehrerin, Schul- und Heimleitung, therapeutische Leitung und Musiktherapeutin
- Seit 2014 selbständig als Musiktherapeutin in freier Praxis

Prof. Dr. med. David Martin

- Geboren 1973
- Studium der Medizin und Philosophie in Tübingen, Staatsexamen in Medizin
- Promotion und Habilitation an der Universität Tübingen
- 2001–2011 Weiterbildung zum Facharzt für Kinder- und Jugendmedizin (mit Zusatzbezeichnungen Kinder-Endokrinologie und -Diabetologie sowie Schwerpunktbezeichnung Kinder-Onkologie und -Hämatologie)
- Seit 2011 Oberarzt an der Filderklinik und Privatdozent an der Universität Tübingen
- Seit 2014 außerplanmäßige Professur für Pädiatrie an der Universität Tübingen
- Seit 2017 Inhaber des Gerhard-Kienle Lehrstuhls für Medizintheorie, Integrative und Anthroposophische Medizin, Universität Witten/Herdecke

Elke Neukirch

- Geboren 1954
- Ausbildung an der Loheland-Akademie Künzell, Diplom und am Waldorf-Lehrerseminar Witten-Annen, Diplom
- Studium der Eurythmie und Heileurythmie in Witten-Annen und Dornach, Diplom
- Unterrichtstätigkeit in der Waldorfschule Loheland, Künzell
- Lehrtätigkeit im Fachbereich Eurythmie in Witten-Annen
- Heileurythmische Tätigkeit am Freien Therapeutikum, Oldenburg
- Heileurythmie in freier Praxis, Bexbach
- Aufbau des Praxisfeldes „Heileurythmie im 1. Jahrsiebt“ innerhalb des Berufsverbandes Heileurythmie (BVHE)
- Dozententätigkeit im berufsbegleitenden Waldorf-Lehrerseminar, Saarbrücken
- Fortbildungstätigkeit in den Bereichen Pädagogik und Heileurythmie

Elma Theodora Pressel

- Geboren 1969
- 1993–1995 Ausbildung in der Massage nach Dr. med. Simeon Pressel (1905–1980)
- Seit 1993 Assistenztätigkeit in der Massagepraxis von Elisabeth Pressel
- Seit 1997 Heilpraktikerin
- Seit 2003 selbstständig tätig in eigener Naturheilpraxis, Schwerpunkt: körpertherapeutische Verfahren, insbesondere Massage nach Dr. med. Simeon Pressel, Naturheilkunde auf anthroposophischer Basis
- Nationale und internationale Dozententätigkeit für Massage nach Dr. med. Simeon Pressel und körpertherapeutische Verfahren
- Seit 2013 internationale Koordination für Anthroposophische Körpertherapie an der Medizinischen Sektion am Goetheanum

Reinhold Schön

- Geboren 1947
- Ausbildung zum Genossenschaftskaufmann, zum Kneipp- und medizinischen Bademeister an der Sebastian-Kneipp-Schule Bad Wörishofen sowie zum Saunameister (Deutscher Saunabund)
- Ausbildung in der Atem- und Bewegungslehre Psychotonik
- Letzter Schüler und Mitarbeiter von Werner Junge (1912–1998) mit dem Auftrag, seine Seminartätigkeit weiterzuführen
- 1964–1989 Bankkaufmann bei Raiffeisengenossenschaften und selbständiger Kaufmann
- 1990–2004 medizinischer Bademeister der Kurhaus Bad Boll GmbH und Betriebsleiter des Jurafangowerks, Bad Boll
- 2004–2017 geschäftsführender Gesellschafter der Dr. R. Heberer Naturheilmittel GmbH, Bad Boll

- Internationale Seminartätigkeit im Bereich der Anthroposophischen Körpertherapie und Mitglied des Vorstandes von IAABT (Internationale Gesellschaft für Anthroposophische Körpertherapie), DGAK (Deutsche Gesellschaft für Anthroposophische Körpertherapie) und IVÖ (Internationaler Verein für Öldispersionsbadetherapie nach Werner Junge e.V.)
- Eigene Praxis für Öldispersionsbäder und äußere Anwendungen in Uhingen

Georg Soldner

- Geboren 1958
- 1979–1986 Studium der Humanmedizin in München
- 1987–1992 Facharztausbildung (Kinderheilkunde und Jugendmedizin)
- 1991–1994 Leitung der Sprechstunde für Naturheilverfahren an der Kinderpoliklinik der Technischen Universität München
- Seit 1994 ärztlich tätig in einer Praxisgemeinschaft in München
- 1993–2011 Vorstandsmitglied der GAÄD
- Seit 2013 Leitung der Akademie Anthroposophische Medizin der GAÄD
- Seit September 2016 stellvertretende Leitung der Medizinischen Sektion am Goetheanum

Stephan Thilo

- Geboren 1967
- Ausbildung zum Bothmer Gymnastik-Lehrer in Stuttgart und zum Physiotherapeuten
- Weiterbildung in manueller Therapie und manueller Lymphdrainage sowie zum Heilpraktiker für Physiotherapie
- Seit 1992 Gymnastiklehrer
- Seit 1998 staatlich anerkannter Physiotherapeut
- Tätigkeit in verschiedenen Kliniken und Praxen
- Seit 2001 selbständiger Physiotherapeut in freier Praxis, Emmendingen
- Seit 2002 internationale Ausbildertätigkeit in Bothmer Gymnastik, seit 2004 Ausbildungsleitung
- Ausbildungsleitung und internationale Kurstätigkeit mit Bothmer Gymnastik

Dr. med. Albrecht Warning

- Geboren 1941
- 1962–1968 Studium der Humanmedizin in Würzburg, 1969 Promotion
- Facharzt für Innere Medizin, Kardiologie und Geriatrie
- Anthroposophischer Arzt
- Bis 2006 Leitender Arzt der Klinik für Geriatrie am Knappschaftskrankenhaus, Essen
- 2007 Gründung der Ita Wegman Akademie, Graz
- 2008–2014 Dozent an der Alanus Hochschule, Alfter, für medizinische Menschenkunde in den künstlerischen Therapien

- 2001–2019 Vorstandsarbeit Internationaler Verein für Öldispersionsbadetherapie nach Werner Junge
- Seit 2014 in freier Praxis als Arzt sowie Dozent für Therapiemethoden der Anthroposophischen Medizin

Agnes Zehnter

- Geboren 1966
- Freie Fachschule für Sozialpädagogik, Stuttgart
- Sprachgestaltungs-Studium an der Dora Gutbrod-Schule für Sprachkunst, Dornach
- Kurse zur Meditation mit Heinz Zimmermann
- Weiterbildung in Rhetorik bei Joachim Daniel
- 5 Jahre Dozentin an der Dora Gutbrod-Schule für Sprachkunst und Aufbau einer eigenen therapeutischen Praxis
- Seit 2000 selbständig tätig als Künstlerin, Dozentin und Therapeutin
- Mitarbeiterin in der Sektion für Redende und Musizierende Künste am Goetheanum
- Leitung der Sprachgestaltungsausbildung an der Anthroposophischen Akademie für Therapie und Kunst (AmWort), Dornach
- Freie Praxis für Sprachtherapie für Kinder und Erwachsene, Dornach
- Dozentin, u. a. an der Höheren Fachschule für Heilpädagogik und Sozialtherapie, Dornach

Abbildungsnachweis

Abb. S. 77:	Vogel, L.: Der dreigliedrige Mensch. Verlag am Goetheanum Dornach 2005. S. 67
Abb. S. 102:	Creative Commons-Lizenz
Abb. S. 103:	Rudolf Steiner Archiv, Dornach
Abb. S. 104:	Katholische Nachrichtenagentur (KNA)
Abb. S. 105:	Privatarchiv Dagmar Brauer
Abb. S. 106:	Privatarchiv Bernadette Gollmer
Abb. S. 107:	Rudolf Steiner Verlag, Dornach
Abb. S. 108:	bpk/Bayerische Staatsgemäldesammlungen/Sybille Forster
Abb. S. 109:	Deutsches Apotheken-Museum, Heidelberg (Inv.-Nr. VII B 411)
Abb. S. 184:	Steiner, R., Steiner-von Sivers, M.: Methodik und Wesen der Sprachgestaltung (GA 280). Rudolf Steiner Verlag Dornach 1983. S. 26
Abb. S. 190:	Privatarchiv Johann Pascher
Abb. S. 191:	Privatarchiv Simone Lindau
Abb. S. 193:	Anthroposophische Akademie für Therapie und Kunst ATKA, Lehrgang Orpheus-Musiktherapie
Abb. S. 222:	Privatarchiv Albrecht Warning

Register der Wortmeditationen und Sinnsprüche

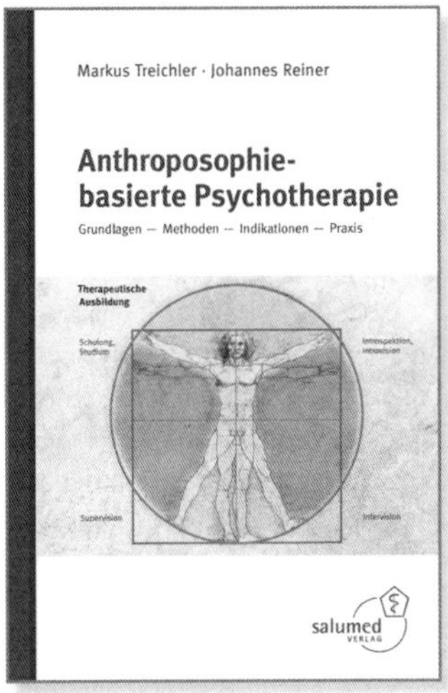

MARKUS TREICHLER, JOHANNES REINER

Anthroposophie-basierte Psychotherapie

Grundlagen – Methoden – Indikationen – Praxis

„Als Fachkollegin erlebe ich eine erstaunliche Resonanz beim Lesen: zu welcher Erlebniskongruenz man doch findet, obwohl jeder seinen subjektiven Weg durch die therapeutische Landschaft wählt. Entscheidend wichtig also, dass man einen Kompass, einen Fahrplan und eine solide Orientierung an die Hand bekommt. Genau das bietet das vorliegende Buch ... Der integrative Ansatz dieses Konzeptes ist beeindruckend. Anthroposophie-basierte Psychotherapie baut auf systemisches, tiefenpsychologisches, analytisches, verhaltenstherapeutisches, schematherapeutisches, achtsamkeitsbasiertes Verständnis auf und sucht, ihren Beitrag zur Integration und Dialogvermittlung zu leisten."

Deutsches Ärzteblatt PP 6/2020, PETRA STEMPLINGER,
Fachärztin Für Kinder- Und Jugendpsychiatrie

344 Seiten · gebunden · 68 €
ISBN: 978-3-928914-37-6

Autoren: Markus Treichler, Facharzt für Psychiatrie und Psychotherapie; Dr. med. Johannes Reiner, Facharzt für Psychiatrie und Psychotherapie

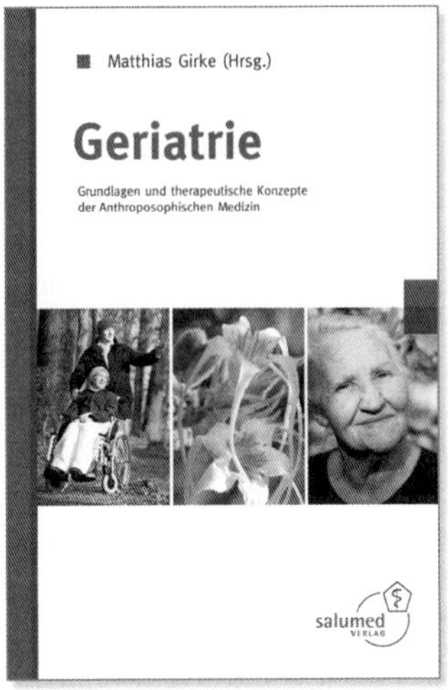

MATTHIAS GIRKE (HRSG.)

Geriatrie

Grundlagen und therapeutische Konzepte der Anthroposophischen Medizin

Das Buch erläutert umfassend die Therapie wichtiger Krankheitsbilder, Aspekte der anthroposophischen Krankenpflege sowie Physio- und künstlerische Therapien: Arthrose, Augenheilkunde, Demenz, Dermatologie, Diabetologie, Ernährung, Gastroenterologie, Gesangstherapie, Glaukom, Heileurythmie, HNO-Heilkunde, Hypertonie, Inkontinenz, Kardiologie, Kunsttherapie, Mammakarzinom, Onkologie, Orthopädie, Osteoporose, Palliativpflege, Physiotherapie, Pneumologie, Prostatahyperplasie, Prostatakarzinom, Schlafstörungen, Schwindel, Sprachgestaltung, Tinnitus, Urologie, Zahnheilkunde.

Mit Beiträgen von 37 Fachautoren.

664 Seiten · gebunden · 98 €
ISBN: 978-3-9815535-2-9

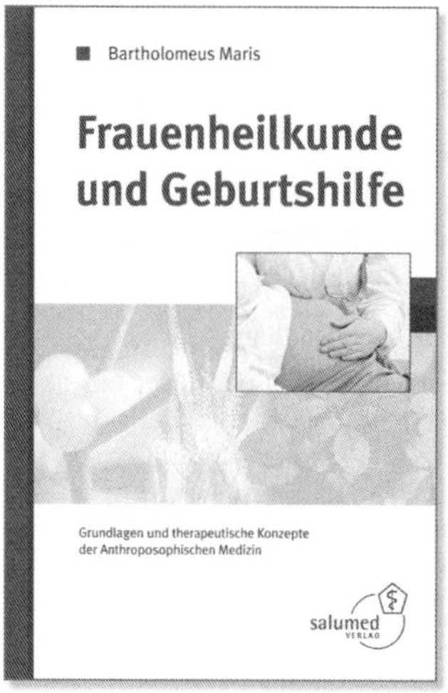

264 Seiten · gebunden · 48 €
ISBN: 978-3-928914-26-0

BARTHOLOMEUS MARIS

Frauenheilkunde und Geburtshilfe

Grundlagen und therapeutische Konzepte der Anthroposophischen Medizin

Dieses Fachbuch vermittelt die grundlegenden Zusammenhänge der Frauenheilkunde und Geburtshilfe und gibt mit konkreten Therapieempfehlungen Antworten auf Fragen aus der täglichen Praxis. Aufbauend auf dem anthroposophischen Menschenbild wendet es sich generellen Themen wie dem weiblichen Zyklus, dem Klimakterium sowie Sexualität, Verhütung, Schwangerschaft und Geburt genauso zu wie einzelnen Krankheitsbildern, etwa der Endometriose, dem polyzystischen Ovarialsyndrom oder dem Lichen sclerosus.

Autor: Dr. med. Bartholomeus Maris, niedergelassener Arzt für Frauenheilkunde und Anthroposophische Medizin (GAÄD)

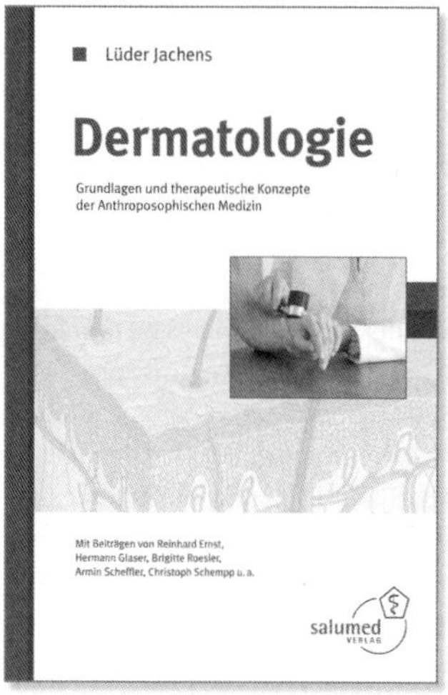

528 Seiten · gebunden · 78 €
ISBN: 978-3-928914-28-4

LÜDER JACHENS

Dermatologie

Grundlagen und therapeutische Konzepte der Anthroposophischen Medizin

Die Phänomene der gesunden und kranken Haut beleuchtet dieses Fachbuch der Dermatologie. Als Praxis- und Lehrbuch ermöglicht es einen schnellen Zugriff auf Therapieangebote sowie vertiefendes Grundlagenwissen. Sowohl für die Anamnese als auch für die Therapie bietet das Buch konkrete Informationen in Verbindung von konventionellen und komplementärmedizinischen Ansätzen. Das Buch präsentiert zentrale Themen der dermatologischen Praxis aus anthroposophisch-menschenkundlicher Sicht. Daneben werden Charakter und Wirkung dermatologischer Heilmittel der Anthroposophischen Medizin erläutert.

Autor: Dr. med. Lüder Jachens, niedergelassener Arzt für Haut- und Geschlechtskrankheiten, Allergologie, Naturheilverfahren und Anthroposophische Medizin (GAÄD)

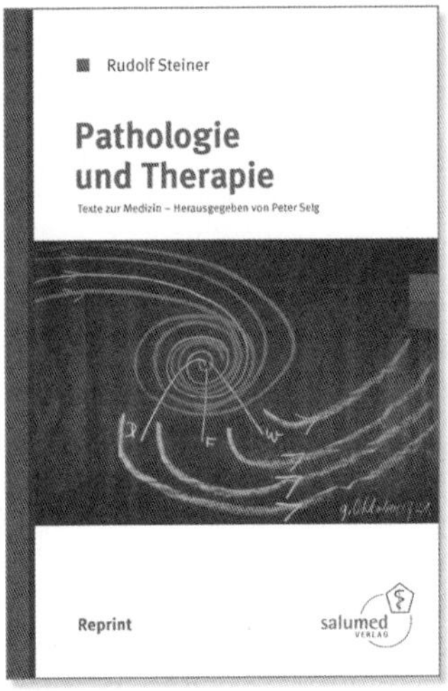

579 Seiten · inkl. Beilage mit 37 Tafelzeichnungen · gebunden · 78 €
ISBN: 978-3-9815535-43

RUDOLF STEINER

Pathologie und Therapie

Texte zur Medizin – Herausgegeben von Peter Selg

Das Buch beleuchtet die der Anthroposophischen Medizin zugrunde liegende Krankheitslehre und die Therapie in ihren methodischen Ansätzen – von den Grundlagen bis hin zu konkreten Krankheitsbildern, Heilverfahren und einem neuen therapeutischen Ethos.

Pressestimme zur 1. Auflage: *Ein „unschätzbarer Gewinn, die wesentlichen Texte für eine Fragestellung sofort zur Verfügung zu haben, was die Arbeit in der Praxis, in Forschung und Lehre sehr erleichtert, ja sie beflügeln kann ... Der Hingabe und dem Fleiß von Peter Selg gebührt Hochachtung und Dank. Die Bände gehören in das Regal jedes anthroposophischen Arztes."*

DR. MED. ARMIN HUSEMANN,
DER MERKURSTAB 4 / 2005

Herausgeber: Prof. Dr. med. Peter Selg, Leiter des Ita Wegman Instituts für anthroposophische Grundlagenforschung in Arlesheim/Schweiz

---

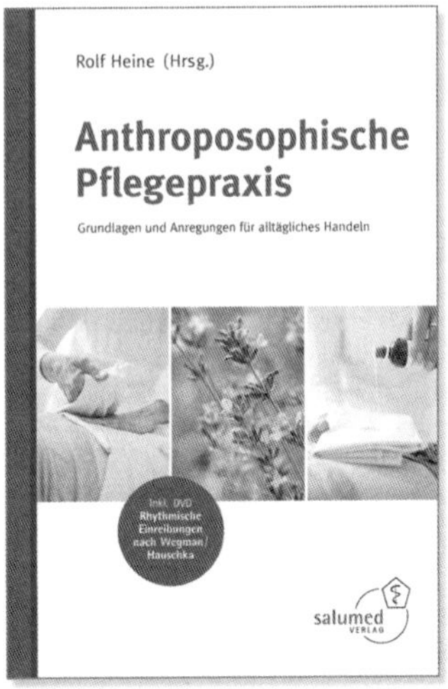

608 Seiten · inkl. DVD · gebunden · 78 €
ISBN: 978-3-9815535-50

ROLF HEINE (HRSG.)

Anthroposophische Pflegepraxis

Grundlagen und Anwendungen für alltägliches Handeln

Das Buch vermittelt in umfassender Weise theoretische und praktische Grundlagen der anthroposophischen Pflege: Altenpflege, Ganzkörperwaschungen, Häusliche Pflege, Kinderkrankenpflege, Menschenkundliche Grundlagen, Onkologische Pflege, Palliative Care, Pflege als Übungsweg, Pflege bei Demenz, Pflegerische Gesten, Psychiatrische Pflege, Rhythmische Einreibungen, Schwangerschaft und Geburt, Sterbebegleitung, Wickel und Auflagen.

Mit zahlreichen Fachbeiträgen.

Herausgeber: Rolf Heine, Gesundheits- und Krankenpfleger

c/o Gemeinschaftskrankenhaus Havelhöhe
Kladower Damm 221 · 14089 Berlin
Tel. +49 (0)30/364 313 85 · Fax +49 (0)30/364 325 89

salumed VERLAG